实用临床
专科护理技术
SHIYONG LINCHUANG ZHUANKE HULI JISHU

主编 王玲珑 苗祥梅 屈 佳

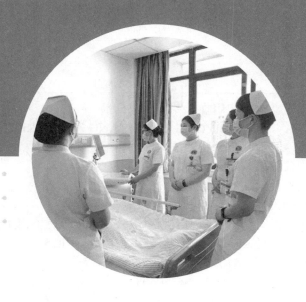

 中国出版集团有限公司

 世界图书出版公司
广州·上海·西安·北京

图书在版编目（CIP）数据

实用临床专科护理技术 / 王玲珑, 苗祥梅, 屈佳主
编. —广州：世界图书出版广东有限公司，2023.10
ISBN 978-7-5232-0923-3

Ⅰ.①实… Ⅱ.①王… ②苗… ③屈… Ⅲ.①护理学
Ⅳ.①R47

中国国家版本馆CIP数据核字(2023)第207995号

书　　名	实用临床专科护理技术
	SHIYONG LINCHUANG ZHUANKE HULI JISHU
主　　编	王玲珑　苗祥梅　屈　佳
责任编辑	刘　旭
责任技编	刘上锦
装帧设计	品雅传媒
出版发行	世界图书出版有限公司　世界图书出版广东有限公司
地　　址	广州市海珠区新港西路大江冲25号
邮　　编	510300
电　　话	（020）84460408
网　　址	http://www.gdst.com.cn/
邮　　箱	wpc_gdst@163.com
经　　销	新华书店
印　　刷	广州小明数码印刷有限公司
开　　本	889 mm × 1 194 mm　1/16
印　　张	15
字　　数	424千字
版　　次	2023年10月第1版　2023年10月第1次印刷
国际书号	ISBN 978-7-5232-0923-3
定　　价	138.00元

编 委 会

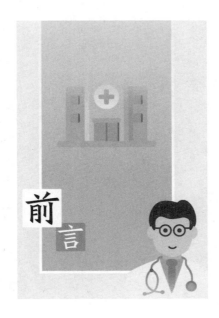

　　护理工作是为保持和促进人们健康服务的职业，对患者的生命健康负有重大责任。护理工作必须体现以健康为中心的服务思想，对人民大众的健康负责。护理工作人员要不断提高技术水平和服务质量。近年来随着国民经济不断发展，护理业务范围也不断扩大和深入，分工越来越细，这就对护理人员的业务水平提出更高的要求。临床护理人员既要有扎实的理论知识，也要具备过硬的实践能力。本书正是在此背景下编写的。

　　本书详细介绍了包括发热门诊疾病在内的临床常见疾病的护理等内容。本书的作者，从事本专业多年，具有丰富的临床经验和深厚的理论功底。希望本书既能为护理工作者处理相关问题提供参考，也可作为医学院校学生和基层医生、护士学习之用。

　　本书系多人执笔，由于编写经验和组织能力所限，在格式与内容方面若有不统一和不妥之处，欢迎广大读者批评指正。同时也建议读者在临床使用过程中，参考本书时应根据临床实际情况判断，以避免产生疏漏。

编　者

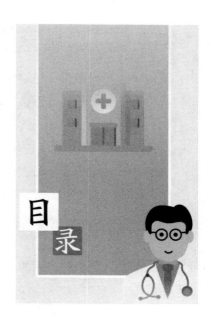

目录

第九章　儿科疾病护理

第十章　肿瘤科护理

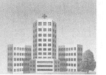

第一章

发热疾病护理

第一节　发热与发热门诊

一、发热

发热是指病理性体温升高，是人体对致病因子的一种全身反应，是临床上最常见的症状，亦是疾病进展过程中的重要临床表现。体温升高分为生理性的和病理性的，生理性的多为暂时性升高，无重要临床意义；病理性的原因众多，其中以各种病原体引起的传染病、全身性或局灶性感染占首位。因此，发热成为众多传染病，特别是急性传染病的突出症状，也是多数传染病的共同特征。

正常成人体温保持一定的恒定水平，个体之间存有差异。一般认为舌下温度 37 ℃，腋窝温度 36.5 ℃，直肠温度较舌下温度高 0.3 ~ 0.5 ℃，一日之间体温相差不超过 1 ℃ 为正常值。在体温调节中枢的控制下，人体体温的正常范围保持在 36.2 ~ 37.2 ℃。舌下温度高于 37.5 ℃，腋窝温度高于 37.4 ℃，直肠温度高于 37.8 ℃，或一日之内体温相差在 1 ℃ 以上称为发热。

（一）病因

引起发热的疾病很多，根据致病原因不同可分为两类。

1. 感染性疾病

在发热待查原因中占首位，包括常见的各种病原体引起的传染病、全身性或局灶性感染。以细菌引起的感染性发热最常见，其次为病毒等。

2. 非感染性疾病

（1）血液病与恶性肿瘤：如白血病、恶性组织细胞病、恶性淋巴瘤、结肠癌、原发性肝细胞癌等。

（2）变态反应疾病：如药物热、风湿热。

（3）结缔组织病：如系统性红斑狼疮（SIE）、皮肌炎、结节性多动脉炎、混合性结缔组织病（MCTD）等。

（4）其他：如甲状腺功能亢进、甲状腺危象。严重失水或出血、热射病、中暑、骨折、大面积烧伤、脑出血、内脏血管梗死、组织坏死等。

（二）分期

发热过程可分为三个时期，各期持续时间因病而异。

1. 体温上升期　发热开始阶段，由于调定点上移，原来正常的温度成为"冷刺激"，体温调节中枢调温指令使骨骼肌颤抖（节律性收缩），皮肤血管收缩皮肤温度下降，排汗抑制，患者发冷或恶寒、寒战，如立毛肌收缩，皮肤出现"鸡皮疙瘩"。此期热代谢特点是产热大于散热。

2. 高热持续期　体温升高到调定点新水平，不再继续上升，而是在这个与新调定点相适应的高水平波动，称为高热持续期。此时寒战停止并开始出现散热反应。皮肤血管较为扩张，血量增加，皮肤温度上升，皮肤水分蒸发加强，因此皮肤、口唇比较干燥，此期热代谢特点是产热与散热在高水平上保持相对平衡。

3. 体温下降期　由于发热激活物、内生致热源（EP）等消除，体温调节中枢的调定点返回正常水平。此时血温高于调定点，体温调节中枢通过交感神经使皮肤血管进一步扩张，散热增强，产热减少，体温开始下降，汗腺分泌增加，可能会大量出汗，严重者引起脱水，最后体温恢复到正常调定点相适应水平。

（三）发热原因的鉴别

根据热程、热型与临床特点，可将发热分为急性发热（热程小于2周）、长期发热（热程超过2周，且多次体温在38℃以上）和反复发热（周期热）。

1. 急性发热

（1）呼吸道病毒性感染：本组疾病占急性呼吸道疾病的70%～80%。临床特点为多种表现，上呼吸道感染症状大多较轻，而细支气管炎和肺炎的症状较重。

（2）甲型H1N1流感：甲型H1N1流感的早期症状与普通流感相似，包括发热、咳嗽、喉痛、周身疼痛、头痛、发冷和疲劳等，有些还会出现腹泻或呕吐、肌痛或疲倦、眼睛发红等。部分患者病情可迅速进展，来势凶猛、突然高热、体温超过39℃，甚至继发严重肺炎、急性呼吸窘迫综合征、肺出血、胸腔积液、全血细胞减少、肾衰竭、败血症、休克及Reye综合征、呼吸衰竭及多器官损伤，导致死亡。患者原有的基础疾病亦可加重。

（3）严重急性呼吸综合征（SARS）：一种由冠状病毒引起的以发热、呼吸道症状为主要表现的具有明显传染性的肺炎。重症患者易迅速进展为成人型呼吸窘迫综合征（ARDS）而死亡。

（4）肾综合征出血热。

（5）传染性单核细胞增多症：由EB病毒引起，全年均可散发，多见于青少年。特点是发热、咽峡炎、颈后淋巴结肿大、肝脾肿大。

（6）流行性乙型脑炎：有严格季节性，特点为起病急、高热、意识障碍、惊厥、脑膜刺激征、脑脊液异常等。

（7）急性病毒性肝炎：甲型、戊型肝炎患者在黄疸前期可出现畏寒、发热，伴有上呼吸道感染症状，类似流行性感冒。

（8）斑疹伤寒：主要表现是起病急、高热、剧烈头痛。

（9）急性局灶性细菌性感染：此类疾病共同特点是高热、畏寒或寒战。

（10）败血症：在患有原发性感染灶时，患者出现全身性脓毒血症症状，并有多发性迁徙性脓肿时有助于诊断。

2. 长期高热

（1）感染性疾病

1）结核病：原因不明的长期发热，如白细胞计数正常或轻度增高，甚至减少者，应考虑到结核病。

2）伤寒、副伤寒：以夏秋季多见，遇持续性发热1周以上者，应注意伤寒的可能。

3）细菌性心内膜炎：凡败血症（尤其金黄色葡萄球菌所致）患者在抗生素治疗过程中，突然出现心脏器质性杂音应考虑到本病的可能性。

（2）非感染性疾病

1）原发性肝癌：临床特点是起病隐匿，早期缺乏特异症状，一旦出现典型症状则多属晚期。

2）恶性淋巴瘤：包括霍奇金病和非霍奇金淋巴瘤，临床无症状或有进行性淋巴结肿大、盗汗、消瘦、皮疹等。

3）恶性组织细胞病：本病临床表现复杂，发热是常见的症状。

4）急性白血病：可有发热，经血涂片、骨髓检查可以确诊。

5）血管—结缔组织病。SLE：长期发热伴有两个以上器官损害，血常规白细胞减少者应考虑到本病；结节性多动脉炎：表现为长期发热，伴肌痛、关节痛、皮下结节、肾损害、高血压、胃肠症状等；类风湿关节炎：可有畏寒、发热、一过性皮疹，关节痛不明显，淋巴结增大，肝脾肿大等。

3. 长期低热　腋窝温度达37.5～38 ℃，持续4周以上为长期低热，常见病因有以下几种。

（1）结核病：为低热的常见病因，以肺结核多见。

（2）慢性肾盂肾炎：为女性患者常见低热原因。

（3）慢性病灶感染：如副鼻窦炎、牙龈脓肿、前列腺炎、胆道感染、慢性盆腔炎等。

（4）获得性免疫缺陷综合征（AIDS）：是由人免疫缺陷病毒（HIV）侵犯和破坏人体免疫系统，损害多个器官引起的全身性疾病。表现为长期不规则发热，慢性腹泻超过1个月，对一般抗生素治疗无效，消瘦，原因不明全身淋巴结肿大，反复细菌、真菌、原虫等感染。

（5）甲状腺功能亢进：表现早期低热伴心悸、脉搏快、多汗、食欲亢进、消瘦、手颤、甲状腺肿大、局部杂音等。

（6）恶性肿瘤：中年以上患者有不明原因低热，血沉增快，应注意肿瘤检查。如原发性肝癌、肺癌、肾癌及结肠癌等。

（7）感染后低热：急性细菌性或病毒性感染控制后，仍有低热、乏力、食欲缺乏等。

4. 反复发热

（1）布氏菌病。

（2）疟疾：以间日疟、三日疟较常见。

（3）淋巴瘤。

（4）回归热。

5. 超高热病

（1）中暑或热射病。

（2）中枢神经系统疾病：如病毒性脑炎、脑出血及下丘脑前部严重脑外伤等。

（3）细菌污染血的输血反应。

（四）发热性疾病的诊断程序

发热很少是单一病理过程，原因不明的发热诊断原则是对临床资料的综合分析和判断，根据热程、热型、病史、临床表现与实验室及辅助检查的结果进行诊断。

1. 问诊与查体　详细询问患者的病史，如起病的缓急，发热持续时间与体温的高度和变化，发热的伴随症状特别是定位的局部症状有重要的参考价值。询问患者的流行病学史，如发病地区、季节、年龄职业、生活习惯、旅游史与密切接触史、手术史、输血史、外伤史及牛羊等家禽、家畜接触史等，根据问诊的情况有针对性地进行查体。

2. 分析热型　临床上各种感染性疾病具有不同的热型，在病程进展过程中热型也会发生变化，因此了解热型对于诊断、判断病情、评价疗效和预后均有一定的参考意义。

（1）按温度高低（腋窝温度）：分为低热型（＜38 ℃）、中热型（38～39 ℃）、高热型（39～40 ℃）、超高热型（＞40 ℃）。

（2）按体温曲线形态分型：如稽留热、弛张热、间歇热、双峰热、消耗热、波状热、不规则热等。热型的形成机制尚未完全阐明。大多认为热型与病变性质有关。决定病变性质的因素为内生致热原产生的速度、量和释放入血的速度，这些均影响体温调定点上移的高度和速度。

3. 区别感染性发热与非感染性发热

（1）感染性发热：感染性发热多具有以下特点。①起病急伴有或无寒战的发热。②全身及定位症状和体征。③血常规，白细胞计数高于 $1.2 \times 10^9/L$，或低于 $0.5 \times 10^9/L$。④四唑氮蓝试验（NBT），如中性粒细胞还原 NBT 超过 20%，提示有细菌性感染，有助于与病毒感染及非感染性发热的鉴别（正常值＜10%），应用激素后可呈假阴性。⑤C-反应蛋白（CRP）测定，阳性提示有细菌性感染及风湿热，阴性多为病毒感染。⑥中性粒细胞碱性磷酸酶积分增高，正常值为 0～37，增高越高越有利于细菌性感染的诊断，当除外妊娠癌肿、恶性淋巴瘤者更有意义，应用激素后可使之升高或呈假阳性。

（2）非感染性发热：非感染性发热具有下列特点。①热程长超过 2 个月，热程越长，可能性越大。②长期发热一般情况好，无明显中毒症状。③贫血、无痛性多部位淋巴结肿大、肝脾肿大。

4. 实验室检查和辅助检查　要根据具体情况有选择地进行结合临床表现分析判断。如血常规、尿常规、病原体检查（直接涂片、培养、特异性抗原抗体检测分子生物学检测等）、X 线、B 型超声、CT、MRI、ECT 检查，组织活检（淋巴结、肝、皮肤黏膜）、骨髓穿刺等。

二、发热门诊

2003 年传染性非典型肺炎（又称严重呼吸综合征，SARS）在我国一些地方流行，并具有极强的传染性和较高的死亡率，引起严重的社会恐慌，为了防治传染病的传播，以达到保护其他患者和家属乃至社会的安全，国家卫健委要求各地医院设立发热门诊，集中对发热性疾病进行诊治。发热门诊就在这样的情形下应运而生了。它是国家卫健委指示启动的预防、预警机构之一，主要任务是负责发热患者的首次诊疗和对传染性疾病的排查工作。

发热门诊管理规定，发热门诊要最大限度地减少医院内交叉感染的发生。设立发热门诊，使前来就诊的发热患者集中就诊、检查，为防治传染病及烈性传染病，做到早发现、早报告、早隔离、早治疗奠定基础，将发热患者和非发热患者分开诊治，避免非发热患者与传染性疾病患者的交叉感染，最大程度保护就诊患者。发热门诊的功能有：监测 SARS、禽流感、甲型 H1N1 流感、新冠肺炎等急性烈性传染病疫情；为普通发热患者提供医疗护理服务；一旦出现传染病疫情，在有必要的情况下，发热门诊的设置就会起到隔离防护功能。

发热门诊应设立在与住院部和门诊大楼有一定距离且相对独立的区域内，采取全封闭的就诊流程并有明显的就诊行进路线标识，通风良好。发热患者就诊后交费、检查、住院、出院均在门诊内完成，减少患者在医院内的流动，避免了发热患者及传染病患者的交叉感染，保护了大多数就诊患者。

发热门诊分为3个功能区：一是门诊接诊区，设有分诊、挂号、收费、处置、化验、X线摄影、洗片、诊室和消毒室，为患者提供一条龙服务。二是隔离留观病区，内设半污染区和污染区，在半污染区设医、护办公室，治疗室和消毒室；污染区设有独立卫生间的隔离病房，病房内有呼叫系统，配备患者独立使用的处置、消毒、保洁等专用物品。房门设锁，窗户安装排风扇和护栏，户外设防护隔离带，确保患者隔离期间不与外界接触。三是医护工作室，内设清洁区和半污染区，清洁区设有会诊室、休息室、库房、消毒室、卫生间和清洁更衣室。半污染区按脱衣程序依次设更衣室及沐浴室，半污染区与清洁区之间设紫外线消毒防护门，并按传统病房的功能分区，严格划分清洁区、半污染区、污染区，区间有缓冲地带。发热门诊应规划醒目的地面标识和空间指示牌，工作人员和患者从不同的路径出入发热门诊。明确、规范的分区管理，利于消毒隔离。

前来就诊的患者体温高于37.5 ℃者均应到发热门诊就诊，分诊台为发热患者实行实名制登记，详细登记个人资料，询问流行病学史，常规体格检查，测量体温，化验血、尿、粪常规及胸部X线片检查，无指征者离院或转科；有指征者做进一步相关专科检查，并留在发热门诊科观察，留观患者一人一间病房，无特殊检查时不得出病房更不准互相串病房及进入清洁区；排除者则离院或转科，确诊传染病者则入定点医院或科室进行治疗。

发热门诊一般需要从临床中选取思想积极进步，身体素质好，没有器质性疾病，心理素质好的医、护、技、药等工作人员，常规培训医务人员对职业的认识程度，牢固掌握发热性疾病的临床相关知识，熟悉掌握急救知识，穿脱防护用具，认识并能应用心理学等方面的知识。

发热门诊的建立任重而道远，不仅承担着防控和救治的双重职责，而且是采集传染病防治工作基础数据的重要环节。实践证明，根据数量适当、布局合理、条件合格、工作规范的原则而设立在医疗机构内的发热门诊，是按照流行病学的规范和传染病防治法要求，从整体上规划了发热患者的诊断、排查工作，在发热患者的处理中，发热门诊是其中一个重要环节，其建立无疑将有利于疾病的诊断、疫情的控制、人类的生存。

（王玲珑）

第二节　易感人群的预防接种管理

接种疫苗是预防和控制呼吸道传染病的主要措施之一。在呼吸道传染病流行季节之前对人群进行疫苗预防接种，可以减少接种者的感染机会或者减轻症状，可以降低因呼吸道传染病流行引起的人群超额住院率和超额死亡率，减少流行病造成的危害，减轻疾病负担。目前，呼吸道传染病的关键是预防，而预防最简便、有效的方法是接种呼吸道传染病疫苗。根据世界卫生组织的估计，从最初识别出呼吸道传染病毒株到第一剂疫苗上市，通常需要5～6个月时间。

一、疫苗预防接种原则

1. 疫苗预防接种应遵循自愿的原则。各级卫生部门要加强宣传和健康教育，使公众了解呼吸道传染病疫苗接种的有关知识。

2. 呼吸道传染病疫苗预防接种应遵循安全、有效的原则，严格按照有关部门关于生物制品和预防接种的有关规定和要求进行管理和操作。

二、疫苗预防接种的目的

1. 减少接种疫苗者感染呼吸道传染病和感染呼吸道传染病后发生并发症的机会，降低呼吸道传染病相关住院率、死亡率。

2. 保护老年人、幼儿、慢性病患者、体弱多病者等人群，避免与上述人群接触机会较多者感染呼吸道传染病病毒后，传播给这些人群。

三、呼吸道传染病疫苗使用建议

（一）疫苗接种对象

所有希望减少患呼吸道传染病可能性、没有接种禁忌、年龄在 6 个月以上者都可以接种呼吸道传染病疫苗。

1. 重点推荐人群

（1）60 岁以上人群。

（2）慢性病患者及体弱多病者。

（3）医疗卫生机构工作人员，特别是一线工作人员。

（4）小学生和幼儿园儿童。

2. 推荐人群

（1）养老院、老年人护理中心、托幼机构的工作人员。

（2）服务行业从业人员，特别是出租车司机，民航、铁路、公路交通的司乘人员，商业及旅游服务的从业人员等。

（3）经常出差或到国内外旅行的人员。

各级卫生行政部门可以根据本地区本部门实际情况对重点推荐人群和推荐人群进行适当调整。

3. 慎用人群　怀孕 3 个月以上的孕妇。

（二）禁止接种呼吸道传染病疫苗的人群

1. 对鸡蛋或疫苗中其他成分过敏者。

2. 吉兰—巴雷综合征患者。

3. 怀孕 3 个月以内的孕妇。

4. 急性发热性疾病患者。

5. 慢性病发作期。

6. 严重过敏体质者。

7. 12 岁以下儿童不能使用全病毒灭活疫苗。

8. 医生认为不适合接种的人员。

（三）接种疫苗的时间选择

由于接种疫苗后人体内产生的抗体水平会随着时间的延续而下降，并且每年疫苗所含毒株成分因流行优势株不同而有所变化，所以每年都需要接种当年度的呼吸道传染病疫苗。

在呼吸道传染病流行高峰前 1~2 个月接种呼吸道传染病疫苗能更有效发挥疫苗的保护作用。可根据当地流行的高峰季节及对疫情监测结果的分析预测，确定并及时公布当地的最佳接种时间。

（四）疫苗接种反应

全病毒灭活疫苗、裂解疫苗和亚单位疫苗的成分都没有感染性，不会引起呼吸道传染病，但是接种疫苗后有可能发生与疫苗无关的偶合性呼吸道疾病。

1. 局部反应 注射部位短暂的轻微疼痛、红肿。

2. 全身反应 接种后可能发生低热、不适。一般只需对症处理，不会影响疫苗效果。对鸡蛋蛋白高度过敏者可发生急性超反应。

（五）疫苗使用注意事项

严格按照产品使用说明书操作。

四、疫苗预防接种的组织管理

呼吸道传染病疫苗的预防接种应严格按照国家关于生物制品和预防接种的有关规定和要求管理。开展呼吸道传染病疫苗的群体性预防接种，必须经省级卫生行政部门批准，由县级以上卫生行政部门组织实施。认真做好呼吸道传染病疫苗预防接种不良反应或事故监测、报告和调查工作，发现问题要迅速采取有效措施认真妥善地处理好。发现群体性预防接种不良反应或事故要及时上报卫健委。

当一种呼吸道传染病已经流行，而疫苗尚未研制出时，预防呼吸道传染病的主要方法是要坚持正常的饮食休息，经常锻炼身体，提高自身的免疫力，以及开窗通风、避免去人多的公共场合、勤洗手等。

（苗祥梅）

第三节 常见发热疾病门诊治疗管理

发热既是人体对致病因子的一种全身性病理反应，也是一种常见的症状。发热原因分为感染性、非感染性两大类，而病毒所致的发热则是导致感染性发热的原因之一。

一、急性上呼吸道感染、急性咽炎、化脓性扁桃体炎

（一）临床表现

起病初期可伴有发热、咽干、咽痛、咽痒或喷嚏、鼻塞、流鼻涕等。体检发现鼻腔黏膜水肿充血、咽轻度充血、扁桃体、颌下淋巴结肿大，肺部无异常体征。

（二）辅助检查

血常规：病毒感染时白细胞计数正常或偏低；淋巴细胞比例升高；细菌感染时，白细胞计数增多，中性粒细胞增多和核左移现象。

（三）治疗原则

1. 急性上呼吸道感染

清开灵 30 mg＋5% 葡萄糖液 500 mL，静脉滴注，每日 1 次，对症治疗。必要时阿莫西林 500 mg，每日 3 次。热退后 1～2 天后停用。多饮水，避免着凉。

2. 急性咽炎、化脓性扁桃体炎

（1）头孢呋辛：0.25 g＋生理盐水 100 mL，静脉滴注，8～12 小时 1 次。或头孢曲松 2 g＋生理盐水 100 mL，静脉滴注，每日 1 次。

（2）青霉素过敏者：可用左氧氟沙星 300 mg 静脉滴注，12 小时 1 次。或其他喹诺酮类如依诺沙星、帕珠沙星等。

（3）对症处理：热退 1～3 天后停药。

二、急性支气管炎

（一）临床表现

起病较急，常为先有急性上呼吸道感染症状，当炎症累及气管、支气管黏膜，则出现咳嗽、咳痰，先为干咳或少量黏液性痰，后可转为黏液性脓痰，痰量增多，咳嗽加剧，偶可痰中带血。

（二）辅助检查

白细胞计数和分类多无明显改变。细菌性感染较重时白细胞计数可增高。痰涂片或培养可发现致病菌。

（三）X 线检查

支气管肺炎主要依靠 X 线检查，大多数正常或肺纹理增粗。

（四）治疗原则

1. 头孢呋辛 0.25 g + 生理盐水 100 mL 静脉滴注，12 小时 1 次。或头孢曲松 2 g + 生理盐水 100 mL 静脉滴注，每日 1 次。

2. 阿奇霉素 500 mg 口服，每日 1 次，连续 5 天。或阿奇霉素 500 mg 静脉滴注，每日 1 次，连续 5 天。

3. 或左氧氟沙星 300 mg 静脉滴注，12 小时 1 次，连续 3～5 天。

4. 对症处理。

三、肺炎（细菌性、病毒性、支原体、衣原体、SARS）

根据不同病因进行肺炎的鉴别诊断。

1. 细菌性肺炎

（1）年轻体壮者

1）青霉素 480 万 U + 生理盐水 100 mL 静脉滴注，12 小时 1 次，疗程 10～14 天。

加氧哌嗪青霉素 3 g + 生理盐水 100 mL 静脉滴注，12 小时 1 次，疗程 10～14 天。

2）青霉素过敏者可用左氧氟沙星 300 mg 静脉滴注，12 小时 1 次，疗程 10～14 天。

3）目前耐青霉素的肺炎链球菌增多，可选用二代、三代头孢类抗生素。

（2）年老体弱者

1）青霉素 480 万 U + 生理盐水 100 mL 静脉滴注，12 小时 1 次。

注射用头孢曲松钠 2 g 静脉滴注，每日 1 次，疗程视病程而定。

2）青霉素过敏者可用左氧氟沙星 300 mg 静脉滴注，12 小时 1 次，疗程视病程而定。

3）青霉素耐药者可选用二代、三代头孢类抗生素或红霉素类，疗程视病程而定。

4）对症处理。

2. 病毒性肺炎　可选用更昔洛韦、利巴韦林等，抗生素治疗无效。

3. 支原体肺炎

（1）大环内酯类抗生素治疗效果较好，如阿奇霉素 0.5 g＋生理盐水 250 mL 静脉滴注，每日 1 次，连续 5 天。

（2）还可选用呼吸喹诺酮类，疗程 2～3 周。

4. SARS

（1）一般性治疗。

（2）抗病毒治疗

1）达菲（磷酸奥司他韦）：75 mg 口服，每日 2 次，服用 5 天。

2）利巴韦林（病毒唑）：200～300 mg 口服，每日 3 次，疗程 5～6 天。或静脉给药每日 1 次，每次 500 mg。

重组干扰素 α：每日 1 次 100 万 U，肌内注射。

（3）抗生素的应用

1）阿奇霉素：每次 500 mg 口服，每日 1 次，或静脉滴注 500 mg，每日 1 次，连用 3～5 天。

2）左旋氧氟沙星：每次 200 mg 口服，或静脉滴注 200 mg，每日 2 次。

（4）激素的应用：①甲泼尼龙 1 mg/（kg·8h）静脉注射 1 次，连用 5 天。②甲泼尼龙 1 mg/（kg·12h）静脉注射 1 次，连用 5 天。③甲泼尼龙 0.5 毫克/（千克·次），每日 2 次，连用 5 天。④甲泼尼龙 0.25 毫克/（千克·次），每日 2 次，连用 3 天。⑤甲泼尼龙 0.125 毫克/（千克·次），每日 2 次，连用 3 天后停用。

（5）免疫调节的应用：①胸腺素，100～300 mg/kg 体重，连续 2～3 天静脉滴注。②丙种球蛋白，重症感染每日 200～300 mg/kg 体重，连续 2～3 天静脉滴注。

（6）氧疗。

（7）并发症的处理。

四、甲型 H1N1

（一）临床表现

潜伏期 1～7 天，表现为流感样症状，包括发热（腋温 ≥37.5 ℃）、流涕、鼻塞、咽痛、咳嗽、头痛、肌痛、乏力、呕吐和（或）腹泻。可发生肺炎等并发症。少数病例病情进展迅速，出现呼吸衰竭、多脏器功能不全或衰竭。患者原有的基础疾病亦可加重。

（二）辅助检查

1. 甲型 H1N1 流感病毒核酸检测阳性。

2. 分离出甲型 H1N1 流感病毒。

3. 血清甲型 H1N1 流感病毒的特异性中和抗体水平呈 4 倍或 4 倍以上升高。

（三）治疗原则

1. 一般治疗　嘱患者休息，多饮水，密切观察病情变化；对高热病例可给予退热治疗。

2. 抗病毒治疗　应及早应用抗病毒药物，利巴韦林等。

奥司他韦应尽可能在发热 48 小时内使用（36 小时内最佳），疗程为 5 天。奥司他韦的成人用量为 75 mg，每日 2 次。

3. 其他治疗

（1）如出现低氧血症或呼吸衰竭的情况，应及时给予相应的治疗措施，包括吸氧、无创机械通气或有创机械通气等。

（2）出现其他脏器功能损害时，给予相应支持治疗。

（3）对病情严重者（如出现感染中毒性休克并发急性呼吸窘迫综合征），可考虑给予小剂量糖皮质激素治疗。不推荐使用大剂量糖皮质激素。

（4）并发细菌感染时，给予相应抗菌药物治疗。

五、急性胃肠炎及急性细菌性痢疾

（一）胃肠炎

1. 临床表现　多为急性发作，常有上腹部疼痛、腹胀或不适、嗳气、恶心、呕吐、反酸等症状，甚至出现呕血和（或）黑粪，常于进食数小时（多在 24 小时内）发病，伴有发热、腹痛、腹泻、黏液糊状便，量不多，严重者出现脱水、电解质紊乱、酸中毒等。

2. 实验室检查　血常规高，便常规有白细胞，有或无红细胞。

（二）细菌性痢疾

1. 临床表现　发病多在夏、秋季，往往形成大、小流行。潜伏期多为 1 ~ 2 天，可长达 7 天，患者常以畏寒、发热和不适感急骤起病，并伴有腹痛、腹泻，排便每日十余次至二三十次，里急后重、恶心、呕吐与脱水。粪便初呈水样，以后排出脓血样或黏液样血便。

2. 实验室检查　镜检可见大量红、白细胞，痢疾杆菌呈阳性。

3. 对症治疗

（1）有腹痛者可选解痉药，如山莨菪碱 10 mg 或颠茄 10 mg 或阿托品 0.5 mg，每日 1 ~ 3 次。

（2）腹泻次数多者可选用复方苯乙哌啶 5 mg，每日 3 次。发热者予以药物与物理降温。

（3）液体疗法：口服补液盐治疗，用法，1 袋（13.95 g）兑水 500 mL，每日 2 次；严重腹泻、已有明显脱水者，应采取口服加静脉补液法，同时禁食。根据情况酌情补液 2 500 ~ 3 000 mL/d，并注意电解质平衡。如有酸中毒情况，可静脉滴注 5% 碳酸氢钠或乳酸钠。

（4）抗感染治疗

1）黄连素 0.5 g，每日 3 次；诺氟沙星 0.2 g，每日 3 次。

2）复方新诺明 2 片 12 小时/1 次（过敏者禁用）。

3）若口服药无明显效果，可静脉滴注抗生素，如庆大霉素 16 万 U，每日 1 次，依替米星 0.15 g 静脉滴注，每日 2 次，三代喹诺酮药，如环丙沙星、左氧氟沙星等 100 mL（0.2 g），每日 2 次。

（5）胃肠道黏膜保护药：蒙脱石散（思密达）3 g，口服，每日 3 次。

（屈　佳）

第四节　急性呼吸道传染病发热门诊处置管理

一、概述

急性呼吸道传染病是一组由病原体感染人体后引起具有传染性的疾病。由于多数急性呼吸道传染病具有起病急、病情危重、变化快、传播范围广、并发症多等特点，同时具有传染性，故做好急性呼吸道传染病的护理是防治工作的重要组成部分。有效减少并控制呼吸系统传染病的播散，除了一般的治疗外，尚需从三个方面进行：控制传染源，切断传播途径，保护易感人群。

二、急性呼吸道传染病

（一）潜伏期

潜伏期是病原体在体内繁殖、转移、定位、引起组织损伤和功能改变，导致临床症状出现之前的整个过程。潜伏期的长短与病原体的种类、数量、毒力及人体的免疫反应有关。短的数小时，长的可达数月或数年。了解潜伏期有助于传染病的诊断，确定检疫期和协助流行病学调查。因疾病在潜伏期没有临床症状，而有些传染病在潜伏期末已具有传染性，因此潜伏期成为某些疾病播散的主要传染源。对于一旦确诊的病例，应立即隔离治疗，其接触者亦需进行隔离观察。

（二）隔离期

从起病到出现明显症状至症状体征消失、体力恢复期间为隔离期。

1. 一旦发现传染病患者或疑似患者，应立即隔离治疗，并立即上报卫生防疫部门。隔离期限由传染病的传染期或化验结果而定，应在临床症状消失后做 2~3 次病原学检查，结果均为阴性方可解除隔离。

2. 隔离要求　相同病种可同住一室，床间距至少 2 m，必要时隔屏风；一般不允许外出，如必须外出，应戴口罩。患者的呼吸道分泌物需先消毒再弃去，痰具每日消毒。工作人员接近患者应戴口罩，穿隔离衣，戴手套。接触不同患者应更换手套。

3. 消毒　切断传播途径的重要措施。呼吸道传染病需每日进行空气消毒。一般病室选用紫外线消毒，每日 2 次。地面、物品表面用含氯消毒剂擦拭，被褥、书籍等在烈日下暴晒 6 小时。

4. 保持病室通风　病室每日通风至少 3 次，每次半小时，保证室内空气新鲜，提供良好的休息环境。同时保证病室适当的温度和湿度。保证充足的睡眠和休息，避免劳累和重体力劳动。

5. 饮食方面　为患者制订全面的饮食营养摄入计划。鼓励患者进食高蛋白、高热量、富含维生素、易消化的食物，增强机体的抗病能力和修复能力。对于昏迷不能进食者，可通过胃管注入营养液或静脉补充能量。

6. 密切观察病情变化　监测生命体征，观察呼吸道分泌物的色、质和量，昏迷患者注意保持呼吸道通畅，观察意识状况、瞳孔、肢体活动，留置管路通畅与否及治疗药物的效果及不良反应。发现异常，及时报告医生予以处理。皮疹患者注意观察皮疹的消长情况。

7. 做好患者的解释工作　讲解疾病相关知识，介绍配合治疗、护理的方法。了解患者的心理状况，尽量解除患者因隔离而产生的恐惧、孤独、自卑心理。对隔离观察期者讲述此做法的必要性和重要性，

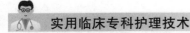

指导其积极配合医护人员的工作。

8. 做好健康教育　加强个人卫生管理，严禁随地吐痰，不可面对他人咳嗽或打喷嚏。在咳嗽或打喷嚏时，用双层纸巾遮住口鼻，然后将纸放入污物袋中焚烧处理。餐具煮沸消毒或用消毒液浸泡消毒。勤洗手，避免去人多密集的场所。保持乐观稳定的心态，养成良好的生活习惯。

（三）观察期

曾经和传染源发生过接触的人，可能受到感染而处于疾病的潜伏期，有可能是传染源，必须进行医学观察。

对接触者采取检疫措施。检疫期限由最后接触之日起，至该病最长潜伏期。分别采取医学观察、留验或卫生处理，也可根据具体情况进行紧急免疫接种或药物预防。对观察期的患者应做好相应的解释工作，取得其积极配合。同时每天进行必要的诊察，以了解有无早期发病的征象。

（刘小伟）

第五节　发热门诊急救技术流程管理

一、发热患者抢救流程图

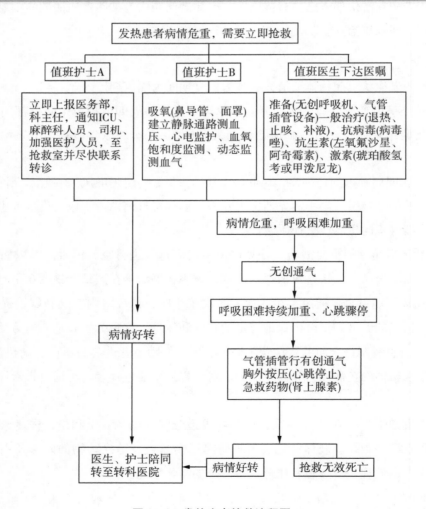

图 1-1　发热患者抢救流程图

二、CPR 技术流程图

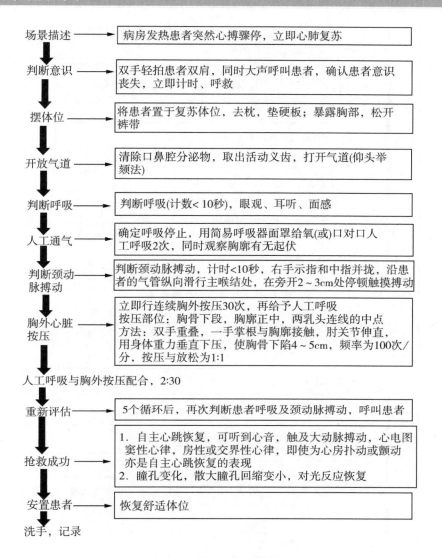

场景描述 →	病房发热患者突然心搏骤停，立即心肺复苏
判断意识 →	双手轻拍患者双肩，同时大声呼叫患者，确认患者意识丧失，立即计时、呼救
摆体位 →	将患者置于复苏体位，去枕，垫硬板；暴露胸部，松开裤带
开放气道 →	清除口鼻腔分泌物，取出活动义齿，打开气道(仰头举颏法)
判断呼吸 →	判断呼吸(计数 < 10秒)，眼观、耳听、面感
人工通气 →	确定呼吸停止，用简易呼吸器面罩给氧(或)口对口人工呼吸2次，同时观察胸廓有无起伏
判断颈动脉搏动 →	判断颈动脉搏动，计时<10秒，右手示指和中指并拢，沿患者的气管纵向滑行主喉结处，在旁开2~3cm处停顿触摸搏动
胸外心脏按压 →	立即行连续胸外按压30次，再给予人工呼吸 按压部位：胸骨下段，胸廓正中，两乳头连线的中点 方法：双手重叠，一手掌根与胸廓接触，肘关节伸直，用身体重力垂直下压，使胸骨下陷4~5cm，频率为100次/分，按压与放松为1:1

人工呼吸与胸外按压配合，2:30

重新评估 →	5个循环后，再次判断患者呼吸及颈动脉搏动，呼叫患者
抢救成功 →	1. 自主心跳恢复，可听到心音，触及大动脉搏动，心电图窦性心律，房性或交界性心律，即使为心房扑动或颤动亦是自主心跳恢复的表现 2. 瞳孔变化，散大瞳孔回缩变小，对光反应恢复
安置患者 →	恢复舒适体位

洗手，记录

图 1-2　CPR 技术流程图

三、电除颤操作流程图

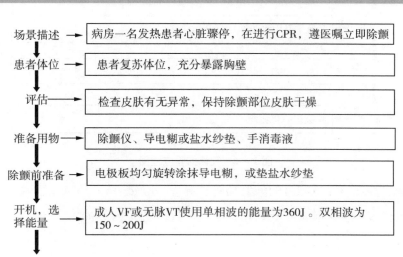

场景描述 →	病房一名发热患者心脏骤停，在进行CPR，遵医嘱立即除颤
患者体位 →	患者复苏体位，充分暴露胸壁
评估 →	检查皮肤有无异常，保持除颤部位皮肤干燥
准备用物 →	除颤仪、导电糊或盐水纱垫、手消毒液
除颤前准备 →	电极板均匀旋转涂抹导电糊，或垫盐水纱垫
开机，选择能量 →	成人VF或无脉VT使用单相波的能量为360J。双相波为150~200J

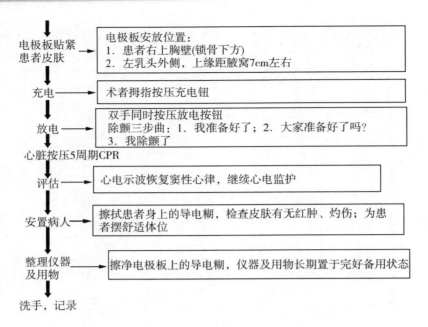

图 1-3 电除颤操作流程图

四、气管插管流程图

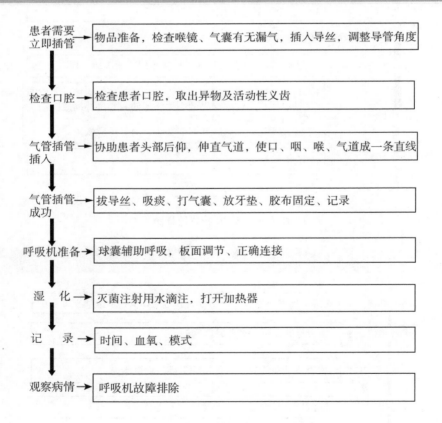

图 1-4 气管插管流程图

物品准备：皮球、面罩、合适型号的气管插管、导丝、喉镜、5～10 mL 注射器、牙垫、撕好的胶布 2 条、吸引器、吸痰管，必要时备好手套、力月西、利多卡因等药品。

五、呼吸机操作流程图

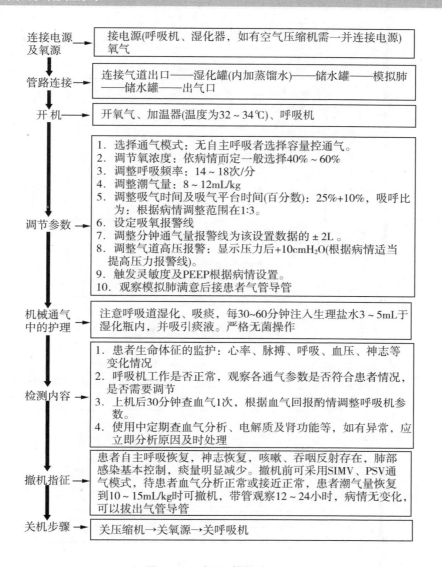

连接电源 及氧源 —— 接电源(呼吸机、湿化器,如有空气压缩机需一并连接电源) 氧气

管路连接 —— 连接气道出口——湿化罐(内加蒸馏水)——储水罐——模拟肺 ——储水罐——出气口

开机 —— 开氧气、加温器(温度为32~34℃)、呼吸机

调节参数 ——
1. 选择通气模式:无自主呼吸者选择容量控通气。
2. 调节氧浓度:依病情而定一般选择40%~60%
3. 调整呼吸频率:14~18次/分
4. 调整潮气量:8~12mL/kg
5. 调整吸气时间及吸气平台时间(百分数):25%+10%,吸呼比为:根据病情调整范围在1:3。
6. 设定吸氧报警线
7. 调整分钟通气量报警线为该设置数据的±2L。
8. 调整气道高压报警:显示压力后+10cmH$_2$O(根据病情适当提高压力报警线)。
9. 触发灵敏度及PEEP根据病情设置。
10. 观察模拟肺满意后接患者气管导管

机械通气 中的护理 —— 注意呼吸道湿化、吸痰,每30~60分钟注入生理盐水3~5mL于湿化瓶内,并吸引痰液。严格无菌操作

检测内容 ——
1. 患者生命体征的监护:心率、脉搏、呼吸、血压、神志等变化情况
2. 呼吸机工作是否正常,观察各通气参数是否符合患者情况,是否需要调节
3. 上机后30分钟查血气1次,根据血气回报酌情调整呼吸机参数。
4. 使用中定期查血气分析、电解质及肾功能等,如有异常,应立即分析原因及时处理

撤机指征 —— 患者自主呼吸恢复,神志恢复,咳嗽、吞咽反射存在,肺部感染基本控制,痰量明显减少。撤机前可采用SIMV、PSV通气模式,待患者血气分析正常或接近正常,患者潮气量恢复到10~15mL/kg时可撤机,带管观察12~24小时,病情无变化,可以拔出气管导管

关机步骤 —— 关压缩机→关氧源→关呼吸机

图1-5 呼吸机操作流程图

六、无创通气流程图

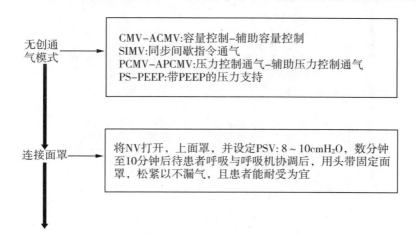

无创通 气模式 ——
CMV-ACMV:容量控制-辅助容量控制
SIMV:同步间歇指令通气
PCMV-APCMV:压力控制通气-辅助压力控制通气
PS-PEEP:带PEEP的压力支持

连接面罩 —— 将NV打开,上面罩,并设定PSV:8~10cmH$_2$O,数分钟至10分钟后待患者呼吸与呼吸机协调后,用头带固定面罩,松紧以不漏气,且患者能耐受为宜

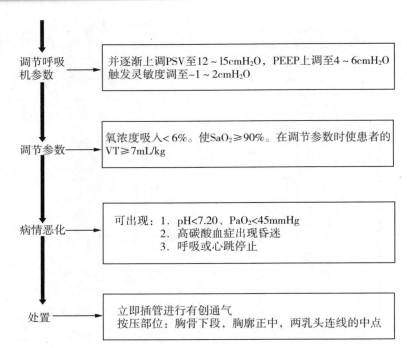

调节呼吸 → 并逐渐上调PSV至12~15cmH₂O，PEEP上调至4~6cmH₂O
机参数　　触发灵敏度调至-1~2cmH₂O

调节参数 → 氧浓度吸入<6%。使SaO₂≥90%。在调节参数时使患者的VT≥7mL/kg

病情恶化 → 可出现：1. pH<7.20、PaO₂<45mmHg
　　　　　　　　2. 高碳酸血症出现昏迷
　　　　　　　　3. 呼吸或心跳停止

处置 → 立即插管进行有创通气
　　　　按压部位：胸骨下段，胸廓正中，两乳头连线的中点

图1-6　无创通气流程图

七、环甲膜穿刺术流程图

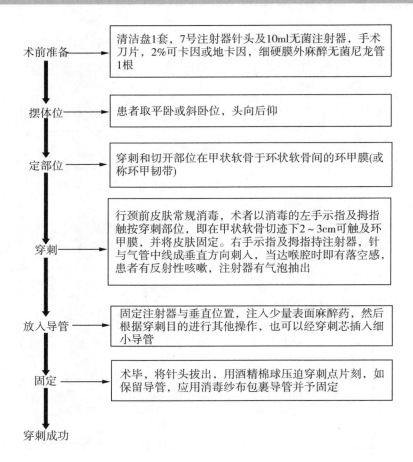

术前准备 → 清洁盘1套，7号注射器针头及10ml无菌注射器，手术刀片，2%可卡因或地卡因，细硬膜外麻醉无菌尼龙管1根

摆体位 → 患者取平卧或斜卧位，头向后仰

定部位 → 穿刺和切开部位在甲状软骨于环状软骨间的环甲膜(或称环甲韧带)

穿刺 → 行颈前皮肤常规消毒，术者以消毒的左手示指及拇指触按穿刺部位，即在甲状软骨切迹下2~3cm可触及环甲膜，并将皮肤固定。右手示指及拇指持注射器，针与气管中线成垂直方向刺入，当达喉腔时即有落空感，患者有反射性咳嗽，注射器有气泡抽出

放入导管 → 固定注射器与垂直位置，注入少量表面麻醉药，然后根据穿刺目的进行其他操作，也可以经穿刺芯插入细小导管

固定 → 术毕，将针头拔出，用酒精棉球压迫穿刺点片刻，如保留导管，应用消毒纱布包裹导管并予固定

穿刺成功

图1-7　环甲膜穿刺术流程图

备注：行环甲膜切开时，可在环甲膜上方做 1.5～2.0 cm 的皮肤横切口，然后用尖刀将环甲膜切开，并用血管钳将切口稍行扩大，置入尼龙管或气管套管。

（赵　明）

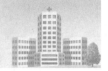

第二章 常见急危重症护理

第一节 急性腹痛护理

急性腹痛（acute abdominal pain）是指发生在1周之内，由各种原因引起的腹腔内外脏器急性病变而表现在腹部的疼痛，是临床上常见的急症之一，具有发病急、变化多、进展快的特点，若处理不及时，极易造成严重后果，甚至危及患者生命。护士细致的评估、严密的观察和及时的护理，对把握患者抢救时机和疾病的疗效与预后起到重要的作用。

一、病因与发病机制

（一）病因

引起腹痛的病因很多，可分为器质性和功能失调性两类。器质性病变包括急性炎症、梗阻、扩张、扭转、破裂、损伤、出血、坏死等；功能失调性因素有麻痹、痉挛、神经功能紊乱、功能暂时性失调等。

1. 腹腔脏器病变引起的腹痛　①急性炎症，如急性胃炎、急性胃肠炎、急性肠系膜淋巴结炎、急性肾盂肾炎、急性回肠或结肠憩室炎、自发性腹膜炎等；急性胰腺炎、阑尾炎、胆囊炎、急性化脓性胆管炎、腹腔内各种脓肿、急性盆腔炎、急性附件炎、急性泌尿系感染以及急性细菌性或阿米巴性痢疾等。②急性梗阻或扭转，常见的有急性肠梗阻（包括肠套叠、肠扭转）、腹内/外疝、胆道、肾、尿路管结石嵌顿性绞痛、胆道蛔虫症、肠系膜或大网膜扭转、急性胃或脾扭转、胃黏膜脱垂症、卵巢囊肿蒂扭转等。③急性穿孔，消化性溃疡急性穿孔、胃肠道癌或肠炎症性疾病急性穿孔、胆囊穿孔、子宫穿孔、外伤性胃肠穿孔等。④急性内出血，如腹部外伤所致肝、脾、肾等实质脏器破裂，肝癌等破裂；异位妊娠、卵巢或黄体破裂等。⑤血管病变，见于腹主动脉瘤、肾梗死、肠系膜动脉急性栓塞或血栓形成、肠系膜静脉血栓形成、急性门静脉或肝静脉血栓形成、脾梗死、夹层动脉瘤等。⑥其他，如急性胃扩张、痛经、肠易激综合征、腹壁皮肤带状疱疹等。

2. 腹腔外脏器或全身性疾病引起腹痛　以胸部疾病所致的放射性腹痛和中毒、代谢疾病所致的痉挛性腹痛为多，常伴有腹外其他脏器病症，而无急性腹膜炎征象。①胸部疾病，如不典型心绞痛、急性心肌梗死、急性心包炎、主动脉夹层、肋间神经痛、下肺肺炎、肺脓肿、胸膜炎、气胸等。②代谢及中毒疾病，如铅、砷、汞、酒精中毒，尿毒症，糖尿病酮症酸中毒，低钙血症等。③变态反应性疾病，如腹型过敏性紫癜、腹型风湿热。④神经源性疾病，如脊柱结核、带状疱疹、末梢神经炎、腹型癫痫、胃肠功能紊乱、神经功能性腹痛等。

（二）腹痛发病机制

1. 体性痛　脏腹膜上虽然没有感觉受体，但近脏器的肠系膜、系膜根部、小网膜及膈肌等均有脊髓性感觉神经，当病变累及其感觉神经时产生冲动，并上传至丘脑，被大脑感知。体性痛较剧烈，定位较准确，与体位有关，变换体位常可使疼痛加重。

2. 内脏痛　多由消化道管壁平滑肌突然痉挛或强力收缩，管壁或脏器突然扩张，急性梗阻、缺血等刺激自主神经的痛觉纤维传导所致，常为脏器本身的疼痛。

3. 牵涉痛　也称放射痛或感应性痛，是由某种病理情况致身体某一局部疼痛，疼痛部位非病变所在部位，但与病变脏器的感觉常来自同一节段的神经纤维。

二、病情评估与判断

（一）病情评估

1. 快速评估全身情况　急诊护士接诊后应首先评估患者的总体情况，初步判断病情的轻、重、缓、急，以决定是否需要做急救处理。对危重患者，应重点评估（包括神志、回答问题能力、表情、血压、脉搏、体位、疼痛程度等），之后迅速分诊送入治疗区进行急救处理，待情况允许再做详细检查。表情痛苦、面色苍白、脉搏细速、呼吸急促、大汗淋漓、仰卧不动或蜷曲侧卧、明显脱水等提示病情较重。如脉搏细速伴低血压，提示低血容量。

2. 评估一般情况　①年龄，青壮年以急性胃穿孔、阑尾炎、肠梗阻、腹部外伤所致脏器破裂出血等多见。中老年以胃肠道癌肿及并发症、胆囊炎、胆石症及血管疾病等发病率高。②性别，如溃疡病穿孔、急性阑尾炎、肠梗阻、尿路结石以男性多见，而胆囊炎、胰腺炎则女性多见。③既往史，了解既往有无引起急性腹痛的病史，如溃疡病、阑尾炎等，有无类似发作史，有无腹部外伤史、手术史，有无心肺等胸部疾病和糖尿病、高血压史等。女性应了解月经、生产史，闭经且发生急性腹痛并伴休克者，应高度警惕异位妊娠破裂内出血。

3. 重点详细询问腹痛相关信息

（1）诱发因素：胆囊炎或胆石症常于进食油腻食物后发作；急性胰腺炎发作前常有酗酒、高脂饮食、暴饮暴食史；部分机械性肠梗阻与腹部手术有关；溃疡病穿孔在饱餐后多见；剧烈活动或突然改变体位后突发腹痛可能为肠扭转；腹部受暴力作用引起剧痛伴休克者，可能是肝、脾破裂所致。

（2）疼痛部位：最早发生腹痛及压痛最明显的部位常是发生病变的部位，可帮助推断可能的病因。

（3）疼痛的起病方式、性质和程度

1）疼痛的起病方式、性质：①炎症性急性腹痛，以腹痛、发热、压痛或腹肌紧张为主要特点。一般起病较缓慢，多由轻渐重，剧痛呈持续性并进行性加重，炎症波及脏器浆膜和壁腹膜时，呈典型局限性或弥漫性腹膜刺激征。常见于急性阑尾炎、胆囊炎、腹膜炎、胰腺炎、盆腔炎等。②穿孔性急性腹痛，以突发持续腹痛、腹膜刺激征，可伴有肠鸣音消失或气腹为主要特点。通常突然起病，呈剧烈的刀割样痛、烧灼样痛，后呈持续性，范围迅速扩大。常见于外伤、炎症或癌肿侵蚀导致的空腔脏器破裂，如溃疡穿孔、胃癌穿孔、胆囊穿孔、外伤性肠穿孔等。③梗阻性急性腹痛，以阵发性腹痛、呕吐、腹胀、排泄功能障碍为主要特点。多突然发生，呈阵发性剧烈绞痛，当梗阻器官合并炎症或血运障碍时，常呈持续性腹痛，阵发性加重。常见于肾、输尿管结石、胆绞痛、胆道蛔虫病、肠梗阻、肠套叠、嵌顿性疝、卵巢囊肿蒂扭转等。④出血性急性腹痛，以腹痛、失血性休克与急性贫血、隐性（内）出血或显性（外）出血（呕血、便血、尿血）为主要特点。起病较急骤，呈持续性，但不及炎症性或穿孔性腹痛剧烈，由于大量积血刺激导致急性腹膜炎，但腹膜刺激症状较轻，有急性失血症状。常见于消化性溃疡出血、肝脾破裂出血、胆道出血、肝癌破裂出血、腹主动脉瘤破裂出血、异位妊娠破裂出血等。⑤损伤性急性腹痛，以外伤、腹痛、腹膜炎或内出血综合征为主要特点。因暴力着力点不同，可有腹壁伤、空腔脏器伤及实质脏器伤造成的腹痛，原发性休克恢复后，常呈急性持续性剧烈腹痛，伴有恶心、呕吐。⑥绞窄与扭转性急性腹痛，又称缺血性急性痛。疼痛呈持续性，因受阵发牵拉，伴有阵发性类似绞痛加剧，常可触及压痛性包块，伴有频繁干呕、消化道排空症状，早期无腹膜刺激征，随着坏死的发生而出现。⑦功能性紊乱及全身性疾病所致急性腹痛，疼痛常无明显定位，呈间歇性、一过性或不规律性，腹痛虽然严重，但体征轻，腹软，无固定压痛和反跳痛，常有精神因素或全身性疾病史。如肠易激综合征、胃肠神经症、肠系膜动脉硬化或缺血性肠病、腹型癫痫、过敏性紫癜等。

腹部绞痛多发病急、患者痛苦，应注意鉴别，尽早明确病因。

2）疼痛程度：腹痛程度可反映腹内病变的轻重，但疼痛的个体敏感性和耐受程度差异较大，影响其评价。刀割样剧痛可能为化学刺激引起，如空腔脏器急性穿孔；梗阻性疾病为剧烈疼痛，如肠扭转、卵巢囊肿蒂扭转、肾绞痛等；脏器破裂出血性疾病引起的腹痛略次之，如宫外孕、脾破裂、肝破裂等；炎症性疾病引起的腹痛较轻，如阑尾炎、肠系膜淋巴结炎等。

（4）与发作时间、体位的关系：餐后痛可能由于胆、胰疾病，胃部肿瘤或消化不良所致；饥饿痛发作呈周期性、节律性者见于胃窦、十二指肠溃疡；子宫内膜异位者腹痛与月经周期有关；卵泡破裂者腹痛发作在月经间期。如果某些体位使腹痛加剧或减轻，有可能成为诊断的线索，如胃黏膜脱垂患者左侧卧位可使疼痛减轻；胰腺疾病患者前倾坐位或膝胸位时疼痛减轻；腹膜炎患者活动疼痛加剧，蜷缩侧卧时疼痛减轻；反流性食管炎患者烧灼痛在躯体前屈时明显，而直立位时减轻。

（5）伴随症状

1）消化道症状：①恶心、呕吐，常发生于腹痛后，可由严重腹痛引起。急性胆囊炎、溃疡病穿孔均可伴有恶心、呕吐。急性胃肠炎、胰腺炎发病早期呕吐频繁，高位肠梗阻呕吐出现早而频繁，低位肠梗阻或结肠梗阻呕吐出现晚或不出现；呕吐物的性质及量与梗阻部位有关，如呕吐宿食不含胆汁则为幽门梗阻，呕吐粪水样物常为低位肠梗阻。②排便情况，腹痛伴有呕吐，肛门停止排气、排便，多见于肠梗阻；腹痛伴有腹泻，多见于急性肠炎、痢疾、炎症性肠病、肠结核等；伴有果酱样便是肠套叠的特征；伴有血便，多见绞窄性肠梗阻、肠套叠、溃疡性结肠炎、坏死性肠炎、缺血性疾病等。

2）其他伴随症状：①休克，腹痛同时伴有贫血者可能是腹腔脏器破裂（如肝、脾或异位妊娠破裂）；不伴贫血者见于急性胆管炎、胃肠穿孔、绞窄性肠梗阻、肠扭转、急性胰腺炎等。②黄疸，多见于急性胆管炎、胆总管结石、壶腹癌或胰头癌。③发热，外科疾病一般是先有腹痛后发热；而内科疾病多先有发热后有腹痛。如伴发热、寒战者，多见于胆道感染、腹腔或腹内脏器化脓性病变、下肺炎症或脓肿等。④血尿、排尿困难，多见于泌尿系感染、结石等。⑤盆腔炎症或积液、积血时可有排便次数增多、里急后重感。

4. 体格检查　重点在评估腹部情况。腹部体检时应嘱患者取仰卧位，双腿屈曲充分暴露全腹，然后对腹部进行视、触、叩、听四个方面的检查。①视诊，全腹膨胀是肠梗阻、腹膜炎晚期表现。不对称性腹胀可见于肠扭转、闭袢性肠梗阻。急性腹膜炎时腹式呼吸运动减弱或消失。注意有无胃肠蠕动波及胃肠型，腹股沟区有无肿块等。②触诊，最重要的腹部检查，着重检查腹膜刺激征，腹部肌紧张、压痛与反跳痛的部位、范围和程度。压痛最明显之处往往就是病变所在，是腹膜炎的客观体征。炎症早期或腹腔内出血表现为轻度腹肌紧张，较重的感染性病变如化脓性阑尾炎、肠穿孔表现为明显肌紧张。胃十二指肠、胆道穿孔时，腹壁可呈"板状腹"，但随着时间延长，腹腔内渗液增加而使腹膜刺激征反而减轻。注意年老体弱、肥胖、小儿或休克患者，腹膜刺激征常较实际为轻。③叩诊，先从无痛区开始，叩痛最明显处常是病变部位。肝浊音界消失提示胃肠道穿孔致膈下游离气体。移动性浊音表示腹腔积液或积血。④听诊，判断胃肠蠕动功能，一般选择脐周听诊。肠鸣音活跃、音调高、有气过水音提示机械性肠梗阻。肠鸣音消失或减弱多见于急性腹膜炎、血运性肠梗阻和肠麻痹。上腹部振水音可能提示幽门梗阻或胃扩张。

5. 辅助检查

（1）实验室检查：①血常规，白细胞总数和中性粒细胞计数增多提示感染性疾病；血红蛋白及红细胞进行性减少提示有活动性出血可能。②尿常规，尿中大量红细胞提示肾绞痛、泌尿系肿瘤和损伤，白细胞增多表示感染。糖尿病酮症酸中毒可见尿糖、尿酮体阳性。③大便常规，糊状或水样便，含少量红、白细胞可能为细菌性食物中毒引起的急性肠炎；黏液脓血提示有痢疾可能；血便提示有消化道出血；大便隐血阳性提示消化道肿瘤。④血生化，血、尿或腹腔积液淀粉酶增高常是急性胰腺炎；血肌酐、尿素氮升高提示肾功能不全；人绒毛膜促性腺激素的数值有助于异位妊娠诊断。

（2）X 线检查：胸部 X 线检查可显示肺、胸膜及心脏病变；腹部透视和摄片检查如发现膈下游离气体，提示胃肠穿孔；肠内有气液平面，肠腔内充气较多，提示肠梗阻；怀疑有尿路病变可摄腹部平片或做静脉肾盂造影。

（3）超声检查：对肝、胆、胰、脾、肾、输尿管、阑尾、子宫及附件、膀胱等形态、大小、占位病变、结石、异位妊娠，腹腔积液、腹腔内淋巴结及血管等病变等均有较高的诊断价值，是首选检查方法。在超声指引下进行脓肿、腹腔积液及积血等穿刺抽液。

（4）内镜检查：包括胃镜、十二指肠镜、胆道、小肠镜和结肠镜等，对急性腹痛的诊断具有极其重要的意义。在明确消化道出血的病因同时可行内镜下止血或病灶切除。

（5）CT 检查：对病变定位定性有很大价值。其优点是不受肠管内气体的干扰。CT 是评估急腹症的又一个安全、无创而快速有效的方法，特别是对判断肝胆胰等实质性脏器病变、十二指肠和主动脉病变方面较超声检查更具优势。PET－CT 检查对肿瘤的诊断更加敏感。

（6）直肠指检：盆位阑尾炎可有右侧直肠壁触痛，盆腔脓肿或积血可使直肠膀胱凹窝呈饱满感、触痛。

（7）其他检查：疑腹腔有积液或出血，可进行腹腔诊断性穿刺，吸取液体进行常规检查和细胞学检查，可以确定病变性质；阴道后穹隆穿刺主要用于判断异位妊娠破裂出血、盆腔脓肿或盆腔积液；40岁以上患者，既往无慢性胃病史，突然发作上腹痛应常规做心电图，以识别有无心脏及心包病变。

（二）病情判断

急性腹痛的病情严重程度可分为三类：①危重，先救命后治病。患者出现呼吸困难、脉搏细弱、严重贫血貌，如腹主动脉瘤破裂、异位妊娠破裂合并重症休克，应立即实施抢救。②重，配合医生诊断与治疗。患者持续腹痛伴器官功能障碍，如消化道穿孔、绞窄性肠梗阻、卵巢囊肿蒂扭转等，应配合医生尽快完成各项相关检查，纠正患者一般情况，准备急诊手术和相关治疗。③普通，但可存在潜在危险性：通常患者体征平稳，可按常规程序接诊，细致观察，及时发现危及生命的潜在病因。如消化道溃疡、胃肠炎等，也有结石、恶性肿瘤的可能性。需要强调的是，面对每一例腹痛患者，均需重视并优先排查。

三、救治与护理

（一）救治原则

急性腹痛的病因虽然不同，但救治原则基本相似，即挽救生命、减轻痛苦、积极的对因治疗和预防并发症。

1. 手术治疗　手术是急腹症的重要治疗手段。如肠梗阻、内脏穿孔或出血、急性阑尾炎等病因明确，有手术指征者，应及时手术治疗。

2. 非手术治疗　主要适用于病因未明而腹膜炎症状不严重的患者，给予纠正水、电解质紊乱，抗感染，防治腹胀，防止休克等对症支持措施。对病因已明确而不需手术治疗、疼痛较剧烈的患者，应适当使用镇痛剂。

3. 不能确诊的急腹症患者　要遵循"四禁"原则，即禁食、禁灌肠、禁止痛、禁用泻药。经密切观察和积极治疗后，腹痛不缓解，腹部体征不减轻，全身状况无好转反而加重的患者可行剖腹探查，明确病因。

（二）护理措施

1. 即刻护理措施　应首先处理能威胁生命的情况，如腹痛伴有休克应及时配合抢救，迅速建立静脉通路，及时补液纠正休克。如有呕吐头应偏向一侧，以防误吸。对于病因明确者，遵医嘱积极做好术前准备。对于病因未明者，遵医嘱暂时实施非手术治疗措施。

2. 控制饮食及胃肠减压　对于病情较轻且无禁忌证者，可给予少量流质或半流质饮食。病因未明或病情严重者，必须禁食。疑有空腔脏器穿孔、破裂，腹胀明显或肠梗阻患者须行胃肠减压，应注意保持引流通畅，观察与记录引流液的量、色和性状，及时更换减压器。对于病情严重，预计较长时间不能进食者，按医嘱应尽早给予肠外营养。

3. 补液护理　遵医嘱给予输液，补充电解质和能量合剂，纠正体液失衡，并根据病情变化随时调整补液方案和速度。

4. 遵医嘱给予抗生素控制感染　急腹症多为腹腔内炎症和脏器穿孔引起，多有感染，是抗生素治疗的确定指征。一般首先予经验性用药，宜采用广谱抗生素，且主张联合用药。待细菌培养，明确病原菌及药敏后，尽早采用针对性用药。

5. 严密观察病情变化　观察期间要注意病情演变，综合分析，特别是对病因未明的急性腹痛患者，严密观察是极为重要的护理措施。观察内容包括：①意识状态及生命体征。②腹痛部位、性质、程度、范围以及腹膜刺激征的变化和胃肠功能状态（饮食、呕吐、腹胀、排便、肠蠕动、肠鸣音等）。③全身情况及重要脏器功能变化。④腹腔异常，如腹腔积气、积液、肝浊音界变化和移动性浊音。⑤新的症状与体征出现等。

6. 对症处理　如腹痛病因明确者，遵医嘱及时给予解痉镇痛药物。但使用止痛药物后应严密观察腹痛等病情变化，病因未明时禁用镇痛剂。高热者可给予物理降温或药物降温。

7. 卧床休息　尽可能为患者提供舒适体位。一般状况良好或病情允许时宜取半卧位或斜坡卧位。注意经常更换体位，防止压疮等并发症。

8. 稳定患者情绪，做好心理护理　急性腹痛往往给患者造成较大的恐惧。因此，应注意对患者及家属做好解释安慰工作，对患者的主诉采取同情性倾听，减轻患者的焦虑，降低不适感。

9. 术前准备　对危重患者应在不影响诊疗前提下尽早做好必要的术前准备，一旦治疗过程中出现手术指征，立刻完善术前准备，送入手术室。

（薛　静）

第二节　高血糖症与低血糖症护理

糖尿病（diabetes mellitus，DM）是一组由多病因引起的以慢性高血糖为特征的代谢性疾病，是由于胰岛素分泌和（或）作用缺陷所引起。典型的症状为"三多一少"，即多尿、多饮、多食及体重减轻。长期代谢紊乱可引起多系统及器官的功能减退及衰竭，成为致死或致残的主要原因；病情严重或应激时可发生急性严重代谢紊乱，如糖尿病酮症酸中毒、高血糖高渗状态、低血糖症等。

一、高血糖症

（一）糖尿病酮症酸中毒

糖尿病酮症酸中毒（diabetic ketoacidosis，DKA）是由于体内胰岛素活性重度缺乏及升糖激素不适当增高，引起糖、脂肪和蛋白质代谢紊乱，以致水、电解质和酸碱平衡失调，出现高血糖、酮症、代谢性酸中毒和脱水为主要表现的临床综合征。是糖尿病的急性并发症，也是内科常见的危象之一。

1. 病因与发病机制　1 型糖尿病患者有自发 DKA 倾向，DKA 也是 1 型糖尿病患者死亡的主要原因之一。2 型糖尿病患者在一定诱因作用下也可发生 DKA。最常见的诱因为感染，其他包括胰岛素突然治疗中断或不适当减量、饮食不当、创伤、手术、妊娠和分娩、脑卒中、心肌梗死、精神刺激等，但有时可无明显诱因。

胰岛素活性的重度或绝对缺乏和升糖激素过多（如胰高血糖素、儿茶酚胺类、皮质醇和生长激素）是 DKA 发病的主要原因。胰岛素缺乏和胰高血糖素升高是 DKA 发展的基本因素。糖、脂肪、蛋白质三大营养物质代谢紊乱，血糖升高，脂肪分解加速，大量脂肪酸在肝脏组织经 β 氧化产生大量乙酰乙酸、β－羟丁酸和丙酮，三者统称为酮体。当酮体超过机体的氧化能力时，血中酮体升高并从尿中排出，形成糖尿病酮症。乙酰乙酸、β－羟丁酸为较强有机酸，大量消耗体内储备碱，当代谢紊乱进一步加剧，超过机体酸碱平衡的调节能力时，即发生代谢性酸中毒。出现意识障碍时则为糖尿病酮症酸中毒昏迷。主要病理生理改变包括酸中毒、严重脱水、电解质平衡紊乱、周围循环衰竭、肾衰竭和中枢神经系统功能障碍。

2. 病情评估与判断

（1）病情评估

1）病史及诱发因素：评估患者有无糖尿病病史或家族史，有时患者可能不清楚是否患有糖尿病。1 型糖尿病患者有自发 DKA 倾向，2 型糖尿病患者在某些诱因作用下也可发生 DKA，如感染、降糖药物应用不规范、胰岛素抗药性、拮抗激素分泌过多、应激状态、饮食失调或胃肠疾患、妊娠和分娩、糖尿病未控制或病情加重等，但亦可无明显诱因。

2）临床表现：早期糖尿病原有"三多一少"症状加重，酸中毒失代偿后，患者出现四肢乏力、口干、食欲不佳、恶心、呕吐，伴头痛、烦躁、嗜睡等症状，呼吸深快，呼气中有烂苹果味。随着病情的迅速发展，出现严重失水、皮肤干燥且弹性差、眼球下陷、尿量减少、心率加快、脉搏细速、四肢发冷、血压下降。晚期各种反应迟钝，甚至消失，患者出现不同程度的意识障碍，最终导致昏迷。少数患者临床表现为腹痛，似急腹症。

3）辅助检查：①尿，尿糖、尿酮体均呈阳性或强阳性，可有蛋白尿及管型尿。②血，血糖明显升高，多数为 16.7~33.3 mmol/L，超过 33.3 mmol/L 时常伴有高渗状态或肾功能障碍；血酮体定量检查多在 4.8 mmol/L 以上；CO_2CP 降低；酸中毒失代偿后血动脉血 pH 值下降。

（2）病情判断：当尿酮体阳性，同时血糖增高，血 pH 值降低者，无论有无糖尿病史均高度怀疑 DKA。

根据酸中毒的程度，DKA 分为轻、中、重度。轻度是指仅有酮症而无酸中毒，即糖尿病酮症；中度指除酮症外，伴有轻度至中度的酸中毒，即 DKA；重度是指酸中毒伴随意识障碍，即 DKA 昏迷，或无意识障碍，但二氧化碳结合力低于 10 mmol/L。

3. 救治与护理

（1）救治原则：DKA 一旦明确诊断，应及时给予相应急救处理：①尽快补液以恢复血容量、纠正失水状态，是抢救 DKA 的首要措施。②给予胰岛素，降低血糖。③纠正电解质及酸碱平衡失调。④积极寻找和消除诱因，防治并发症，降低病死率：包括防治感染、脑水肿、心力衰竭、急性肾衰竭等。

（2）护理措施

1）即刻护理措施：保持呼吸道通畅，防止误吸，必要时建立人工气道。如有低氧血症伴呼吸困难，给予吸氧 3~4L/min。立即查验血糖、留尿标本，建立静脉通路，立即开放 2 条以上静脉通道补液。采取动脉血标本行血气分析，及时送检血、尿等相关检查标本。

2）补液：对抢救 DKA 患者十分关键，补液治疗不仅能纠正失水，快速恢复肾灌注，还有利于降低血糖、排出酮体。通常先补充生理盐水。补液量和速度的管理非常重要，DKA 失水量可超过体重的 10%，可根据患者体重和失水程度来估算。如患者无心衰，开始时补液速度较快，在 2 小时内输入 0.9% 氯化钠 1 000~2 000 mL，以尽快补充血容量，改善周围循环和肾功能。以后根据血压、心率、每小时尿量、周围循环情况及有无发热、呕吐、腹泻等决定补液量和速度，老年患者及有心肾疾病患者，必要时监测中心静脉压，以便调节输液速度和量。第 2~6 小时输液 1 000~2 000 mL。第一个 24 小时输液量总量一般为 4 000~6 000 mL，严重失水者可达 6 000~8 000 mL。如治疗前已有低血压或休克，快速输液不能有效升高血压，应按医嘱输入胶体溶液并采取其他抗休克措施。补液途径以静脉为主，胃肠道补液为辅，鼓励清醒患者多饮水，昏迷患者可通过胃管补液，但不宜用于有呕吐、胃肠胀气或上消化道出血者。

3）胰岛素治疗：目前均采用小剂量（短效）胰岛素治疗方案，即每小时给予每公斤体重 0.1U 胰岛素，以便血糖快速平稳下降而又不发生低血糖，同时抑制脂肪分解和酮体生成，通常将短效胰岛素加入生理盐水中持续静脉滴注或静脉泵入。血糖下降速度一般以每小时 3.9~6.1 mmol/L（70~110 mg/dL）为宜，每 1~2 小时复查血糖，若 2 小时后血糖下降不理想或反而升高，且脱水已基本纠正，提示患者对胰岛素敏感性较低，胰岛素剂量可加倍。当血糖降至 13.9 mmol/L 时，可按医嘱开始输入 5% 葡萄糖溶液，按比例加入短效胰岛素，此时仍需每 4~6 小时复查血糖，调节输液中胰岛素比例。患者尿酮体消失后，可根据其血糖、进食情况等调节胰岛素剂量或改为每 4~6 小时皮下注射一次胰岛素，使血糖水平稳定在较安全的范围内。病情稳定后过渡到胰岛素常规皮下注射。

4）纠正电解质及酸碱平衡失调：轻、中度 DKA 经输液和胰岛素治疗后，酮体水平下降，酸中毒随代谢紊乱的纠正而恢复，一般不必补碱。血 pH≤7.1 的严重酸中毒影响心血管、呼吸和神经系统功能，应给予相应治疗，但补碱不宜过多、过快，以防诱发或加重脑水肿、血钾下降和反跳性碱中毒等。应采用小剂量等渗碳酸氢钠（1.25%~1.4%）溶液静脉输入，补碱的同时应监测动脉血气情况。

DKA 患者有不同程度失钾，治疗前的血钾水平不能真实反映体内缺钾程度，补钾的时间、速度和量应根据血钾水平和尿量来制定：①治疗前血钾低于正常，立即开始补钾。②血钾正常、尿量 > 40 mL/h，也立即开始补钾。③血钾高于正常或无尿时，暂缓补钾。在治疗过程中需定时监测心电、血钾和尿量，调整补钾量及速度，病情恢复后仍需继续口服钾盐数天。对于治疗前血钾正常、偏低或因少尿升高的患者，警惕治疗后可出现低血钾，严重者可发生心律失常；血钠、血氯可降低，血尿素氮和肌酐增高。

5）严密观察病情：在抢救患者的过程中需注意治疗措施之间的协调，重视病情观察，防治并发症，尤其是脑水肿和肾衰竭等，以维持重要脏器功能。①生命体征的观察，严重酸中毒可使外周血管扩张，导致低体温和低血压，并降低机体对胰岛素的敏感性，故应严密监测患者体温、血压的变化，及时采取措施。②心律失常、心力衰竭的观察，血钾过低、过高均可引起严重心律失常，应密切观察患者心电监护情况，尽早发现，及时治疗。年老或合并冠状动脉病（尤其是心肌梗死）、补液过多可导致心力衰竭和肺水肿，应注意预防，一旦出现患者咳嗽、呼吸困难、烦躁不安、脉搏加快，特别是在昏迷好转时出现上述表现，提示输液过量的可能，应立即减慢输液速度，并立即报告医生，遵医嘱给予及时处理。③脑水肿的观察，脑水肿是 DKA 最严重的并发症，病死率高，可能与补碱不当、长期脑缺氧和血糖下降过快、补液过多等因素有关，需密切观察患者意识状态、瞳孔大小以及对光反射。如 DKA 患者经治疗后血糖下降、酸中毒改善，但昏迷反而加重，或患者虽然一度清醒，但出现烦躁、心率快等，要警惕脑水肿的可能。④尿量的观察，密切观察患者尿量的变化，准确记录 24 小时液体出入量。DKA 时失水、休克，或原来已有肾脏病变等，均可引起急性肾衰竭，肾衰竭是本症主要死亡原因之一，要注意预防。尿量是衡量患者失水状态和肾功能的简明指标，如尿量 <30 mL/h 时，应及时通知医生，给予积极处理。

6）积极处理诱因，预防感染，遵医嘱应用抗生素。

7）其他：及时采血、留取尿标本，监测尿糖、尿酮、电解质及血气分析等结果。加强基础护理，昏迷患者应勤翻身，做好口腔和会阴护理，防止压疮和继发性感染的发生。

（二）高血糖高渗状态

高血糖高渗状态（hyperosmolar hyperglycemic state，HHS），也被称为糖尿病高渗性非酮症昏迷，是糖尿病急性代谢紊乱的另一类型，临床以严重高血糖、无明显酮症酸中毒、血浆渗透压明显升高、不同程度的意识障碍和脱水为特点。多见于老年 2 型糖尿病患者，约 2/3 患者发病前无糖尿病病史或糖尿病症状较轻。

1. 病因与发病机制　最初表现常被忽视，诱因为引起血糖增高和脱水的因素：急性感染、外伤、手术、脑血管意外、水摄入不足或失水、透析治疗、静脉高营养疗法以及使用糖皮质激素、免疫抑制剂、利尿药、甘露醇等药物，有时在病程早期因未确诊糖尿病而输入大量葡萄糖液或因口渴而摄入大量含糖饮料可诱发本病。

HHS 的发病机制复杂，未完全阐明。各种诱因下，升糖激素分泌增加，进一步抑制胰岛素的分泌，加重胰岛素抵抗，糖代谢紊乱加重，血糖升高导致渗透性利尿，大量失水，失水多于失盐，血容量减少，血液浓缩，渗透压升高，导致细胞内脱水和电解质紊乱，脑细胞脱水和损害导致脑细胞功能减退，引起意识障碍甚至昏迷。

2. 病情评估与判断

（1）病情评估

1）健康史：评估有无糖尿病病史及 HHS 诱因，如应激、摄水不足、失水过多、高糖摄入、使用易诱发的药物等。

2）临床表现：本病起病缓慢，可从数日到数周，主要表现为多尿、多饮，有食欲减退或不明显的多食。随着病程进展，出现严重的脱水和神经系统症状和体征。脱水表现为皮肤干燥和弹性减退，眼球凹陷、唇舌干裂、脉搏快而弱，卧位时颈静脉充盈不良，立位时血压下降。神经系统表现为反应迟钝、烦躁或淡漠、抽搐、嗜睡、渐陷入昏迷。患者晚期尿少甚至尿闭。

3）辅助检查：血糖达到或超过 33.3 mmol/L（一般 33.3 ~ 66.6 mmol/L），尿糖强阳性，尿酮体阴性或弱阳性，血浆渗透压达到或超过 320 mOsm/L，动脉血气分析示 pH ≥ 7.30 或血 HCO_3^- 浓度 ≥15 mmol/L。

（2）病情判断：对于昏迷的老年人，脱水伴有尿糖或高血糖，特别是有糖尿病史并使用过利尿药、糖皮质激素、苯妥英钠或普萘洛尔者，应高度警惕发生高血糖高渗状态的可能。一旦发生，即应视为危重症。

出现以下表现者提示预后不良：①昏迷持续48小时尚未恢复。②血浆高渗透状态于48小时内未能纠正。③昏迷伴癫痫样抽搐和病理反射征阳性。④血肌酐和尿素氮持续增高不降低。⑤合并革兰氏阴性菌感染。⑥出现横纹肌溶解或肌酸激酶升高。

3. 救治与护理

（1）救治原则：HHS 需给予紧急处理，有条件应尽快收住重症监护室。处理原则为：尽快补液以恢复血容量、纠正失水状态及高渗状态，降低血糖，同时积极寻找和消除诱因，防治并发症，降低病死率。

（2）护理措施

1）即刻护理措施：立即给予吸氧，保持呼吸道通畅。建立 2 ~ 3 条静脉通路予以补液。遵医嘱采集血、尿标本进行急诊相关检查。

2）补液：HHS 失水比 DKA 更严重，失水量多在发病前体液的 1/4 或体重的 1/8 以上，应积极谨慎补液以恢复血容量，纠正高渗和脱水状态。目前多主张先静脉输入等渗盐水（0.9% 氯化钠），以便较快扩张微循环而补充血容量，迅速纠正低血压。若血容量恢复，血压上升而渗透压和血钠仍不下降时，应注意按医嘱改用低渗氯化钠溶液（0.45% 氯化钠）。补液的速度宜先快后慢，最初 12 小时补液量为失液总量的 1/2，其余在 24 ~ 36 小时内补入，并加上当日的尿量。视病情可给予经胃肠道补液。

3）胰岛素治疗与护理：宜应用小剂量短效胰岛素。大剂量胰岛素因使血糖降低过快而易产生低血糖、低血钾和促发脑水肿，故不宜使用。高血糖是维持血容量的重要因素，因此监测血糖尤为重要，当血糖降至 16.7 mmol/L 时开始输入 5% 葡萄糖液并在每 2 ~ 4 g 糖加入 1U 胰岛素，当血糖降至 13.9 mmol/L，血浆渗透压 ≤330 mmol/L 时，应及时报告医生，按医嘱停用或减少胰岛素。

4）严密观察病情：与糖尿病酮症酸中毒的病情观察基本相同，此外，仍需注意以下情况：①补液量过多、过快时，可能发生肺水肿等并发症。②补充大量低渗溶液，有发生溶血、脑水肿及低血容量休克的危险，应随时注意观察患者的呼吸、脉搏、血压、神志、尿量和尿色情况。一旦发现尿液呈粉红色，为发生溶血，立即停止输入低渗液体，报告医生，遵医嘱给予对症处理。

5）基础护理：患者绝对卧床休息，注意保暖。昏迷者应保持气道通畅，保持皮肤清洁，预防压疮和继发性感染。

二、低血糖症

低血糖症（hypoglycemia）是由多种原因引起的以静脉血浆葡萄糖（简称血糖）浓度低于正常值状态，临床上以交感神经兴奋和脑细胞缺糖为主要特点的综合征。一般以静脉血浆葡萄糖浓度低于2.8 mmol/L作为低血糖症的标准。糖尿病患者在药物治疗过程中发生血糖过低现象，血糖水平≤3.9 mmol/L就属于低血糖范畴。当血糖降低时，出现交感神经兴奋的症状，持续严重的低血糖将导致患者昏迷，可造成永久性的脑损伤，甚至死亡。

1. 病因与发病机制 低血糖症是多种原因所致的临床综合征，按病因不同，可分为器质性及功能性；按照低血糖的发生与进食的关系分为空腹低血糖和餐后低血糖两种临床类型。空腹低血糖常见于使用胰岛素治疗、口服磺脲类药物、高胰岛素血症、胰岛素瘤、重症疾病（肝衰竭、心力衰竭、肾衰竭等）、升糖激素缺乏（皮质醇、生长激素、胰高糖素等）等；餐后低血糖常见于2型糖尿病患者初期餐后胰岛素分泌高峰延迟、碳水化合物代谢酶的先天性缺乏、倾倒综合征、肠外营养治疗等。

人体内血糖的正常维持有赖于消化道、肝脏、肾脏及内分泌腺体等多器官功能的协调一致。人体通过神经-体液调节机制来维持血糖的稳定。其主要的生理意义在于保证对脑细胞的供能，脑细胞所需的能量几乎完全直接来自葡萄糖，而且本身没有糖原储备。当血糖降到2.8~3.0 mmol/L时，体内胰岛素分泌减少，而升糖激素如肾上腺素、胰升糖素、皮质醇分泌增加，肝糖原产生增加，糖利用减少，引起交感神经兴奋，大量儿茶酚胺释放。当血糖降到2.5~2.8 mmol/L时，由于能量供应不足使大脑皮质功能抑制，皮质下功能异常。

2. 病情评估与判断

（1）病情评估

1）健康史：评估有无糖尿病病史及诱发低血糖的病因，如进食和应用降糖药物等因素。

2）临床表现：低血糖症常呈发作性，发作时间及频率随病因不同而有所差异。其临床表现可归纳为中枢神经低血糖症状和交感神经兴奋两组症状。

交感神经过度兴奋症状：表现为心悸、面色苍白、出汗、颤抖、饥饿、焦虑、紧张、软弱无力、流涎、四肢冰凉、震颤、血压轻度升高等。糖尿病患者由于血糖快速下降，即使血糖高于2.8 mmol/L，也可出现明显的交感神经兴奋症状，称为"低血糖反应"。

中枢神经系统症状：主要为脑功能障碍症状，是大脑缺乏足量葡萄糖供应时功能失调的一系列表现，包括注意力不集中、思维和语言迟钝、头晕、视物不清等。大脑皮层下受抑制时可出现骚动不安，甚而强直性惊厥、锥体束征阳性。波及延髓时进入昏迷状态，各种反射消失。如果低血糖持续得不到纠正，常不易逆转甚至死亡。

部分患者虽然低血糖但无明显症状，往往不被觉察，极易进展成严重低血糖症，陷于昏迷或惊厥，称为未察觉低血糖症。

低血糖时临床表现的严重程度取决于：①低血糖的程度。②低血糖发生的速度及持续时间。③机体对低血糖的反应性。④年龄等。

3）辅助检查：血糖测定多低于2.8 mmol/L，但长期高血糖的糖尿病患者血糖突然下降时，虽然血糖高于此水平仍会出现低血糖反应的症状。

（2）病情判断：可依据Whipple三联征（Whipple triad）确定低血糖：①低血糖症状。②发作时血糖低于正常值（如2.8 mmol/L）。③供糖后低血糖症状迅速缓解。根据血糖水平，低血糖症可分为轻、中、重度，血糖 < 2.8 mmol/L 为轻度低血糖，血糖 < 2.2 mmol/L 为中度低血糖，血糖 < 1.11 mmol/L 为重度低血糖。

3. 救治与护理

（1）救治原则：救治原则为及时识别低血糖症、迅速升高血糖、去除病因和预防再发生低血糖。

1）紧急复苏：遇有昏迷、心率加快者立即采取相应复苏措施。立即测定血糖，遵医嘱进行其他相关检查。

2）升高血糖：根据病情口服含糖溶液或深静脉内泵入 50% 葡萄糖，必要时遵医嘱采用抑制胰岛素分泌的药物治疗。

3）去除病因：及早查明病因，积极治疗原发病。

（2）护理措施

1）即刻护理措施：立即检测血糖水平。对意识模糊者，应注意开放气道，保持呼吸道通畅。必要时，给予氧气吸入。

2）补充葡萄糖：意识清楚者，口服含 15～20 g 糖的糖水、含糖饮料，或进食糖果、饼干、面包、馒头等即可缓解。15 分钟后监测若血糖仍 ≤ 3.9 mmol/L，再给予 15 g 葡萄糖口服。重者和疑似低血糖昏迷的患者，应及时测定毛细血管血糖，甚至无须血糖结果，及时给予 50% 葡萄糖液 20 mL 静脉注射，15 分钟后若血糖仍 ≤ 3.9 mmol/L，继以 50% 葡萄糖液 60 mL 静脉注射，也可给予 5% 或 10% 的葡萄糖液静脉滴注，必要时可遵医嘱加用氢化可的松和（或）胰高糖素肌内或静脉注射。神志不清者，切忌喂食以避免呼吸道堵塞而窒息。昏迷患者清醒后，或血糖仍 ≤ 3.9 mmol/L，但距离下次就餐时间在一个小时以上，给予含淀粉或蛋白质食物，以防再次昏迷。

3）严密观察病情：严密观察生命体征、神志变化、心电图、尿量等。定时监测血糖。意识恢复后，继续监测血糖至少 24～48 小时，同时注意低血糖症诱发的心、脑血管意外事件，要注意观察是否有出汗、嗜睡、意识模糊等再度低血糖症状，以便及时处理。

4）加强护理：意识模糊患者按昏迷常规护理。抽搐者除补充葡萄糖外，按医嘱可酌情使用适量镇静剂，注意保护患者，防止外伤。

5）健康教育：低血糖症纠正后，对患者及时地实施糖尿病教育，指导糖尿病患者合理饮食、进餐和自我检测血糖，让患者知晓在胰岛素和口服降糖药治疗过程中可能会发生低血糖，指导患者携带糖尿病急救卡，对于儿童或老年患者的家属也要进行相关的培训，教会患者及亲属识别低血糖早期表现和自救方法。

（张红红）

第三节　脑卒中护理

脑卒中（cerebral stroke），是指由于急性脑循环障碍所致的局限或全面脑功能缺损综合征，分为缺血性脑卒中和出血性脑卒中。缺血性脑卒中（ischemic stroke，IS），又称脑梗死（cerebral infarction，CI），是指各种原因所致脑部血液供应障碍，导致局部脑组织缺血、缺氧性坏死，出现相应神经功能缺损的一类临床综合征，是最常见的脑卒中类型，占全部脑卒中的 60%～80%。按病理机制可将脑梗死分为脑血栓形成、脑栓塞和腔隙性脑梗死。其中，脑血栓形成和脑栓塞是急诊科常见的脑血管急症。出血性脑卒中，也称脑出血（intracerebral hemorrhage，ICH），是指非外伤性脑实质内出血，占全部脑卒中的 20%～40%，根据出血部位不同可分为脑出血和蛛网膜下腔出血。

一、病因与发病机制

脑卒中的危险因素包括高血压、细菌性心内膜炎、高脂血症、糖尿病、吸烟、口服避孕药和房颤等。脑血栓形成的常见病因是动脉粥样硬化和动脉炎。脑栓塞按栓子来源不同可分为心源性、非心源性和来源不明三类，其中60%~75%的栓子为心源性，如心房纤颤时附壁血栓脱落形成的栓子、心肌梗死形成的附壁血栓、心脏外科手术体外循环产生的栓子等。脑梗死最常见病因为脑动脉粥样硬化，其次为脑动脉炎、高血压、糖尿病和血脂异常等。80%以上的脑出血是由高血压性脑内细小动脉病变引起，其他病因有动-静脉血管畸形、脑动脉瘤、血液病、抗凝或溶栓治疗等。蛛网膜下腔出血的常见病因是颅内动脉瘤。

二、病情评估与判断

（一）初步评估

分诊护士对于疑似脑卒中的患者必须立即进行迅速评估和分诊，评估时可使用卒中量表，如美国辛辛那提院前卒中量表（Cincinnati Prehospital Stroke Scale，CPSS），其中出现CPSS中的1个异常结果，表示卒中的概率为72%。如果出现所有3个异常结果，则表示卒中的概率大于85%。

（二）卒中严重程度评估

卒中严重程度的评估可以使用美国国立卫生研究院卒中量表（National Institutes of Health Stroke Scale，NIHSS）（表2-1），NIHSS用于评估有反应的卒中患者，是目前世界上较为通用的、简明易行的脑卒中评价指标，根据详细的神经学检查，有效测量脑卒中的严重程度。

表2-1 美国国立卫生研究院脑卒中量表（NIHSS）

项目	评分标准
1a. 意识水平	0＝清醒；1＝嗜睡；2＝昏睡；3＝昏迷
1b. 意识水平提问（月份，年龄）	0＝均正确；1＝1项正确、构音障碍/气管插管/语言障碍；2＝均不正确或失语
1c. 意识水平指令（握手，闭眼）	0＝均正确；1＝一项正确；2＝均不正确
2. 凝视	0＝正常；1＝部分凝视麻痹；2＝被动凝视或完全凝视麻痹
3. 视野	0＝正常；1＝部分偏盲；2＝完全偏盲；3＝双侧偏盲，双盲，包括皮质盲
4. 面瘫	0＝正常；1＝轻瘫；2＝部分（面下部区域）瘫痪；3＝完全（单或双侧）瘫痪
5. 上肢运动（两侧分开计分）	0＝上举90°或45°能坚持10秒；1＝上举90°或45°但不能坚持10秒；2＝上举不能达90°或45°就下落；3＝不能抵抗重力，立刻下落；4＝无运动；9＝截肢或关节融合
6. 下肢运动（两侧分开计分）	0＝抬起30°能坚持5秒；1＝抬起30°但5秒末下落；2＝5秒内下落；3＝立刻下落；4＝无运动；9＝截肢或关节融合
7. 肢体共济失调	0＝无共济失调；1＝一侧有；2＝两侧均有；9＝麻痹，截肢或关节融合
8. 感觉	0＝正常；1＝轻到中度感觉缺失；2＝重度到完全感觉缺失，四肢瘫痪，昏迷无反应
9. 语言	0＝正常；1＝轻到中度失语；2＝严重失语；3＝哑或完全失语，昏迷无反应
10. 构音障碍	0＝正常；1＝轻到中度，能被理解，但有困难；2＝哑或严重构音障碍；9＝气管插管或无法检测
11. 消退和不注意（以前为忽视）	0＝正常；1＝视、触、听、空间觉或个人忽视，或对双侧刺激消失；2＝严重的偏身忽视或超过一种以上的忽视

注：1. 评分范围为0~42分，分数越高，神经受损越严重，分级如下：0~1分：正常或近乎正常；1~4分：轻度

卒中/小卒中；5~15 分：中度卒中；15~20 分：中 – 重度卒中；21~42 分：重度卒中。2. 基线评估 >16 分的患者很有可能死亡，<6 分者很有可能恢复良好；每增加 1 分，预后良好的可能性降低 17%。

脑干和小脑大量出血的患者病情较危重。脑干出血尤其是脑桥出血预后很差，多可在 48 小时内死亡。小脑大量出血病情进展迅速，因血肿压迫脑干发生枕骨大孔疝而死亡。

（三）临床表现

脑卒中的患者可有如下症状和体征：①原因不明的突发剧烈头痛。②眩晕、失去平衡或协调性。③恶心、呕吐。④一侧脸部、手臂或腿突然乏力或麻木。⑤不同程度的意识障碍。⑥双侧瞳孔不等大。⑦说话或理解有困难。⑧偏瘫。⑨吞咽困难或流涎等。

（四）判断

由于出血性脑卒中和缺血性脑卒中在治疗上有显著的不同，出血性脑卒中的患者禁忌给予抗凝和纤溶治疗，而缺血性脑卒中在症状出现后 3 小时内可以提供静脉溶栓疗法，应注意早期识别脑卒中，并对出血性和缺血性脑卒中进行鉴别。

三、救治与护理

（一）救治原则

急诊总体救治原则是保持呼吸道通畅，维持生命体征、减轻和控制颅脑损伤，预防与治疗各种并发症，并尽可能地提高患者的康复率与生存质量，防止复发。

1. **具体救治原则** ①出血性脑卒中救治原则，安静卧床、保持呼吸道通畅、脱水降颅压、调整血压、防治继续出血、加强护理防治并发症。当病情严重致颅内压过高，内科保守治疗效果不佳时，应及时进行外科手术治疗。②缺血性脑卒中救治原则，脑血栓形成的急诊处理包括维持生命体征、处理并发症和溶栓、抗凝治疗等。

2. **溶栓治疗** 急性期早期溶栓治疗可以降低死亡率、致残率，保护神经功能。

（1）静脉溶栓治疗

1）适应证：①年龄 18~80 岁。②临床确诊为缺血性卒中，神经功能障碍明显。③症状开始出现至静脉溶栓干预开始时间 <4.5 小时。④脑 CT 等影像学检查已排除脑出血。⑤患者或其家属已签署知情同意书。

2）禁忌证：①脑 CT 证实颅内出血。②近 3 个月内有颅内手术、脑卒中或脑外伤史，3 周内有胃肠道或泌尿系统出血史，2 周内有外科手术史，1 周内有腰穿或动脉穿刺史。③有出血或明显出血倾向者。④血糖 <2.7 mmol/L，血压 ≥180/110 mmHg。⑤CT 显示低密度 >1/3 大脑中动脉供血区。

3）并发症：梗死灶继发性出血或身体其他部位出血。

（2）动脉溶栓治疗：对大脑中动脉等大动脉闭塞引起的严重卒中患者，可在 DSA 直视下进行动脉溶栓治疗。动脉溶栓的适应证、禁忌证和并发症与静脉溶栓基本相同。

3. **抗血小板治疗** 未行溶栓的急性脑梗死患者可在 48 小时之内应用抗血小板聚集剂，如阿司匹林和氯吡格雷，降低死亡率与复发率。但在溶栓后 24 小时内不应使用。

4. **抗凝治疗** 主要包括肝素、低分子肝素和华法林。一般不推荐急性缺血性卒中后应用。

5. **神经保护治疗** 脑保护剂包括自由基清除剂、阿片受体阻断药、钙通道阻滞药等，可降低脑代谢、减轻缺血性脑损伤。此外，早期应用头部或全身亚低温治疗也可降低脑代谢和脑耗氧量，减轻神经元损伤。

6. 对症治疗　维持生命体征和处理高血压、高血糖、脑水肿等并发症。

（二）护理措施

1. 即刻护理措施　①立即让患者卧床，避免情绪激动；床头可抬高30°，减轻脑水肿。②保持呼吸道通畅，给氧，及时清除口腔内分泌物和呕吐物，舌后坠者予以口咽通气道协助通气，必要时做好气管插管或气管切开的准备。③心电监护，密切观察患者的生命体征、意识、瞳孔及肢体的变化，评估是否有意识障碍加重、血压升高、瞳孔不等大、呕吐等再出血及颅内压增高表现，是否并发心肌梗死或心律失常。④建立静脉通路，遵医嘱准确给药及正确留取血液标本进行血常规、出凝血时间、血糖等检查。⑤对烦躁不安者，予以床栏，必要时给予保护性约束，防止坠床。⑥迅速协助完成神经病学检查、十二导联心电图和脑CT扫描。

2. 降低颅内压　遵医嘱应用脱水药，通常使用20%甘露醇、呋塞米（速尿）等药物。20%甘露醇为高渗性液体，应选择粗大的上肢静脉输注，保证在15~30分钟内滴完，并注意保护血管及局部组织，防止外渗。密切观察瞳孔、血压、尿量的变化，监测肾功能和血液电解质浓度，动态评估用药效果及药物不良反应。

3. 调整血压　急性期血压升高是对颅内压升高的一种代偿反应，一般不需紧急处理，但过高的血压增加再出血的风险。一般来说，当收缩压>200 mmHg，或平均动脉压>150 mmHg时，应积极控制血压；遵医嘱静脉应用降压药物时，需使用输液泵严格控制给药速度，加强血压监测，并随时根据血压调整滴速，以免血压下降过快导致脑低灌注。此外，血压升高也可因躁动、气道梗阻、膀胱充盈等因素引起，需注意去除这些诱因。

4. 溶栓治疗的护理　严格按医嘱剂量给药，密切观察患者有无出血倾向，如头痛、呕吐、意识障碍加重等脑出血症状，以及牙龈、皮肤黏膜、穿刺部位、消化道出血征象，遵医嘱复查凝血时间、头部CT，评价溶栓效果及病情变化。

5. 并发症护理　①高血糖，当血糖>10 mmol/L时，应遵医嘱予以胰岛素治疗，将血糖控制在7.8~10 mmol/L，注意监测血糖，避免低血糖。②心脏损伤，动态心电监护，随时做好检查心肌损伤标志物的准备，及时发现和治疗心脏损伤。③上消化道出血，密切观察患者有无消化道出血征象，遵医嘱给予预防性措施。

6. 物理降温　出血性脑卒中急性期发热较多见，降低体温，使脑代谢率降低、耗氧量减少，有利于保护脑细胞和减轻脑水肿。可用头枕冰袋、冰帽、冰毯行物理降温，最好使体温保持在32~36 ℃。

7. 加强基础护理　昏迷患者应及时清除其口腔和气管内分泌物，防止反流、误吸等，采取翻身、叩背等排痰措施，加强口腔护理，预防肺部感染。加强皮肤护理，预防压疮。保持肢体功能位置。做好尿管和会阴护理，防止尿路感染。

8. 做好术前准备及转运护理　当病情危重致颅内压过高，内科保守治疗效果不佳时，及时完善外科手术治疗的准备。需住院治疗的患者，应做好入院转运前的各项准备工作，保障转运途中患者安全，按要求做好交接工作。

（刘　维）

第四节　急性呼吸衰竭护理

一、概述

所谓急性呼吸衰竭，表示的是受到各种因素影响，而导致的肺通气与换气功能严重受损，进而无法完成气体交换，出现缺氧及二氧化碳（CO_2）潴留，最后导致生理功能异常以及代谢失调的一种临床综合征。在受到海面大气压的作用下，吸气呈静息状态，并且不存在心内解剖分流以及原发于心输出量减少等状况后，动脉血氧分压（PaO_2）＜8 kPa（60 mmHg），或者存在二氧化碳分压（$PaCO_2$）＞6.65 kPa（50 mmHg），称之为呼吸衰竭，也可简称为呼衰。因起病急骤，病变发展迅速，机体的代偿较差，若不及时采取正确的抢救措施，将会对其生命安全构成严重威胁。

二、病因与发病机制

1. 病因　引起呼吸衰竭的病因很多，参与肺通气和肺换气的任何一个环节的严重病变，都可导致呼吸衰竭。

（1）各类引发气道阻塞的疾病：例如急性病毒或者细菌性感染等造成的上气道急性梗阻，异物阻塞气道，也容易导致急性呼吸衰竭发生。

（2）肺实质病变：包括由细菌以及病毒等感染性因子导致的肺炎，将胃内容物误吸，也会导致急性呼吸衰竭出现。

（3）肺水肿：由于各类心脏病（例如心肌梗死、二尖瓣或主动脉瓣疾患等）以及心力衰竭而导致的心源性水肿。针对非心源性水肿而言，也可将其称为通透性肺水肿，例如急性高山病、复张性肺水肿以及 ARDS。

（4）肺血管疾病：肺血栓栓塞，空气、脂肪栓塞等。

（5）神经肌肉系统疾病：主要包括脑血管疾病、重症肌无力以及高位胸段受损等。

（6）胸壁和胸膜疾病：主要包括胸壁外伤、自发性气胸、创伤性气胸以及大量胸腔积液等。

2. 发病机制　当上述各种原因导致肺通气或（和）肺换气功能受损时，即可导致低氧血症和高碳酸血症，从而导致急性呼吸衰竭。

（1）肺通气功能障碍：当处于静息状态时，普通人在吸气的过程中，总肺泡通气量大约在 4L/min 可以保持标准肺泡 PaO_2 与肺泡 $PaCO_2$。有效肺泡通气需要完整的解剖生理链来保证，包括脑桥和延髓呼吸中枢与胸部神经肌肉的有机连接、胸廓和呼吸肌状态、气道通畅和肺泡的完整性。上述任何一环节受损即会导致肺泡通气不足。肺泡通气量减少会引起 PaO_2 下降和 $PaCO_2$ 升高。

（2）肺换气功能损伤：针对肺的气体交换来说，表示的是肺泡内的气体和毛细血管血液中气体之间产生交换，一般交换的均为氧与二氧化碳。

1）通气/血流比例失衡：当处于静息状态时，普通人的肺通气/血流比例大约是 0.8。如果通气量超过肺血流量，通气/血流＞0.8，那么在此过程中气体在进入肺泡后，则无法与肺泡毛细血管中的血液直接接触，进而不能实现气体交换，导致很多无效腔通气产生，我们将其称之为无效腔样通气。在临床中，肺气肿以及肺栓塞等比较常见。临床上见于重症慢性阻塞性肺病、肺不张等。

2）弥散功能障碍：肺泡和肺毛细血管间气体交换主要基于肺泡毛细血管膜而存在的，只要可以对肺泡毛细血管膜面积以及弥散膜厚度等产生影响，均会对其弥散功能产生作用。但是氧和二氧化碳通过肺泡毛细血管膜的弥散能力不同，二氧化碳通过肺泡毛细血管膜的能力是氧的 2 倍，所以弥散功能障碍主要影响氧的交换而致低氧血症。

三、临床表现与诊断

1. 临床表现　除了具有呼衰原发疾病的病理症状之外，一般可以体现为缺氧与二氧化碳潴留而导致的低氧血症、高碳酸血症或二者兼有，主要表现为呼吸困难和多脏器功能障碍。

（1）低氧血症：针对神经和心肌组织来说，其对缺氧的敏感度较强，当发生缺氧时，通常会伴有中枢神经系统与心血管系统功能失调的症状，例如判断力受损、运动功能紊乱等。当缺氧比较严重时，可表现为精神错乱、狂躁、昏迷、癫痫样抽搐。在心血管系统方面表现为血压下降、心律失常、心脏停搏等。缺氧患者的呼吸系统表现也是一项重要的临床征象，可表现为呼吸急促、辅助呼吸肌活动加强、鼻翼扇动、发绀、呼吸节律紊乱等。

（2）高碳酸血症：当出现急性呼吸衰竭时，二氧化碳的蓄积将会更加严重，并且发生时间比较短，所以将会出现因严重的中枢神经系统障碍，甚至会产生心血管功能受损。心血管方面表现为外周体表静脉充盈、皮肤充血、多汗、球结膜充血、血压升高、心率加快等。中枢神经系统出现先兴奋后抑制的现象，兴奋时表现为失眠、烦躁、躁动等，而后出现昏睡甚至昏迷等。

（3）其他器官功能损伤：若缺氧及二氧化碳潴留严重，将会致使肝功能、肾功能或者胃肠功能受损。很多患者会导致黄疸、肝功能紊乱；排尿后会产生管型、红细胞以及蛋白，血浆尿素氮、血肌酐增高。另外，也可能表现为应激性溃疡而致上消化道出血。

（4）水、电解质和酸碱平衡的失调：缺氧和二氧化碳潴留均伴随着酸碱平衡失调。当患者出现缺氧后，如果通气过度，将会出现急性呼吸性碱中毒；针对急性二氧化碳潴留来说，主要可以体现在呼吸性酸中毒方面。缺氧严重时。将收出现无氧代谢，导致出现乳酸聚积，肾功能受损，酸性物质无法及时排出体外，最后出现代谢性酸中毒。与此同时，其与呼吸性酸碱失衡也会一同发生，可体现为混合性酸碱失调。在此过程中，体液与电解质也会导致代谢受损。

2. 诊断　存在引发呼吸衰竭的病理因素；伴有高碳酸症或者低氧血症的临床症状；在受到海面大气压的作用下，吸气呈静息状态，$PaO_2 < 8$ kPa（60 mmHg），或者 $PaCO_2 > 6.67$ kPa（50 mmHg），其中不包括心内解剖分流，同时也未出现原发性心输出量下降，诊断方可成立。

四、急救配合与护理

1. 急救处理　在临床上，急性呼吸衰竭是一种比较普遍的危重症，将会对患者的生命安全构成威胁，必须要紧急采取相应的抢救方案，为手术治疗争取更多的宝贵时间，创造有利的救治条件，方可挽救患者生命。在对该症进行治疗时，应秉承以下原则，即：第一，在确保呼吸道畅通的情况下，使缺氧、酸碱失调、代谢失衡以及二氧化碳潴留得到改善，避免多器官功能受到损伤；第二，确定病因，对原发病进行质量，密切观测病情进展，积极防治并发症。

（1）确保呼吸道畅通：这是进行呼吸治疗的一项最基本、最重要的措施，同时也是治疗该症的首要条件。对于病情严重特别是失去意识的患者来说，显得尤为重要。

（2）氧疗：缺氧是引起急性呼吸衰竭的直接原因，任何类型的呼吸衰竭都存在低氧血症，故积极纠正缺氧是治疗急性呼衰患者的重要措施，但是由于呼吸衰竭类型不同，对其进行氧疗时指征以及给氧方式也会存在差异。从原则上来看，Ⅱ型呼吸衰竭患者采用低浓度（<35%）持续吸氧治疗；Ⅰ型患者采用高浓度（>35%）吸氧治疗。国外氦－氧混合气已较广泛地用于治疗呼吸系统疾病，可增加肺泡有效通气量，降低气道阻力，降低呼吸功耗，增大呼气流速，减少肺过度充气，促进二氧化碳的排出，减轻呼吸衰竭症状，但在国内广泛应用还存在一定的问题。

（3）增加通气量，减少二氧化碳潴留

1）呼吸兴奋剂：通过应用呼吸兴奋剂后，能够对呼吸中枢产生刺激效果，或者可作为外周化学感受器，提高潮气量以及呼吸频率，使通气效果得到调整，但是会同时增加呼吸做功，增加氧耗量和二氧化碳的产生量。因此，在对其进行应用时，首要条件即为气道畅通，不然将会导致呼吸肌疲劳更加严重，甚至会影响到二氧化碳潴留。常用药物有尼可刹米、洛贝林、多沙普仑等，以尼可刹米最常用，既能改善通气，还有一定的苏醒作用。多沙普仑除直接兴奋中枢外，也会对末梢化学感受器产生刺激，效果极强，安全性较高。

2）机械通气：当呼吸衰竭症状加重，经上述处理不能有效地改善缺氧和二氧化碳潴留时，需考虑机械通气。

（4）控制感染：在对该症进行治疗时，控制感染是比较常用的一种方法，出现感染后必须要正确应用抗生素。选用抗生素时，需要按照细菌培养效果采用敏感抗生素。但是在临床治疗中，首先应明确患者病情，凭着临床经验妥善选择，不可耽误治疗。

（5）纠正酸碱平衡失调：急性呼吸衰竭患者常容易合并代谢性酸中毒，且多为乳酸性酸中毒，缺氧纠正后即可恢复。必要时可给予5%碳酸氢钠纠正酸中毒，但如果合并呼吸性酸中毒时不宜使用，因碳酸氢钠分解后形成二氧化碳，可使二氧化碳进一步增高。呼吸性酸中毒多通过改善通气促进二氧化碳的排出来纠正，在纠正呼吸性酸中毒的同时需给予盐酸精氨酸和氯化钾，以防止代谢性酸中毒的发生。

（6）病因治疗：由于引起急性呼吸衰竭的原因很多，因此在解决其本身造成的危害的同时，须采取适当的措施消除病因，此乃治疗急性呼吸衰竭的根本所在。

（7）一般支持治疗：在ICU的患者需进行严密监测，防治肺动脉高压、肺性脑病以及肾功能等症状，特别是要积极防范治疗多器官功能障碍综合征（MODS）。

2. 护理

（1）体位标准：该症患者的头部应呈半卧位或坐位，颈部向后仰，适当将下颌抬起。能够使很多患者的上气道梗阻得到缓解。

（2）保持气道通畅：协助患者咳痰，给予雾化吸入，湿化气道，使痰液稀释易于咳出。利用负压而将呼吸道内所聚积的分泌物质吸引出来，其中包括血液或者呕吐物等，在采用此种方法时也会使梗阻立即缓解，调整通气。

（3）氧疗：急性患者可以采用面罩法或者在气管内插管以及气管切开的方法，予以高浓度（>50%）吸氧治疗，但是不能长时间应用，避免出现中毒。

（4）建立静脉通道：迅速建立静脉通道，用于药物治疗。

（5）监测和记录液体出入量：按照实际情况设置液体入量，必要时刻需要登记出入量，填写护理工作单。注意电解质尤其是血钾的变化。

（6）监测呼吸、脉搏、意识状态等体征的变化：通过物理检查手段对患者临床情况进行仔细检查和连续观察是最简单、最基本和有价值的监测方法，任何先进监护仪往往也无法取代。

（7）监测动脉血气分析值的变化：动脉血气分析是诊断急性呼吸衰竭的关键，对指导机械通气和酸碱失衡的治疗具有重要意义。PaO_2 对诊断缺氧和判断缺氧程度有重要价值。$PaCO_2$ 是判断肺通气功能的重要参数。在开始机械通气 15 ~ 30 分钟后复测血气分析，可了解治疗效果。根据动脉血气分析结果可对通气方式、通气量、吸入氧气浓度和呼气末正压等进行适当调整。病情稳定后可每天测定 1 ~ 2 次。

（8）气道口护理：观察呼吸频率、呼吸深度和节律。记录气道分泌物的量、性状及颜色。检查气管造口伤口有无出血、渗出、皮下气肿和腥臭气味。保持伤口敷料清洁、干燥。每日更换或消毒内套管 1 ~ 2 次。更换套管或气管内抽吸时均应遵循无菌操作原则。

（9）湿化气道：应对放置人工气道或呼吸机治疗患者的吸入气体进行加温和湿化，避免气管内干燥、纤毛运动障碍、痰痂形成或气道阻塞、感染加剧及肺不张发生。

（10）心理护理：对急性呼吸衰竭的患者不仅要注意躯体功能的改变，同时也要关注患者的心理变化。通常情况下，患者一般都会对自己的预后效果与病情发展表示担忧，心情也比较沮丧。护理人员应经常巡视，积极采用语言与非语言的沟通方式，及时满足其需求。并且告诉患者要学会自我放松，缓解自身的焦虑情绪，积极配合治疗。

五、常见护理问题和护理措施

1. 气体交换受损　与呼吸道痉挛、换气功能障碍有关。

（1）环境和休息：为患者营造出安静整洁、空气清新、舒适的病房环境，温湿度应控制在合理范围内。

（2）观察病情：密切监测患者的呼吸情况，分析产生呼吸困难的原因。在条件允许的情况下，可以检查血氧饱和度以及动脉血气等指标，便于了解患者是否出现异常。

（3）心理护理：患者在出现呼吸困难时，将会出现焦躁恐慌的情绪，在这些负面心理的作用下，将会使病情更加严重。所以，护理人员应该经常陪着患者聊天，安抚他们的情绪，告知他们配合治疗的重要性，给予患者更多的安全感。

（4）确保呼吸道畅通。

（5）用药护理：用药时谨遵医嘱，严格使用支气管舒张剂以及呼吸兴奋剂等，监测药物的治疗效果及副作用。

（6）氧疗与机械通气的护理：由于疾病类型以及严重程度存在差异，必须要正确选用氧疗或者机械通气，进而使病情得到缓解。

2. 活动无耐力　呼吸功能紊乱后将会致使机体缺氧，二者之间密切相关。

（1）休息与活动：正确设定休息时间与活动时间，合理安排生活模式，若是身体条件允许，可以适当地增加运动计划，例如散步、快走以及慢跑等，渐渐提升肺活量与肌肉耐力，使身体得到更好的恢复。

（2）舒适体位：患者呈身体前倾坐位或者半卧位状态，可以应用枕头、背靠架等进行支撑，主要以自身舒适为主。不可穿紧身的衣服，或者盖太厚的被子，否则会对患者的胸部造成强烈的压迫感。

（3）呼吸训练：对患者进行训练指导，教他们做缓慢深呼吸以及腹式呼吸等，使呼吸肌得到充分训练，延长呼气时间，使其能完全呼出。

（翟晓静）

第五节　急性心力衰竭护理

一、概述

急性心力衰竭：急性的严重心肌损害或突然对心肌加重的负荷，使正常心功能或处于代偿期的心脏在短时间内发生衰竭或慢性心衰急剧恶化，心输出量显著降低，导致组织器官灌注不足和急性淤血综合征称为急性心力衰竭。以急性肺水肿、心源性休克为主要严重表现，是心血管内科常见急症之一。

二、病因与发病机制

1. 病因　心脏解剖或功能的突发异常，使心输出量急剧降低和肺静脉压突然升高均可发生急性左心衰竭。急性右心衰竭比较少见，多由大块肺栓塞引起，也可见于右室心肌梗死。

（1）急性弥漫性心肌损害：如急性心肌炎、急性广泛性心肌梗死等，可致心肌收缩无力。

（2）急性机械性阻塞：如严重的二尖瓣或主动脉瓣狭窄、左室流出道梗阻、心房内球瓣样血栓或黏液瘤嵌顿等，致使心脏压力负荷过重，排血受阻，而导致急性心力衰竭。

（3）急性容量负荷过重：常见于急性心肌梗死、感染性心内膜炎或外伤所致的乳头肌功能不全、腱索断裂、瓣膜穿孔等。静脉输入液体过多也可导致急性左心衰竭。

（4）急性心室舒张受限：如急性大量心包积液所致急性心包填塞，导致心输出量减低和体循环静脉淤血。

2. 发病机制　心脏收缩力突然严重减弱，或左室瓣膜急性反流，心输出量急剧减少，左室舒张末压迅速升高，肺静脉回流不畅，导致肺静脉压快速升高，肺毛细血管压随之升高使血管内液体渗入到肺间质和肺泡内，形成急性肺水肿，引起气体交换障碍而出现呼吸困难。严重者还可发生心源性休克。

三、临床表现与诊断

1. 临床表现　突发严重呼吸困难，呼吸频率可达 30～40 次/分，端坐呼吸，频频咳嗽，咳粉红色泡沫痰，有窒息感而极度烦躁不安、恐惧。面色灰白或发绀，大汗，皮肤湿冷。肺水肿早期血压可一过性升高，如不能及时纠正，血压可持续下降直至休克。听诊两肺满布湿啰音和哮鸣音，心率增快，心尖部可闻及舒张期奔马律，肺动脉瓣第二心音亢进。

2. 诊断　根据患者典型的临床症状和体征，如突发急性呼吸困难、咳粉红色泡沫痰，两肺满布湿啰音等，一般不难作出诊断。

四、急救配合与护理

急性心力衰竭发病急且凶险，进展迅速，处理复杂，死亡率较高，需要争分夺秒抢救治疗。抢救过程中护理人员应及时、果断、有效地配合抢救与护理。

1. 积极治疗原发病，消除诱因　应迅速开始有效的治疗，同时全面评估患者，首先应从可引起呼吸困难和低氧血症的病因作出较正确判断，因急性心力衰竭有许多促发因素，针对特定促发因素的治疗是最有效的。

2. 紧急处理

（1）体位：立即协助患者取坐位，双腿下垂，以减少静脉回流，减轻心脏负荷。有人统计双下肢下垂20分钟可减少回流心脏血量400 mL左右，必要时进行四肢轮流绑扎，以减少回心血量。

（2）氧疗：通过氧疗将血氧饱和度维持在95%～98%是非常重要的，以防出现脏器功能障碍甚至多器官功能衰竭。首先应保证有开放的气道，立即给予6～8L/min的高流量鼻导管吸氧，病情特别严重者可予面罩给氧或采用无气管插管的通气支持，包括持续气道正压通气（CPAP）或无创性正压机械通气（NIPPV）。

一般措施无法提高氧供时才使用气管插管。给氧时在氧气湿化瓶加入50%的乙醇，有助于消除肺泡内的泡沫。如果患者不能耐受，可降低乙醇浓度至30%或给予间断吸入。

（3）迅速开放两条静脉通道，遵医嘱正确服用药物，观察疗效与不良反应。

3. 药物治疗

（1）吗啡：3～5 mg静脉注射，必要时间隔15分钟重复应用1次，共2～3次，老年病人应酌减剂量或改为肌内注射。可使患者镇静，降低心率，同时扩张小血管而减轻心脏负荷。吗啡静脉注射时要缓慢，并注意观察患者有无呼吸抑制、恶心、心动过缓、血压下降等，若有颅内出血、神志不清、呼吸中枢衰竭、慢性肺部疾病、支气管痉挛、休克、低血压者慎用。

（2）快速利尿剂：急性左心衰竭伴急性肺水肿时首选快速利尿剂。呋塞米最常用，静脉注射20～40 mg，4小时后可重复1次。使用时，应记录尿量，同时监测电解质钠、钾的变化。

（3）血管扩张剂：可选用硝普钠、硝酸甘油或甲磺酸酚妥拉明（利其丁）静脉滴注，严格按医嘱定时监测血压（如每5分钟测量1次），有条件者用输液泵控制滴速，根据血压调整剂量，维持收缩压在13.3 kPa（100 mmHg）左右，对原有高血压者血压降低幅度（绝对值）以不超过10.7 kPa（80 mmHg）为度。

1）硝普钠：为动、静脉血管扩张剂。一般剂量12.5～25 μg/min，硝普钠见光易分解，应现配现用，并标明配制时间，避光静脉滴注。因其含有氰化物，连续用药时间不得超过24小时。

2）硝酸甘油：一般从10 μg/min开始，每10分钟调整1次，每次增加5～10 μg。可扩张小静脉，降低回心血量。

3）甲磺酸酚妥拉明：为受体阻滞剂，以扩张小动脉为主。

（4）洋地黄类药物：可用毛花苷丙，首剂0.4～0.8 mg，稀释后缓慢静脉注射。严格按时间、剂量服用并注意剂量个体化；给药前监测心率；密切观察疗效、心电图及血药浓度，注意询问患者不适，一旦发现中毒表现要及时通知医师。

（5）氨茶碱：静注时要缓慢，注意观察有无不良反应，如休克、低血压、室性心律失常等，因氨茶碱可增加心肌耗氧，心肌梗死、心肌缺血者不宜使用，肝、肾功能不全者酌情减量，应用时密切注意滴速、浓度。

4. 病情监测　严密监测血压、呼吸、血氧饱和度、心率、心电图，检查血电解质、血气分析等，对安置漂浮导管者应监测血流动力学指标的变化，记出入量。观察患者呼吸频率和深度、意识、精神状态、皮肤颜色及温度、肺部啰音的变化。

5. 心理护理　患者发生急性心力衰竭时，病情重，且伴有濒死感，会变得恐惧或焦虑，可导致交感神经兴奋性增高，使呼吸困难加重。医护人员在抢救时必须保持镇静、操作熟练、忙而不乱，使患者产生信任与安全感，避免在患者面前讨论病情，以减少误解。护士应多与患者及家属交流，消除其紧张心理。保持室内安静，减少刺激。

6. 日常护理　做好基础护理与日常生活护理。

五、常见护理问题与措施

1. 气体交换受损　与心输出量急剧降低有关。

（1）休息：患者有明显呼吸困难时应卧床休息，以减轻心脏负荷，利于心功能恢复。如果发生了端坐呼吸，需加强生活护理，注意口腔清洁，协助其大小便。

此外，应保持病室安静、整洁，利于患者休息，适当开窗通风，每次 15～30 分钟，但注意不要让风直接吹着患者。患者应衣着宽松，盖被松软，以减轻憋尿感。

（2）体位：根据患者呼吸困难的类型和程度采取适当的体位，如给患者 2～3 个枕头、摇高床头。患者出现严重呼吸困难时，应协助取端坐位，使用床上小桌，让患者扶桌休息，必要时双腿下垂。半卧位、端坐位可使横膈下移，增加肺活量，双腿下垂可减少回心血量，均有利于改善呼吸困难，要保持患者体位的舒适与安全，可用枕或软垫支托肩、臂、骶、膝部，以避免受压或下滑，必要时加用床栏防止坠床。

（3）氧疗：纠正缺氧对缓解呼吸困难、保护心脏功能、减少缺氧性器官功能损害，有重要的意义。氧疗包括鼻导管吸氧、面罩吸氧、无创正压通气吸氧等。

（4）心理护理：呼吸困难患者常因影响日常生活及睡眠而心情烦躁、痛苦、焦虑，应与家属一起安慰、鼓励患者，帮助树立战胜疾病的信心，稳定患者情绪，以降低交感神经兴奋性，有利于减轻呼吸困难。

（5）输液护理：控制输液量和输液速度，防止加重心脏负荷，诱发急性肺水肿。

（6）病情监测：密切观察呼吸困难有无改善，发绀是否减轻，听诊肺部湿啰音是否减少，监测血氧饱和度、血气分析结果是否正常。若病情加重或血氧饱和度下降到 94% 以下，应报告医生。

2. 活动无耐力　活动无耐力与呼吸困难所致能量消耗增加和机体缺氧状态有关。

（1）评估活动耐力：了解患者过去和现在的活动形态，确定既往活动的类型、强度、持续时间和耐受力，判断患者恢复以往活动形态的潜力。

（2）指导活动目标和计划：与患者和家属一起确定活动量和活动的持续时间，循序渐进地增加活动量。

（3）监测活动过程中的反应：若患者活动中出现明显心前区不适、呼吸困难、头晕眼花、面色苍白、极度疲乏时，应停止活动，就地休息。若休息后症状仍不能缓解，应报告医生，协助处理。

（4）协助和指导患者生活自理：患者卧床期间加强生活护理，进行床上主动或被动的肢体活动，以保持肌张力，预防静脉血栓形成。在活动耐力可及的范围内，鼓励患者尽可能生活自理。教育家属对患者生活自理给予理解和支持，避免患者养成过分依赖的习惯。护士还应为患者的自理活动提供方便和指导；抬高床头，使患者容易坐起；利用床上小桌，让患者坐在床上就餐；指导患者使用病房中的辅助设备如床栏杆、椅背、走廊、厕所及浴室中的扶手等，以节省体力和保证安全；将经常使用的物品放在患者容易取放的位置；教给患者保存体力，减少氧耗的技巧，如以均衡的速度进行资料活动或其他活动，在较长活动中穿插休息，有些自理活动如刷牙、洗脸、洗衣服等可坐着进行。

（5）出院指导：出院前根据患者病情及居家生活条件如居住的楼层、卫生设备条件以及家庭支持能力等进行活动指导，指导患者在职业、家庭、社会关系等方面进行必要的角色调整。

（6）评价

1）患者呼吸困难减轻或消失，夜间能平卧入睡，发绀消失，肺部无啰音，血气分析恢复正常。

2）能根据自身耐受能力，完成活动计划，诉活动耐力增加，活动时无明显不适且心率、血压正常。

（王　甦）

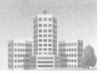

第三章 心内科疾病护理

第一节　心肌炎护理

一、概述

　　心肌炎是指心肌实质或间质局限性或弥漫性病变，由多种病因所致。小儿时期心肌炎主要由病毒及细菌感染或急性风湿热引起。病情轻重不一，轻者可无症状，重者出现疲乏无力、恶心、呕吐、胸闷、呼吸困难等症状。可因心源性休克或严重心律失常而猝死。按发病原因可分为 3 种类型。

　　1. 感染性心肌炎　由细菌、病毒、真菌、螺旋体和原虫等感染所致。

　　2. 反应性心肌炎　为变态反应及某些全身性疾病在心肌的反应。

　　3. 中毒性心肌炎　由药物、毒物反应或中毒而引起的心肌炎性病变。

　　其中病毒性心肌炎最常见。病毒性心肌炎是指人体感染嗜心性病毒（肠道病毒、黏病毒、腺病毒、巨细胞病毒及麻疹、腮腺炎、乙型脑炎、肝炎病毒等），引起心肌非特异间质性炎症。该炎症可呈局限性或弥漫性，病程可以是急性、亚急性或慢性。急性病毒性心肌炎患者多数可完全恢复正常，很少发生猝死，一些慢性发展的病毒性心肌炎可以演变为心肌病。

　　目前，全球对病毒性心肌炎发病机制尚未完全明了，但是随着病毒性心肌炎实验动物模型和培养搏动心肌细胞感染柯萨奇 B 组病毒致心肌病变模型的建立，对病毒性心肌炎发生机制的阐明已有了很大的发展。以往认为该病过程有两个阶段：①病毒复制期。②免疫变态反应期。但是近来研究结果表明，第一阶段除有病毒复制直接损伤心肌外，也存在有细胞免疫损伤过程。

　　第一阶段：病毒复制期，该阶段是病毒经血液直接侵犯心肌，病毒直接作用，产生心肌细胞溶解作用。第二阶段：免疫变态反应期，对于大多数病毒性心肌炎（尤其是慢性期者），病毒在该时期内可能已不存在，但心肌仍持续受损。目前认为该期发病机制是通过免疫变态反应，主要是 T 细胞免疫损伤致病。

二、临床表现

　　病毒性心肌炎的临床症状具有轻重程度差异大，症状表现常缺少特异典型性的特点。约有半数患者在发病前（1～3 周）有上呼吸道感染和消化道感染史。但他们的原发病症状常轻重不同，有时症状轻，易被患者忽视，须仔细询问才能被注意到。

（一）症状

　　1. 心脏受累的症状　可表现为胸闷、心前区隐痛、心悸、气促等。

2. 有一些病毒性心肌炎患者是以一种与心脏有关或无关的症状为主要或首发症状就诊的。

（1）以心律失常为主诉和首发症状就诊者。

（2）少数以突然剧烈的胸痛为主诉者，而全身症状很轻。此类情况多见于病毒性心肌炎累及心包或胸膜者。

（3）少数患者以急性或严重心功能不全症状为主就诊。

（4）少数患者以身痛、发热、少尿、昏厥等严重全身症状为主，心脏症状不明显而就诊。

（二）体征

1. 心率改变　或心率增快，但与体温升高不相称；或为心率减缓。

2. 心律失常　节律常呈不整齐，期前收缩最为常见，表现为房性或为室性期前收缩。其他缓慢性心律失常如房室传导阻滞、病态窦房结综合征也可出现。

3. 心界扩大　病情轻者心脏无扩大，一般可有暂时性扩大，可以恢复。

4. 心音及心脏杂音　心尖区第一心音可有减低或分裂或呈胎心音样。发生心包炎时有心包摩擦音出现。心尖区可闻及收缩期吹风样杂音，系发热、心腔扩大所致；也可闻及心尖部舒张期杂音，也为心室腔扩大、相对二尖瓣狭窄所产生。

5. 心力衰竭体征　较重病例可出现左侧心力衰竭或右侧心力衰竭的体征，甚至极少数出现心源性休克的一系列体征。

（三）分期

病毒性心肌炎根据病情变化和病程长短可分为四期。

1. 急性期　新发病者临床症状和体征明显而多变，病程多在 6 个月以内。

2. 恢复期　临床症状和客观检查好转，但尚未痊愈，病程一般在 6 个月以上。

3. 慢性期　部分患者临床症状、客观检查呈反复变化或迁延不愈，病程多在 1 年以上。

4. 后遗症期　患心肌炎时间已久，临床已无明显症状，但遗留较稳定的心电图异常，如室性期前收缩、房室或束支传导阻滞、交界区性心律等。

三、诊断标准

1. 在上呼吸道感染、腹泻等病毒感染后 1~3 周或急性期中出现心脏表现（如舒张期奔马律、心包摩擦音、心脏扩大等）和（或）充血性心力衰竭或阿 - 斯综合征者。

2. 上述感染后 1~3 周或发病同时新出现的各种心律失常而在未服抗心律失常药物前出现下列心电图改变者。

（1）房室传导阻滞或窦房传导阻滞、束支传导阻滞。

（2）2 个以上导联 ST 段呈不平型或下斜型下移≥0.05 mV，或多个导联 ST 段异常抬高或有异常 Q 波者。

（3）频发多形、多源成对或并行性期前收缩；短阵室速、阵发性室上速或室速，扑动或颤动等。

（4）2 个以上以 R 波为主波的导联 T 波倒置、平坦或降低 < R 波的 1/10。

（5）频发房性期前收缩或室性期前收缩。

注：具有（1）至（3）任何一项即可诊断。具有（4）或（5）或无明显病毒感染史者要补充下列指标以助诊断：①左室收缩功能（减弱经无创或有创检查证实）。②病程早期有 CPK、CPK - MB、

GOT、LDH 增高。

3. 如有条件应进行以下病原学检查

（1）粪便、咽拭子分离出柯萨奇病毒或其他病毒和（或）恢复期血清中同型病毒抗体滴度较第一份血清升高 4 倍（双份血清应相隔 2 周以上），或首次滴度＞1：640 者为阳性，1：320 者为可疑。

（2）心包穿刺液分离出柯萨奇病毒或其他病毒等。

（3）心内膜、心肌或心包分离出病毒或特异性荧光素标记抗体检查阳性。

（4）对尚难明确诊断者可长期随访。在有条件时可做心肌活检以帮助诊断。

（5）在考虑病毒性心肌炎诊断时，应排除甲状腺功能亢进症、β－受体功能亢进症及影响心肌的其他疾患，如风湿性心肌炎、中毒性心肌炎、冠心病、结缔组织病及代谢性疾病等。

四、治疗

目前病毒性心肌炎尚无特效治疗方法。

（一）休息

休息对本病的治疗意义是减轻心脏负担，防止心脏扩大、发生心力衰竭和心律失常。即使是已有心脏扩大者，经严格休息一个相当长的时间后，大多数也可使心脏恢复正常。具体做法是：卧床休息，一般卧床休息需 3 个月左右，直至症状消失、心电图正常。如果心脏已扩大或有心功能不全者，卧床时间还应延长到半年，直至心脏不能继续缩小、心力衰竭症状消失。其后在严密观察下，逐渐增加活动量。在病毒性心肌炎的恢复期中，应适当限制活动 3～6 个月。

（二）治疗

1. 改善心肌营养和代谢　具有改善心肌营养和代谢作用的药物有维生素 C、维生素 B_6、维生素 B_{12}、辅酶 A、肌苷、细胞色素 C、三磷腺苷（ATP）、三磷胞苷（CTP）、辅酶 Q10 等。

2. 调节细胞免疫功能　目前常用的有人白细胞干扰素、胸腺素、免疫核糖核酸等。目前由于各地在这类药物生产中质量、含量的不一致，在使用时需对一些不良反应、变态反应注意。中药黄芪已在调节细胞免疫功能方面显示出良好作用。

3. 治疗心律失常和心力衰竭　需注意心肌炎患者对洋地黄类药物耐受性低，敏感性高，用药量需减至常规用药量的 1/2～2/3，以防止发生洋地黄类药物中毒。

4. 治疗重症病毒性心肌炎　重症病毒性心肌炎表现为短期内心脏急剧增大、高热不退、急性心力衰竭、休克，高度房室传导阻滞等。

（1）肾上腺皮质激素：肾上腺皮质激素可以抑制抗原抗体，减少变态反应，有利于保护心肌细胞、消除局部的炎症和水肿，有利于挽救生命，安度危险期。但是地塞米松等肾上腺皮质激素对于一般急性病毒感染性疾病属于禁用药。病毒性心肌炎是否可以应用此类激素治疗，现也意见不一。因为肾上腺皮质激素有抑制干扰素的合成，促进病毒繁殖和炎症扩散的作用，有加重病毒性心肌炎、造成心肌损害的可能，所以现在一般认为病毒性心肌炎在急性期，尤其是前 2 周内，除重症病毒性心肌炎患者外，一般是禁用肾上腺皮质激素的。

（2）治疗重症病毒性心肌炎高度房室传导阻滞或窦房结损害，应首先及时应用人工心脏起搏器度过急性期。

（3）对于重症病毒性心肌炎患者，特别是并发心力衰竭或心源性休克者，近期有人提出应用 1，

6 - 二磷酸果糖（FDP）5 g 静脉滴注。1，6 - 二磷酸果糖是糖代谢过程的中间产物，具有增加能量的作用，有利于心肌细胞能量的代谢。

五、护理

（一）活动无耐力

1. 相关因素　①头痛、不适。②虚弱、疲劳。③缺乏动机、沮丧。

2. 预期目标　①患者活动耐力增加了。②患者进行活动时，虚弱、疲劳感减轻或消失。③患者能说出影响其活动耐力的因素。④患者能参与所要求的身体活动。

3. 措施

（1）心肌炎急性期，有并发症者，需卧床休息，待体温、心电图及 X 线检查结果恢复正常后逐渐增加活动量。

（2）进行必要的解释和鼓励，解除患者心理紧张和顾虑，使其能积极配合治疗和得到充分休息。不要过度限制活动及延长患者卧床休息时间，鼓励患者白天坐在椅子上休息。下床活动前患者要做充分的活动准备，并为患者自理活动提供方便，如抬高床头，便于患者起身下床。

（3）鼓励采取缓慢的重复性的活动，保持肌肉的张力，如上下肢的循环运动等。为患者提供安全的活动场所，把障碍物移开。

（4）合理安排每日的活动计划，在两次活动之间给予休息时间，不要急于求成。若患者在活动后出现心悸、气促、呼吸困难、胸闷、胸痛、心律失常、血压升高、脉搏加快等反应，则应停止活动，并以此作为限制最大活动量的指征。

（二）舒适的改变：心悸、气促

1. 相关因素　（1）心肌损伤。（2）心律失常。（3）心功能不全。

2. 预期目标　（1）患者主诉不适感减轻。（2）患者能够运用有效的方法缓解不适。

3. 措施

（1）心肌炎并发心律失常或心功能不全时应增加卧床时间，协助生活护理，避免劳累。保持室内空气新鲜，呼吸困难者给予吸氧，半卧位。

（2）遵医嘱给药控制原发疾病，补充心肌营养。

（3）给予高蛋白、高维生素、易消化的低盐饮食；少量多餐。避免刺激性食物。高热者给予营养丰富的流质或半流质饮食。

（4）安慰患者，消除其紧张情绪，鼓励患者保持最佳的心理状态。指导患者使用放松技术，如：缓慢地深呼吸，全身肌肉放松等。

（5）戒烟、酒。

（三）心排血量减少

1. 相关因素　心肌收缩力减弱。

2. 预期目标　患者保持充足的心排血量，表现为生命体征正常。

3. 措施

（1）尽可能减少或排除增加心脏负荷的原因及诱发因素，如有计划地护理患者，减少不必要的干扰，以保证充足的休息及睡眠时间；嘱患者卧床休息，协助患者满足生活需要；减少用餐时的疲劳，给予易消化、易咀嚼的食物，嘱患者晚餐要少吃一点。

（2）为患者提供一个安静、舒适的环境，限制探视，保证患者充分休息。根据病情给予适当的体位。保持室内空气新鲜，定时翻身拍背，预防呼吸道感染。

（3）持续吸氧，流量根据病情调节。输液速度不超过 20～30 滴/分。准备好抢救用物品和药物。

（四）潜在并发症：心律失常

1. 评估

（1）加强床旁巡视，观察并询问患者有无不适。

（2）严密心电监护，记录心律失常的性质、每分钟次数等。

2. 措施

（1）心肌炎并发轻度心律失常者应适当增加休息，避免劳累及感染，心律失常如影响心肌排血功能或有可能导致心功能不全者，应卧床休息。

（2）给予易消化饮食，少量多餐，禁烟、酒，禁饮浓茶、咖啡。

（3）准备好抢救药品及物品。

（五）潜在并发症：充血性心力衰竭

1. 评估

（1）观察神志及末梢循环情况：意识状态、面色、唇色、甲床颜色等。

（2）测量生命体征变化。

（3）了解心力衰竭的体征变化，如水肿轻重、颈静脉怒张程度等。

（4）准确记录液体出入量，注意日夜尿量情况，夜尿量增多考虑有无早期心衰和隐性水肿的可能。病情允许可每周测量体重，如体重增加，一般情况较差，要警惕早期心力衰竭所致水钠潴留。

（5）应用洋地黄类药物时，严密观察有无洋地黄的中毒表现。

2. 措施

（1）心肌炎并发心力衰竭者需绝对卧床休息，抬高床头使患者半卧位。待心力衰竭症状消除后可逐步增加活动量。

（2）合理使用利尿药，严格控制输液量及每分钟滴速。间断或持续给氧，氧流量 2～3L/min，严重缺氧时 4～6L/min 为宜。

（3）给患者高蛋白、高维生素、易消化的低盐饮食，少量多餐。避免刺激性食物。补充钾盐及含钾丰富的食物，如香蕉、橘子。

（4）做好基础护理：注意保暖，多汗者及时更衣，防止受凉，预防呼吸道感染；长期卧床，尤其是水肿患者，要定时协助翻身，预防压疮；做好口腔及皮肤护理。保持大便通畅，便秘时使用开塞露。习惯性便秘者，每日给通便药物。

（5）预防细菌、病毒感染；防止再次发生药物中毒及物理性作用对心肌的损害。

（六）潜在并发症：猝死

1. 评估

（1）密切观察病情变化，了解猝死征兆：心前区痛、胸闷、气急、心悸、乏力、室性期前收缩及心肌梗死症状。

（2）对心电图出现缺血性改变及双束支传导阻滞的患者应加强巡视，准备好抢救药品及物品。

2. 措施

（1）病情平稳时做好健康指导，使患者自觉避免危险因素，包括情绪激动、劳累、饱餐、寒冷、吸烟等。

（2）掌握猝死的临床表现：神志不清、抽搐、呼吸减慢或变浅甚至停滞、发绀、脉搏触不到、血压测不到、瞳孔散大、对光反射消失。

（3）一旦发生猝死立即进行心肺复苏、建立静脉通道，遵医嘱给药、必要时予以电除颤或心脏起搏。

（4）心跳恢复后，严密观察病情变化，包括神志、呼吸、心电图、血压、瞳孔等，并做详细记录。

六、健康教育

（一）预防感染

病毒性心肌炎是感染病毒引起的。防止病毒的侵入是十分重要的。尤其应预防呼吸道感染和肠道感染。对易感冒者平时应注意营养，避免过劳，选择适当的体育活动以增强体质。避免不必要的外出，必须外出时应注意防寒保暖，饮食卫生。感冒流行期间应戴口罩，避免去人流密集的公共场所活动。

1. 预防呼吸道和消化道感染 多数病毒性心肌炎患者在发病前 1 ~ 3 周内或发病同时有呼吸道或消化道感染的前驱表现，因此积极采取措施加以预防，可以减少病毒性心肌炎的发生。

2. 预防病毒性传染病 麻疹、脊髓灰质炎、肠道病毒感染、风疹、水痘、流行性腮腺炎等病毒性传染病均可累及心肌而形成病毒性心肌炎，因此积极有效地预防这些传染病，可以降低心肌炎的发病率。

3. 及时治疗各种病毒性疾病 及时治疗呼吸道感染、消化道感染及其他病毒性疾病。在病毒血症阶段即采用抗病毒药物治疗，便可直接杀灭病毒，减少病毒侵入心肌的机会或数量，降低心肌炎的发病率或减轻病情。

4. 避免条件致病因数的影响 在感染病毒之后机体是否发生心肌炎，除了与受感染者的性别、年龄、易感性以及所感染的病毒是否具有嗜心性、感染的数量等有关之外，还与受到细菌感染、发热、精神创伤、剧烈运动、过劳、缺氧、接受放射线或辐射、受冷、过热、使用激素、营养不良、接受外科手术、外伤、妊娠、心肌梗死等条件因子影响有关。这些条件因子不仅容易引起心肌炎发病，而且在病后易使病情反复、迁延或加重，因此必须积极防治。

（二）适当休息

急性发作期，一般应卧床休息 2 ~ 4 周，急性期后仍应休息 2 ~ 3 个月。严重心肌炎伴心界扩大者，应休息 6 ~ 12 个月，直到症状消失，心界恢复正常。如出现胸闷、胸痛、烦躁不安时，应在医生指导下用镇静、止痛药。心肌炎后遗症者，可尽量和正常人一样地生活工作，但不宜长时间看书、工作甚至熬夜。应避免情绪激动及过度体力活动而引起身体疲劳，使机体免疫抗病能力降低。

（三）饮食调摄

饮食宜高蛋白、高热量、高维生素，尤其是含维生素 C 多的食物，如山楂、苹果、橘子、西红柿等。多食葡萄糖、蔬菜、水果。忌暴饮暴食，忌食辛辣、熏烤、煎炸之品。吸烟时烟草中的尼古丁可促进冠状动脉痉挛收缩，影响心肌供血，饮酒会造成血管功能失调，故应戒烟、忌酒。食疗上可服用菊花粥、人参粥等，可遵医嘱服用生晒参、西洋参等，有利于身体的恢复。

（四）体育锻炼

在恢复期时，根据自己的体力参加适当的锻炼，如散步、保健操、气功等，可早日康复及避免后遗症。心肌炎后遗症只要没有严重心律失常，可参加一般性的体育锻炼，如慢跑、跳舞、气功、太极拳等，持之以恒，以利于疾病的康复。

（五）监测生命体征

每日注意测量体温、脉搏、呼吸等生命体征。高热的患者给予降温、口腔护理及皮肤护理。由于心肌收缩无力、心排血量急剧下降易导致心源性休克，应及时测血压、脉搏。如患者出现脉搏微弱、血压下降、烦躁不安、面色灰白等症状，应立即送往医院进行救治。

（六）不良反应

心肌炎反复发作的患者，长期服用激素，要注意观察不良反应和毒性反应，如高血压、胃肠道消化性溃疡及穿孔、出血等。心肌炎的患者对洋地黄制剂极为敏感，易出现中毒现象，应严格掌握用药剂量。急性患者应用大剂量维生素 C 及能量合剂，静脉滴注或静脉推注时要注意保护血管，控制速度，以防肺水肿。

（七）居室应保持空气新鲜、流通

定期通风换气，但要避免患者直接吹风，防止感冒加重病情。冬季注意保暖。平素应加强身体锻炼，运动量不宜过大，可由小量到大量，以患者能承受不感劳累为度，可做些气功、太极拳、散步等活动。

（张　悦）

第二节　心绞痛护理

心绞痛是冠状动脉供血不足，心肌急剧的、暂时的缺血与缺氧引起的综合征。其特点为阵发性的前胸压榨性疼痛感觉，主要位于胸骨后部，可放射至左上肢，常发生于劳累或情绪激动时，持续数分钟，休息或服用硝酸酯制剂后消失。本病多见于男性，多数患者在 40 岁以上，劳累、情绪激动、饱食、受寒、阴雨天气、急性循环衰竭等为常见的诱因。

一、病因

1. 基本病因　对心脏予以机械性刺激并不引起疼痛，但心肌缺血、缺氧则引起疼痛。当冠状动脉的"供血"与心肌的"需氧"出现矛盾，冠状动脉血流量不能满足心肌代谢需要时，引起心肌急剧的、暂时的缺血、缺氧时，即产生心绞痛。

2. 其他病因　除冠状动脉粥样硬化外，主动脉瓣狭窄或关闭不全、梅毒性主动脉炎、肥厚性心肌病、先天性冠状动脉畸形、风湿性冠状动脉炎，都可引起冠状动脉在心室舒张期充盈障碍，引发心绞痛。

二、临床表现与诊断

（一）临床表现

1. 症状和体征

（1）部位：典型心绞痛主要在胸骨体上段或中段之后，可波及心前区，有手掌大小范围，可放射至左肩、左上肢前内侧，达无名指和小指；不典型心绞痛疼痛可位于胸骨下段、左心前区或上腹部，放射至颈、下颌、左肩胛部或右前胸。

（2）性质：胸痛为压迫、发闷，或紧缩性，也可有烧灼感。发作时，患者往往不自觉地停止原来的活动，直至症状缓解。

（3）诱因：典型的心绞痛常在相似的条件下发生。以体力劳累为主，其次为情绪激动。登楼、平地快步走、饱餐后步行、逆风行走，甚至用力大便或将臂举过头部的轻微动作，暴露于寒冷环境、进冷饮、身体其他部位的疼痛，以及恐惧、紧张、发怒、烦恼等情绪变化，都可诱发。晨间痛阈低，轻微劳力如刷牙、剃须、步行即可引起发作；上午及下午痛阈提高，则较重的劳力亦可不诱发。

（4）时间：疼痛出现后常逐步加重，然后在 3 ~ 5 分钟内逐渐消失，一般在停止原活动后缓解。一般为 1 ~ 15 分钟，多数 3 ~ 5 分钟，偶可达 30 分钟的，可数天或数星期发作 1 次，亦可 1 日内发作多次。

（5）硝酸甘油的效应：舌下含硝酸甘油片如有效，心绞痛应于 1 ~ 2 分钟内缓解，对卧位型心绞痛，硝酸甘油可能无效。在评定硝酸甘油的效应时，还要注意患者所用的药物是否已经失效或接近失效。

2. 体征平时无异常体征　心绞痛发作时常见心律增快、血压升高、表情焦虑、皮肤冷或出汗，有时出现第四或第三奔马律。可有暂时性心尖部收缩期杂音，是乳头肌缺血以致功能失调引起二尖瓣关闭不全所致。

（二）诊断

1. 冠心病诊断

（1）据典型的发作特点和体征，含用硝酸甘油后缓解，结合年龄和存在冠心病易患因素，除外其他原因所致的心绞痛，一般即可确立诊断。

（2）心绞痛发作时心电图：绝大多数患者 ST 段压低 0.1 mV（1 mm）以上，T 波平坦或倒置（变异型心绞痛者则有关导联 ST 段抬高），发作过后数分钟内逐渐恢复。

（3）心电图无改变的患者可考虑做负荷试验。发作不典型者，诊断要依靠观察硝酸甘油的疗效和发作时心电图的改变；如仍不能确诊，可多次复查心电图、心电图负荷试验或 24 小时动态心电图连续监测，如心电图出现阳性变化或负荷试验诱发心绞痛亦可确诊。

（4）诊断有困难者可考虑行选择性冠状动脉造影或做冠状动脉 CT。考虑施行外科手术治疗者则必须行选择性冠状动脉造影。冠状动脉内超声检查可显示管壁的病变，对诊断可能更有帮助。

2. 分型诊断　根据世界卫生组织"缺血性心脏病的命名及诊断标准"，现将心绞痛作如下归类。

（1）劳累性心绞痛：是由运动或其他增加心肌需氧量的情况所诱发的心绞痛。包括 3 种类型。①稳定型劳累性心绞痛，简称稳定型心绞痛，亦称普通型心绞痛。是最常见的心绞痛。指由心肌缺血缺氧引起的典型心绞痛发作，其性质在 1 ~ 3 个月内并无改变。即每日和每周疼痛发作次数大致相同，诱发疼痛的劳累和情绪激动程度相同，每次发作疼痛的性质和疼痛部位无改变，用硝酸甘油后也在相同时间内发生疗效。②初发型劳累性心绞痛，简称初发型心绞痛。指患者过去未发生过心绞痛或心肌梗死，而现在发生由心肌缺血缺氧引起的心绞痛，时间尚在 1~2 个月内。有过稳定型心绞痛但已数月不发生心绞痛，再发生心绞痛未到 1 个月者也归入本型。③恶化型劳累性心绞痛，进行型心绞痛指原有稳定型心绞痛的患者，在 3 个月内疼痛的频率、程度、诱发因素经常变动，进行性恶化。可发展为心肌梗死与猝死。

（2）自发性心绞痛：心绞痛发作与心肌需氧量无明显关系，与劳累性心绞痛相比，疼痛持续时间一般较长，程度较重，且不易为硝酸甘油所缓解。包括四种类型。①卧位型心绞痛，在休息时或熟睡时发生的心绞痛，其发作时间较长，症状也较重，发作与体力活动或情绪激动无明显关系，常发生在半夜，偶尔在午睡或休息时发作。疼痛常剧烈难忍，患者烦躁不安、起床走动。硝酸甘油的疗效不明显或仅能暂时缓解。可能与夜梦、夜间血压降低或发生未被察觉的左心室衰竭，以致狭窄的冠状动脉远端心肌灌注不足；或平卧时静脉回流增加，心脏工作量增加，需氧增加等有关。②变异型心绞痛，本型患者心绞痛的性质、与卧位型心绞痛相似，也常在夜间发作，但发作时心电图表现不同，显示有关导联的 ST 段抬高而与之相对应的导联中则 ST 段压低。本型心绞痛是由于在冠状动脉狭窄的基础上，该支血管发生痉挛，引起一片心肌缺血所致。③中间综合征：亦称冠状动脉功能不全。指心肌缺血引起的心绞痛发作历时较长，达 30 分钟或 1 小时以上，发作常在休息时或睡眠中发生，但心电图、放射性核素和血清学检查无心肌坏死的表现。本型疼痛其性质是介于心绞痛与心肌梗死之间，常是心肌梗死的前奏。④梗死后心绞痛，在急性心肌梗死后不久或数周后发生的心绞痛。由于供血的冠状动脉阻塞，发生心肌梗死，但心肌尚未完全坏死，一部分未坏死的心肌处于严重缺血状态下又发生疼痛，随时有再发生梗死的可能。

（3）混合性心绞痛：劳累性和自发性心绞痛混合出现，因冠状动脉的病变使冠状动脉血流储备固定地减少，同时又发生短暂的再减损所致，兼有劳累性和自发性心绞痛的临床表现。

（4）不稳定型心绞痛：在临床上被广泛应用并被认为是稳定型劳累性心绞痛和心肌梗死和猝死之间的中间状态。它包括了除稳定型劳累性心绞痛外的上述所有类型。其病理基础是在原有病变上发生冠状动脉内膜下出血、粥样硬化斑块破裂、血小板或纤维蛋白凝集、冠状动脉痉挛等除了没有诊断心肌梗死的明确的心电图和心肌酶谱变化外，目前应用的不稳定心绞痛的定义根据以下 3 个病史特征做出。①在相对稳定的劳累相关性心绞痛基础上出现逐渐增强的疼痛。②新出现的心绞痛（通常 1 个月内），由很轻度的劳力活动即可引起心绞痛。③在静息和很轻劳力时出现心绞痛。

三、治疗

治疗原则：改善冠状动脉的血供；减低心肌的耗氧；同时治疗动脉粥样硬化。

（一）发作时的治疗

1. 休息　发作时立刻休息，经休息后症状可缓解。

2. 药物治疗　应用作用较快的硝酸酯制剂。

3. 在应用上述药物的同时，可考虑用镇静药。

（二）缓解期的治疗

系统治疗，清除诱因、注意休息、使用作用持久的抗动脉粥样硬化药物，以防心绞痛发作，可单独、交替或联合应用。调节饮食,特别是一次进食不应过饱;禁绝烟酒。调整日常生活与工作量;减轻精神负担;保持适当的体力活动,但以不致发生疼痛症状为度;一般不需卧床休息。

(三)其他治疗

低分子右旋糖酐或羟乙基淀粉注射液,作用为改善微循环的灌流,可用于心绞痛的频繁发作。抗凝药,如肝素;溶血栓药和抗血小板药可用于治疗不稳定型心绞痛。高压氧治疗增加全身的氧供应,可使顽固的心绞痛得到改善,但疗效不易巩固。体外反搏治疗可能增加冠状动脉的血供,也可考虑应用。兼有早期心力衰竭者,治疗心绞痛的同时宜用快速作用的洋地黄类制剂。

(四)外科手术治疗

主动脉 - 冠状动脉旁路移植手术(CABG)方法:取患者自身的大隐静脉或内乳动脉作为旁路移植材料。一端吻合在主动脉,另一端吻合在有病变的冠状动脉段的远端,引主动脉的血液以改善该冠状动脉所供血的心肌的血流量。

(五)经皮腔内冠状动脉成形术

经皮腔内冠状动脉成形术(PTCA)方法:冠状动脉造影后,针对相应病变,应用带球囊的心导管经周围动脉送到冠状动脉,在导引钢丝的指引下进入狭窄部位;向球囊内加压注入稀释的造影剂使之扩张,解除狭窄。

(六)其他冠状动脉介入性治疗

由于 PTCA 有较高的术后再狭窄发生率,近来采用一些其他成形方法如激光冠状动脉成形术(PTCLA)、冠状动脉斑块旋切术、冠状动脉斑块旋磨术、冠状动脉内支架安置等,期望降低再狭窄发生率。

(七)运动锻炼疗法

谨慎安排进度适宜的运动锻炼有助于促进侧支循环的发展,提高体力活动的耐受量,改善症状。

四、护理诊断

(一)心绞痛

1. 相关因素　与心肌急剧、短暂地缺血、缺氧,冠状动脉痉挛有关。

2. 临床表现　阵发性胸骨后疼痛。

3. 护理措施

(1)心绞痛发作时立即停止步行或工作,休息片刻即可缓解。根据疼痛发生的特点,评估心绞痛严重程度(表3-1),制定相应活动计划。频发者或严重心绞痛者,严格限制其体力活动,并绝对卧床休息。

表3-1　劳累性心绞痛分级

心绞痛分级	表现
Ⅰ级:日常活动时无症状	较日常活动重的体力活动,如平地小跑、快跑或持重物上三楼、上陡坡等时引起心绞痛
Ⅱ级:日常活动稍受限制	一般体力活动,如常速步行1.5~2 km、上三楼、上坡等即引起心绞痛
Ⅲ级:日常活动明显受限	较日常活动轻的体力活动,如常速步行0.5~1 km、上二楼、上小坡等即引起心绞痛
Ⅳ级:任何体力活动均引起心绞痛	轻微体力活动(如在室内缓行)即引起心绞痛,严重者休息时亦发生心绞痛

(2)遵医嘱给予患者舌下含服硝酸甘油、吸氧,记录心电图,并通知医生。心绞痛频发或严重者

遵医嘱使用硝酸甘油静脉微泵推注。由于此类药物能扩张头面部血管,有些患者使用后会出现颜面潮红、头痛等症状,应向患者说明。

(3)用药后动态观察患者胸痛变化情况,同时监测 ECG,必要时进行心电监测。

(4)告知患者在心绞痛发作时的应对技巧:一是立即停止活动;另一是立即含服硝酸甘油。向患者讲解含服硝酸甘油是因为舌下有丰富的静脉丛,吸收见效比口服硝酸甘油快。若疼痛持续 15 分钟以上不缓解,则有可能发生心肌梗死,需立即到急诊就医。

(二)焦虑

1. 相关因素　与心绞痛反复频繁发作、疗效不理想有关。

2. 临床表现　睡眠不佳,缺乏自信心、思维混乱。

3. 护理措施

(1)向患者讲解心绞痛的治疗是一个长期过程,需要有毅力,鼓励其说出内心想法,针对其具体心理情况给予指导与帮助。

(2)心绞痛发作时,尽量陪伴患者,多与患者沟通,指导患者掌握心绞痛发作时的有效应对措施。

(3)及时向患者分析讲解疾病好转信息,增强患者治疗信心。

(4)告知患者不良心理状况对疾病的负面影响,鼓励患者进行舒展身心的活动(如听音乐、看报纸)等活动,转移患者注意力。

(三)知识缺乏

1. 相关因素　与缺乏知识来源,认识能力有限有关。

2. 临床表现　患者不能说出心绞痛相关知识,不知如何避免相关因素。

3. 护理措施

(1)避免诱发心绞痛的相关因素:如情绪激动、饱食、焦虑不安等不良心理状态。

(2)告知患者心绞痛的症状为胸骨后疼痛,可放射至左臂、颈、胸,常为压迫或紧缩感。

(3)指导患者硝酸甘油使用注意事项。

(4)提供简单易懂的书面或影像资料,使患者了解自身疾病的相关知识。

五、健康教育

(一)心理指导

告知患者需保持良好心态,因精神紧张、情绪激动、饱食、焦虑不安等不良心理状态,可诱发和加重病情。患者常因不适而烦躁不安,且伴恐惧,此时鼓励患者表达感觉,告知尽量做深呼吸,放松情绪才能使疾病尽快消除。

(二)饮食指导

1. 减少饮食热能,控制体重少量多餐(每天 4~5 餐),晚餐尤应控制进食量,提倡饭后散步,切忌暴饮暴食,避免过饱;减少脂肪总量,限制饱和脂肪酸和胆固醇的摄入量,增加不饱和脂肪酸;限制单糖和双糖摄入量,供给适量的矿物质及维生素,戒烟戒酒。

2. 在食物选择方面　应适当控制主食和含糖零食。多吃粗粮、杂粮,如玉米、小米、荞麦等;禽肉、鱼类,以及核桃仁、花生、葵花子等坚果类含不饱和脂肪酸较多,可多食用;多食蔬菜和水果,不限量,尤其是超体重者,更应多选用带色蔬菜,如菠菜、油菜、番茄、茄子和带酸味的新鲜水果,如苹果、橘子、山楂，提倡吃新鲜泡菜；多用豆油、花生油、菜油及香油等植物油；蛋白质按劳动强度供给，冠心病患者蛋白质按 2 g/kg 供给。尽量多食用黄豆及其制品，如豆腐、豆干、百叶等，其他如绿豆、赤豆也很好。

3. 禁忌食物　忌烟、酒、咖啡以及辛辣的刺激性食品；少用猪油、黄油等动物油烹调；禁食动物脂肪高的食物，如猪肉、牛肉、羊肉及含胆固醇高的动物内脏、动物脂肪、脑髓、贝类、乌贼鱼、蛋黄等；食盐不宜多用，每天 2 ~ 4 g；含钠味精也应适量限用。

（三）作息指导

制定固定的日常活动计划，避免劳累。避免突发性的劳力动作，尤其在较长时间休息以后。如凌晨起来后活动动作宜慢。心绞痛发作时，应停止所有活动，卧床休息。频发或严重心绞痛患者，严格限制体力活动，应绝对卧床休息。

（四）用药指导

1. 硝酸酯类　硝酸甘油是缓解心绞痛的首选药。

（1）心绞痛发作时可用短效制剂 1 片舌下含化，1 ~ 2 分钟即开始起作用，持续半小时；勿吞服。如药物不易溶解，可轻轻嚼碎继续含化。

（2）应用硝酸酯类药物时可能出现头晕、头胀痛、头部跳动感、面红、心悸，继续用药数日后可自行消失。

（3）硝酸甘油应储存在棕褐色的密闭小玻璃瓶中，防止受热、受潮，使用时应注意有效期，每 6 个月须更换药物。如果含服药物时无舌尖麻辣、烧灼感，说明药物已失效，不宜再使用。

（4）为避免直立性低血压所引起的晕厥，用药后患者应平卧片刻，必要时吸氧。长期反复应用会产生耐药性而效力降低，但停用 10 天以上，复用可恢复效力。

2. 长期服用 β - 受体阻滞药者　如使用阿替洛尔（氨酰心安）、美托洛尔（倍他乐克）时，应指导患者用药。

（1）不能随意突然停药或漏服，否则会引起心绞痛加重或心肌梗死。

（2）应在饭前服药，因食物能延缓此类药物吸收。

（3）用药过程中注意监测心率、血压、心电图等。

3. 钙通道阻滞药　目前不主张使用短效制剂（如硝苯地平），以减少心肌耗氧量。

（五）特殊及行为指导

1. 寒冷刺激可诱发心绞痛发作，不宜用冷水洗脸，洗澡时注意水温及时间。外出应戴口罩或围巾。

2. 患者应随身携带心绞痛急救盒（内装硝酸甘油片）。心绞痛发作时，立即停止活动并休息，保持安静。及时使用硝酸甘油制剂，如片剂舌下含服，喷雾剂喷舌底 1 ~ 2 下，贴剂粘贴在心前区。如果自行用药后，心绞痛未缓解，应请求协助救护。

3. 有条件者可以氧气吸入，使用氧气时，避免明火。

4. 患者洗澡时应告诉家属，不宜在饱餐或饥饿时进行，水温勿过冷过热，时间不宜过长，门不要上锁，以防发生意外。

5. 与患者讨论引起心绞痛的发作诱因，确定需要的帮助，总结预防发作的方法。

（六）病情观察指导

注意观察胸痛的发作时间、部位、性质、有无放射性及伴随症状，定时监测心率、心律。若心绞痛发作次数增加，持续时间延长，疼痛程度加重，含服硝酸甘油无效者，有可能是心肌梗死先兆，应立即就诊。

（七）出院指导

1. 减轻体重，肥胖者需限制饮食热量及适当增加体力活动，避免采用剧烈运动防治各种可加重病情的疾病，如高血压、糖尿病、贫血、甲状腺亢进等。特别要控制血压，使血压维持在正常水平。

2. 慢性稳定型心绞痛患者大多数可继续正常性生活，为预防心绞痛发作，可在1小时前含服硝酸甘油1片。

3. 患者应随身携带硝酸甘油片以备急用，患者及家属应熟知药物的放置地点，以备急需。

（刘　爽）

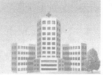

第四章 呼吸内科疾病护理

第一节　呼吸内科专科诊疗技术与护理

呼吸是人的基本需要。无论是急性突发性呼吸困难，还是慢性持续性呼吸困难，都会导致机体缺氧而危及生命和健康。护士有责任采取有效措施，掌握改善呼吸功能的护理技术，以解除患者的痛苦，满足患者的需要。

一、吸痰法

吸痰法是指经口、鼻腔、人工气道将呼吸道的分泌物吸出，以保持呼吸道通畅，预防吸入性肺炎、肺不张、窒息等并发症的一种方法。临床上主要用于年老体弱、危重、昏迷及麻醉未清醒前等各种原因引起的不能有效咳嗽排痰者。

临床有电动负压吸引器吸痰法和中心吸引装置吸痰法。

（一）电动负压吸引器

1. 构造及作用原理

（1）构造：主要由马达、偏心轮、气体过滤器、压力表及安全瓶和储液瓶组成。安全瓶和储液瓶是两个容器，容量为 1 000 mL，瓶塞上有 2 根玻璃管，并有橡胶管相互连接。

（2）原理：接通电源后，马达带动偏心轮，从吸气孔吸出瓶内的空气，并由排气孔排出，这样不断地循环转动，使瓶内产生负压，将痰吸出。

2. 用物

（1）电动吸引器 1 台，多头电源插板。

（2）无菌治疗盘内放有盖容器 2 只（分别盛有无菌生理盐水和消毒吸痰管数根，成年人使用 12 ~ 14 号吸痰管，小儿使用 8 ~ 12 号吸痰管，气管插管患者使用 6 号吸痰管），无菌纱布，无菌止血钳或镊子，无菌持物钳置于盛有消毒液瓶内，弯盘。

（3）必要时备压舌板，开口器，拉舌钳，盛有消毒液的玻璃瓶（系于床栏）。

3. 操作方法

（1）检查吸引器各部连接是否正确，有无漏气：接通电源，打开开关，检查吸引器性能，调节负压。一般成年人吸痰负压 0.3 ~ 0.4 mmHg（0.040 ~ 0.053 kPa），小儿吸痰 0.25 ~ 0.3 mmHg（0.033 ~ 0.040 kPa），将吸痰管置于水中，检验吸引力，并冲洗皮管。

（2）将患者头部转向护士，并略有后仰：夹取纱布，吸痰管与玻璃接管另一侧连接。

（3）插入吸痰管，其顺序是由口腔前庭→颊部→咽部，将各部吸尽。如口腔吸痰有困难时，可由鼻腔插入（颅底骨折患者禁用），其顺序由鼻腔前庭→下鼻道→鼻后孔→咽部→气管（20～25 cm），将分泌物逐段吸尽。若有气管插管或气管切开时，可由插管或套管内插入，将痰液吸出。昏迷患者可用压舌板或开口器先将口启开，再行吸引。

（4）吸痰时：吸痰管应自下向上，并左右旋转，以吸尽痰液，防止固定一处吸引而损伤黏膜，吸痰管取出后，吸水冲洗管内痰液，以免阻塞。

（5）吸痰中：随时擦净喷出的分泌物，注意观察患者呼吸频率的变化。在吸引过程中，如患者咳嗽厉害，应稍等片刻后再行吸出。

（6）吸毕：关闭吸引器开关，弃吸痰导管于小桶内，吸引胶管玻璃接头插入床栏上盛有消毒液瓶内备用，将患者口腔周围擦净。观察吸出液的量、颜色及性状，必要时做好记录。

4. 注意事项

（1）吸痰前，检查电动吸引器性能是否良好，连接是否正确。

（2）严格执行无菌操作：需分别由鼻、口腔、气管插管或气管套管内吸痰时，应各用1根吸痰管，防止上呼吸道感染播散到下呼吸道。每吸痰1次，更换1次吸痰管。

（3）插管时不可带负压，即反折吸痰管，吸痰动作应轻柔，不可上下提插，避免损伤呼吸道黏膜。

（4）一次吸痰时间不应超过15秒，吸引器连续使用时间不超过3分钟。

（5）痰液黏稠时，可使用蒸汽吸入，也可向气管插管或气管套管内滴入生理盐水或化痰药物，使痰稀释便于吸出。所用的吸痰管，其外径不得超过套管口径的1/2。

（6）储液瓶内的吸出液应及时倾倒，不应超过瓶的2/3，以免痰液吸入马达，损坏机器。储液瓶洗净后，应盛少量的水，以防痰液黏附于瓶底，妨碍清洗。

（二）中心吸引装置

利用管道通路到达各病室床单位，替代电动吸引器，较为普遍。中心吸引装置吸痰法操作方法如下。

1. 用物

（1）壁挂式吸引器。

（2）治疗盘内放有一次性带盖治疗碗3个（分别盛放试吸液、冲管液和无菌纱布），一次性PE手套，一次性吸痰管。

2. 操作方法

（1）备齐用物，携至床旁，检查壁挂式吸引器各管连接是否正确，吸气管和排气管是否接错。

（2）将吸引器后盖的两个挂孔对准固定在墙上的真空管路插孔挂牢，玻璃接管与吸引器导管连接。

（3）按增加的方向旋动调节手轮，仪器即可接通真空管路的负压。调节负压，一般成人吸痰负压0.04～0.05 kPa，小儿0.03～0.04 kPa。

（4）向患者解释，以取得合作，将患者的头侧转，面向护士，并略有后仰。戴上PE手套，吸痰管与玻璃接管另一侧连接。

（5）抽吸生理盐水润滑导管前端检查是否通畅，有无漏气，左手反折导管，右手拿取导管前端缓慢插入口、鼻腔，由深部向上提拉，左右旋转，吸净痰液。每次吸痰时间不超过15秒，痰多者应间隔3～5分钟再吸。

（6）每次吸痰完毕，应用无菌生理盐水抽吸冲洗，以防导管被痰液阻塞。

（7）吸毕，关吸引管，按减少的方向把调节手柄旋转，切断瓶内及吸管的负压。

3. 注意事项

（1）吸痰前应检查吸引器效能是否良好，各种连接管连接是否严密、正确。

（2）吸痰时要遵守无菌操作的原则，各种无菌物、导管及无菌水均应定时更换，以防污染呼吸道。

（3）插入导管动作应轻稳，不可用力，减少导管在呼吸道黏膜上拖、拉，采取间断吸引，以保护呼吸道黏膜。

（4）两次吸引之间应重新给患者吸氧，以防血氧过低。若患者出现阵发性咳嗽及心律失常应立即停止吸引。

二、氧气吸入疗法

氧是生命活动所必需的物质，如果组织得不到足够的氧或不能充分利用氧，组织的代谢、功能，甚至形态结构都有可能发生异常改变，这一过程称为缺氧。

氧气吸入疗法是指通过给氧，提高患者动脉氧分压（PaO_2）和动脉血氧饱和度（SaO_2），增加动脉血氧含量（CaO_2），纠正各种原因造成的缺氧状态，促进组织的新陈代谢，维持机体生命活动的一种治疗方法。

（一）供氧装置

现在临床常用的供氧装置是中心供氧装置。供应站总开关控制，各用氧单位配氧气表，打开流量表即可使用。此法迅速、方便。

目前，也有一些基层医院或室外临时救护所不具备中心供氧的条件，可以选择氧气筒供氧，配备氧气压力装置表。

（二）供氧方法

1. 双侧鼻导管给氧法　将双侧鼻导管插入鼻孔内约 1 cm，导管环固定稳妥即可。此法比较简单，患者感觉比较舒服，容易接受，因而是目前临床上常用的给氧方法之一。

2. 面罩法　将面罩置于患者的口鼻部供氧，用松紧带固定，再将氧气接管连接于面罩的氧气进孔上，呼出的气体从面罩两侧孔排出。由于口、鼻部都能吸入氧气，效果较好。调节氧流量每分钟 6 ~ 8L。可用于病情较重、氧分压明显下降者。

3. 头罩法　将患者头部置于头罩里，罩面上有多个孔，可以保持罩内一定的氧浓度、温度和湿度。头罩与颈部之间要保持适当的空隙，防止二氧化碳潴留及重复吸入。此法主要用于小儿。

4. 氧气枕法　氧气枕是一长方形橡胶枕，枕的一角有一橡胶管，上有调节器可调节氧流量，氧气枕充入氧气，接上湿化瓶即可使用。此法可用于家庭氧疗、危重患者的抢救或转运途中，以此枕代替氧气装置。

（三）供氧浓度

空气中的氧含量为 20.93%，为达到治疗效果，吸入氧气的浓度必须高于空气中的氧气浓度。吸氧浓度可通过以下公式换算：

吸入氧浓度% = 21 + 4 × 氧流量（L/min）

氧气用量依病情而定，给氧浓度取决于缺氧状态，用鼻导管，成人轻度缺氧者，一般每分钟 1 ~

2L；中度缺氧者每分钟 2~4L；重度缺氧者每分钟 4~6L。对于缺氧伴有二氧化碳潴留的患者，应控制氧流量每分钟 1~2L，以改善缺氧，同时又可避免二氧化碳潴留加重。对重度缺氧、不伴有二氧化碳潴留的患者，吸入氧浓度不需加以控制，通常达 35% 以上。高浓度吸氧时，常用间断给氧，如持续给氧的时间超过 24 小时，则浓度不超过 60% 为宜，以防发生氧中毒。

（四）注意事项

1. 用氧前，检查氧气装置有无漏气，是否通畅。

2. 严格遵守操作规程，注意用氧安全，切实做好"四防"，即防震、防火、防热、防油。

3. 使用氧气时，应先调节流量后应用。停用氧时，应先拔出导管，再关闭氧气开关。中途改变流量，先分离鼻导管与湿化瓶连接处，调节好流量再接上。以免一旦开关出错，大量氧气进入呼吸道而损伤肺部组织。

4. 用氧过程中，注意观察患者脉搏、血压、精神状态、皮肤颜色、呼吸方式等情况有无改善，衡量氧疗效果，同时可监测动脉血气分析判断疗效，根据变化及时调整用氧浓度。

5. 常用湿化液有蒸馏水，在出现急性肺水肿时，应在湿化瓶中加入 20%~30% 酒精，具有降低肺泡内泡沫的表面张力，使肺泡泡沫破裂、消散，改善肺部气体交换，减轻缺氧症状的作用。

三、吸入疗法

（一）氧气驱动雾化吸入

氧气驱动雾化吸入疗法是临床上一种较好的祛痰、消炎、局部用药手段。具有操作简单、药物直达病灶、局部病灶，药物浓度高、安全性好、不良反应小等优点。

1. 原理　基本原理是利用高速氧气流通过毛细管口并在管口产生负压，将药液由相邻的管口吸出，所吸出的药液又被毛细管口高速的氧气流撞击成细小的雾滴，成气雾状喷出，随患者呼吸进入呼吸道而达到治疗的作用。

2. 目的

（1）治疗呼吸道感染，消除炎症，稀释痰液以有利于痰液的排出，治疗急、慢性呼吸道炎症。

（2）解痉平喘，改善通气功能，用于治疗哮喘。

3. 用物准备

（1）必备物品

1）雾化吸入器 1 套。

2）吸氧装置 1 套：吸氧装置和湿化瓶（不装水）。

3）10 mL 注射器：用于抽吸药液。

4）药品：按医嘱备药。

（2）常用药物及其作用

1）湿化祛痰药：如 α - 糜蛋白酶 2.5~5.0 mg 加生理盐水 10 mL 稀释后应用。

2）支气管扩张药：如异丙肾上腺素 0.25~0.50 mg 加生理盐水 5~10 mL；0.5% 非布丙醇加生理盐水 10 mL；地塞米松 2~5 mg 加生理盐水 5~10 mL。

3）抗生素类药：常用药物有青霉素和庆大霉素。青霉素每次 5 万~10 万 IU，加生理盐水 5~10 mL，注意应在皮试阴性的情况下应用；庆大霉素每次 4 万~8 万 IU，加生理盐水 10 mL，以达到控制炎症的功效。

4. 操作方法

（1）按医嘱抽取药液，用蒸馏水稀释或溶解药物在 10 mL 以内，注入雾化器的储液罐内。

（2）将雾化器储液罐与入管口旋紧连接，然后下端再与氧气装置的延长导管相连，注意连接应紧密，防止漏气。

（3）将洁净的口含嘴取出，与雾化器的吸入管口相连。

（4）调节氧气装置，储液罐有雾化液气体出现，下端无药液漏出，即雾化器安装完毕。

5. 注意事项

（1）在治疗前护士应详细介绍雾化吸入疗法的意义和方法、时间、效果及如何正确地配合，以达到最佳的治疗效果。

（2）操作时先检查雾化器各部件连接是否良好，有雾气出现时再让患者吸入。初次做此治疗，应教会患者使用方法：嘱患者漱口以清洁口腔，取舒适体位，最好采用半卧位或坐位，患者手持雾化器，用口完全含住雾化器吸嘴，紧闭口唇，用持雾化器的手堵住雾化器的开放端口，同时深吸气，可使药液充分到达支气管和肺内，吸入雾化液气后再屏气 1~2 秒，效果更好。

（3）吸入时间不宜过长，一般为 15~20 分钟，氧流量不宜过大。

（4）治疗完毕，取下雾化器，关闭氧气，清理用物，协助患者漱口。每次要将储液罐、吸入管口、口含嘴冲洗干净，消毒后再用冷开水洗净，使患者能得到更好的休息。

（二）超声雾化吸入

超声波雾化器是应用超声波声能，将药液变成细微的气雾，让患者由呼吸道吸入，以达到治疗目的的仪器。其特点是雾量大小可以调节，雾滴小而均匀，药液随着深而慢的吸气被吸入终末支气管及肺泡。又因雾化器电子部分能产热，对雾化液有加温作用，使患者吸入温暖、舒适的气雾。

1. 超声波雾化器的结构

（1）超声波发生器：通电后输出高频电能。雾化器面板上操纵调节器有电源开关、雾化开关、雾量调节旋钮、指示灯及定时器。

（2）水槽与晶体换能器：水槽盛冷蒸馏水，其底部有一晶体换能器，接收发生器输出的高频电能，将其转化为超声波声能。

（3）雾化罐（杯）与透声膜：雾化罐盛药液，其底部是一半透明的透声膜，声能可透过此膜与罐内药液作用，产生雾滴喷出。

（4）螺纹管和口含嘴（或面罩）。

2. 原理　当超声波发生器输出高频电能，使水槽底部晶体换能器转换为超声波声能，声能振动并透过雾化罐底部的透声膜，作用于雾化罐内的液体，破坏了药液的表面张力和惯性，使药液成为微细的雾滴，通过导管随患者吸气而进入呼吸道。

3. 目的

（1）消炎、镇咳、祛痰。

（2）解除支气管痉挛，使气道通畅，改善通气功能。

（3）在胸部手术前后，预防呼吸道感染。

（4）配合人工呼吸做呼吸道湿化或间歇雾化吸入药物。

（5）应用抗癌药物治疗肺癌。

4. 使用方法

（1）接上电源，雾化储液罐与雾化器连接。

（2）将待吸入的药物放入储液罐。

（3）打开雾化器上的开关，嘱患者深呼气至残气位，张开口腔，张口咬住喷嘴，缓慢深吸气到肺总量时可屏气 4～10 秒，注意吸气时盖住储液罐上端开口，呼气时打开。

（4）持续雾化时间 10～15 分钟。

5. 注意事项

（1）使用前，先检查机器各部有无松动、脱落等异常情况。机器和雾化罐编号要一致。

（2）水槽底部的晶体换能器和雾化罐底部的透声膜薄而质脆，易破碎，应轻按，不能用力过猛。

（3）水槽和雾化罐切忌加温水或热水。

（4）特殊情况需连续使用，中间须间歇 30 分钟。

（5）每次使用完毕，将雾化罐和"口含嘴"浸泡于消毒溶液内 60 分钟。

四、胸腔穿刺术

胸腔穿刺的目的是抽取胸腔积液送检，明确胸腔积液的性质，协助诊断；排除胸腔积液或积气，缓解压迫症状，避免胸膜粘连增厚；胸腔内注射药物，辅助治疗。适用于胸腔积液性质不明者，大量胸腔积液或气胸者，脓胸抽脓灌洗治疗或恶性胸腔积液者。

（一）术前准备

1. 患者准备　向患者解释操作的目的、术中可能产生的不适及注意事项。消除患者的紧张情绪，使其积极配合，并签署知情同意书。穿刺部位经直接叩诊，或结合 X 线、超声检查确定。胸腔积液者，其穿刺点在患侧肩胛下角线或腋后线第 7～8 肋间隙或腋中线 6～7 肋或腋前线第 5 肋间隙；气胸者，取患侧锁骨中线第 2 肋间隙或腋前线第 4～5 肋间隙进针。

2. 用物准备　常规消毒治疗盘一套，无菌胸腔穿刺包（内有胸腔穿刺针或气胸针和与之相连的胶管、5 mL 和 50 mL 的注射器、7 号针头、止血钳、洞巾、纱布），1% 普鲁卡因或 20% 利多卡因针剂，1：1 000 肾上腺素，无菌手套，无菌试管，量杯等。

（二）术中配合

1. 体位　协助患者反坐靠背椅上（面向椅背），双手交叉抱臂，置于椅背上缘，头枕臂上；危重患者取半卧位，上臂抱于头部，使肋间隙增宽。

2. 方法　常规消毒穿刺点皮肤，术者戴手套、铺洞巾，护士用胶布固定洞巾两上角，以防滑脱；打开利多卡因，供医生抽吸药液，进行逐层浸润麻醉直达胸膜。术者左手示指和拇指固定穿刺部位的皮肤和肋间，右手持穿刺针（将与之相连的胶管用止血钳夹紧），沿局麻处肋骨上缘缓慢刺入胸壁直到胸膜，将 50 mL 注射器接上胶管，松开止血钳，抽取胸腔积液或气体，针筒抽满后再次用止血钳夹紧胶管，然后取下注射器，将液体注入弯盘中。术毕拔出穿刺针，穿刺点消毒后覆盖无菌纱布，稍用力压迫穿刺部位片刻，用胶布固定。

3. 术中的护理要点　操作中密切观察患者的脉搏、面色等变化，以判断患者对穿刺的耐受性。注意询问患者有无异常的感觉，如患者有任何不适，应减慢或立即停止抽吸。抽吸时，若患者突觉头晕、心悸、面色苍白、脉细、四肢发凉，提示患者可能出现"胸膜反应"，应立即停止抽吸，协助患者平卧，皮下注射0.1%肾上腺素0.3～0.5 mL，密切观察血压，防止休克。

（三）术后护理

1. 嘱患者半卧位或平卧位休息，观察呼吸、脉搏、血压等；注意观察穿刺点有无渗血或液体流出；注入药物者，嘱患者转动体位，以便药液在胸腔内混匀，并观察患者对注入药物的反应。

2. 记录抽出液体的色、质、量，及时送检标本。

（四）注意事项

1. 每次抽液、抽气时不宜过快、过多，以防胸腔内压骤然下降，发生肺水肿、循环障碍或纵隔移位等意外。首次抽液量不宜超过700 mL，抽气量不宜超过1000 mL，之后每次抽液量不宜超过1 000 mL，诊断性抽液50～100 mL即可。

2. 按需要留取胸腔积液标本，如需要，再注射药物。

3. 严格无菌操作。

五、胸腔闭式引流术

胸腔闭式引流指将胸膜腔内的气体或液体引流到体外，且引流系统与大气不相通。其主要目的是将胸膜腔内的气体或液体排出；重建胸膜腔内负压，促使肺复张；平衡胸腔两侧压力，预防纵隔移位及肺萎陷。

（一）适应证

无严格量化指标，近年来指征已放宽，其适应原则主要有：

1. 自发性气胸，肺压缩＞50%者。

2. 外伤性血、气胸，尤其外伤较重者便于连续观察引流情况，以便及时处理。

3. 大量或持续胸腔积液，需要彻底引流，便于诊断治疗者。

4. 脓胸早期彻底引流，以利于炎症消散、肺复张。

5. 胸内手术后的引流。

（二）禁忌证

1. 非胸腔内积气或积液肺大疱、肺囊肿等。

2. 出血性疾病、接受抗凝治疗者。

3. 精神疾病或不合作者。

4. 局部皮肤感染者。

（三）并发症

1. 麻醉药过敏严重时可引起休克。

2. 胸膜反应头晕、面色苍白、出汗、心悸、胸部压迫感或剧痛、昏厥等。

3. 切口感染可导致胸腔感染。

4. 出血可能导致血胸。

（四）胸腔引流管的安置部位

插管部位通常选择在患侧胸部锁骨中线第2肋间或腋前线第4～5肋间。可依据体征及胸部X线检查结果确定。如果为局限性气胸则需经 X 线检查定位后选择最佳插管部位。对于并发胸腔积液较多的气胸，插管的部位应选择在气液交界面，以利于排气同时排液。

（五）胸腔引流的装置

传统的胸腔闭式引流装置有 3 种，即单瓶、双瓶、三瓶。目前，各种一次性使用的塑料胸腔引流装置已被临床广泛应用。

单瓶水封系统：胸腔闭式引流瓶内装无菌生理盐水 500 mL。"水封"是指瓶内的水封绝了空气，使空气不能穿透水面，只能将空气从胸膜腔内引出而不能使空气由长管进入胸膜腔。瓶盖上有 2 个孔，其中一个插有长管上连胸腔引流管、下端插至水面下 1～2 cm，将胸膜腔压力维持在 10～20Pa 以下；另一个孔保持瓶内空间与大气相通作为空气通路，由胸膜腔引流出的气体浮出水面后经此孔排出。一般情况下，瓶内长管中的水柱高出水平面 8～10 cm，并随呼吸上下波动。

（六）护理

1. 引流

（1）用物准备：治疗盘 1 套、胸腔穿刺包、胸腔穿刺针、引流瓶、无菌手套、5 mL 注射器 1 支、垫巾、缝线、碘伏、药品（2% 利多卡因 10 mL，0.9% 盐水 500 mL，遵医嘱准备药物）、止血钳 2 把。

（2）操作过程

1）向患者解释引流的目的和注意事项。

2）配合医生，严格执行无菌操作。

3）皮肤切口处要求缝合严密并固定，以免发生漏气或引流管脱出。

4）打开无菌胸腔引流瓶，倒入无菌生理盐水，使长管在液面下 3～4 cm，妥善固定。并在引流瓶的水位线上注明日期、时间和液量。

5）完善护理记录：核对患者→说明目的→备齐用物→摆好体位→置入胸管→连接引流瓶→保持通畅→妥善固定→注意观察。

（3）注意事项

1）保持管道密闭，任何一处有空气进入胸膜腔都会产生正压导致肺萎陷或纵隔移位，因此要确保引流系统的密闭性。胸腔置管处以无菌敷料包盖严密。

2）引流系统所有接头要连接紧密、固定妥善，随时检查引流装置是否密闭及引流管有无脱落，患者每一次改变体位时都要查看。

3）若引流管自胸腔滑脱，立即用手封闭伤处皮肤，消毒处理后以凡士林纱布封闭伤口，并协助医师进一步处理。

4）若引流管连接处脱落或引流瓶损坏，应立即用两把止血钳双重夹闭胸腔闭式引流管，更换引流装置。

5）搬动患者或更换引流瓶时，双重夹闭引流管以防空气进入胸腔。

6）瓶内长管浸入水下 3～4 cm，引流瓶始终保持直立。

7）自胸膜腔内引流出的气体进入引流瓶会产生气泡，间歇性气泡是正常的，若呼气及吸气时均产生持续性气泡，提示可能有空气渗入引流系统或胸膜腔，应立即找出渗漏点并修补，若引流系统无渗漏点但却有快速的气泡，提示发生了相当大的空气漏失（如支气管胸膜瘘），立即通知医师采取措施预防肺萎陷、纵隔偏移及皮下气肿。

2. 保持引流管通畅 胸腔闭式引流主要靠重力引流，有效保持引流通畅的方法有以下几种。

（1）患者通常取半卧位，使胸腔容积增大，有利于呼吸及引流。若患者能躺向插管一侧，应密切观察勿躺在引流管上，以防压迫或扭曲胸管；侧躺时可在胸管两侧垫以折叠的毛巾以防胸管受压。

（2）经常查看引流管路是否通畅，保证胸管无扭曲或受到压迫、无血凝块堵塞等情况。观察引流管是否通畅的最简单方法是观察引流瓶内是否有气体排出及水封瓶中水柱波动情况。术后初期，水柱波动范围较大，但随着胸膜腔内气体或液体的排出，残腔缩小，水封瓶中水柱波动范围也逐渐缩小。当水封瓶中水柱停止波动时，应根据患者情况及体征，必要时可行胸透和胸部拍摄 X 线片，以确定引流管是否被血块、脓块等堵塞，是否被胸带、敷料或缝线压迫扭曲。怀疑引流管有梗阻时，可通过挤压、旋转等方法解除梗阻，并嘱患者咳嗽、深呼吸，如以上方法均不能恢复其波动，应及时通知医师处理。

（3）使用胸腔闭式引流时，应鼓励患者深呼吸和咳嗽，不仅能清除支气管分泌物，还能促进肺扩张、促使胸膜腔内气体或液体排出。患者早期下床活动时，要妥善携带胸腔闭式引流装置。

3. 严格无菌操作，防止逆行感染

（1）引流装置应保持无菌，水封瓶内装无菌生理盐水，更换引流瓶或其他连接管时应遵守无菌原则。

（2）保持胸壁引流口处敷料清洁、干燥，一旦渗湿，及时更换。

（3）引流瓶应低于胸壁引流口平面 60～100 cm，搬运患者时应夹闭管路，以防瓶内液体反流回胸膜腔。

（4）按规定时间更换引流瓶及引流瓶内的液体（液体最长不超过 24 小时），更换时严格无菌操作。

4. 观察记录

（1）注意观察长管中水柱波动，因为水柱波动的幅度反映无效腔及胸膜腔内负压的大小。一般情况下，水柱上下波动 4～6 cm。若波动过高可能存在肺不张；若无波动提示引流管不畅或肺已完全扩张；若患者出现胸闷气促、气管向健侧偏移等肺受压的症状，应怀疑为引流管被血块阻塞，立即通知医生处理。

（2）观察引流液体的量、性质、颜色等，准确记录：胸腔手术后第一个 24 小时的引流量通常为200～500 mL。术后引流液多为血性，但若数小时后引流液仍为血性或血性引流液停止后再次出现，应考虑患者胸腔内可能发生快速的出血，要立即通知医师处理。

5. 拔管

（1）一般置管引流 48～72 小时后，临床观察无气体溢出或引流量明显减少且颜色变浅，24 小时引流液＜50 mL，脓液＜10 mL，患者无呼吸困难，听诊患侧呼吸音正常（肺叶切除术后例外），X 线胸片示肺膨胀良好、胸膜腔内无积液积气，即可拔管。

（2）拔管时患者可坐在床边或躺在健侧，嘱患者先深吸一口气，在吸气末迅速拔除引流管，立即用凡士林纱布和厚敷料封闭胸部伤口，外加包扎固定。

（3）拔管后观察患者有无胸闷、呼吸困难、伤口漏气、渗液、出血、皮下气肿等，如有异常及时通知医师处理。

六、纤维支气管镜检查

纤维支气管镜是一种由光导玻璃纤维束制成的可以弯曲的支气管内镜，它具有管径细、视镜弯曲度可调节和视野范围大等优点，能够直接观察气管、支气管、肺段及亚肺段支气管的病变，便于做支气管黏膜的刷检和活检、经支气管肺活检和肺泡灌洗，目前已成为呼吸系统疾病诊断及治疗的重要工具。

纤维支气管镜检查的目的是确定侵犯气管、支气管病变的部位和范围，明确肺部疾病的病理和细胞学诊断；清除阻塞气道的分泌物或气管内异物，也可进行气管、支气管内的介入治疗等。

（一）术前准备

1. 患者准备　向患者说明检查的目的、操作过程及有关配合注意事项，消除其紧张情绪，取得配合，并签署知情同意书。拍摄胸片，检测肝功能、血小板出凝血时间，行心电图检查。术前禁食水 4 小时，术前 30 分钟肌内注射阿托品 0.5 mg，地西泮 10 mg。有活动义齿者应取下。检查前要询问患者有无药物过敏史。

2. 用物准备　纤维支气管镜、冷光源、活检钳、细胞刷、负压吸引器、吸氧装置、氧气、鼻导管、注射器、纱布、治疗巾、防护眼罩、防护服、无菌手套、标本瓶、玻璃刷片、2% 利多卡因、肾上腺素、生理盐水。

（二）术中配合

1. 麻醉　先以 2% 利多卡因 5 mL 雾化吸入和咽喉部喷雾局麻。以 2% 利多卡因喷入一侧鼻孔，然后以 1%～2% 麻黄素溶液浸泡的棉签收缩该侧的鼻甲黏膜，充分麻醉鼻腔黏膜和收缩鼻黏膜血管。

2. 嘱患者全身放松，平静呼吸，检查者在直视下循腔插入，先检查健侧，后检查患侧。

3. 根据需要配合医生做好吸引、活检、治疗等，标本采集后立即固定送检。

4. 术中严密观察病情变化。

（三）术后护理

1. 术后禁食水 2 小时，2 小时后进温凉流质或半流质饮食为宜。

2. 术后 0.5 小时内减少说话，使声带得到休息。鼓励患者咳出痰液或血液，术后少量咯血属正常现象，应向患者解释勿使其产生紧张心理。

3. 检查后如有声嘶或咽喉部疼痛，给予雾化吸入。

4. 密切观察患者有无发热、胸痛，观察呼吸道出血情况，若为痰中带血丝，不需特殊处理，当出血较多时，及时通知医生，发生大咯血时配合抢救。

5. 及时留取痰标本送检。

（四）注意事项

1. 患者因麻醉术后咽喉部可能有不适感，2 小时后如需进食水，应逐渐尝试进行，可先小口饮水，吞咽顺利、无呛咳方能进食。

2. 经气管镜活检的患者应注意咯血及气胸等并发症出现，如咯血不止或有胸闷、气短、呼吸困难等症状，应及时报告医生，立即处理。

3. 少数患者在做完纤维支气管镜后，可能出现继发感染、发热、咳嗽、痰多等情况，可酌情应用抗生素治疗。

4. 严格无菌操作。

七、动脉血气分析

动脉血气分析能客观反映呼吸衰竭的性质和程度，是判断有无缺氧和二氧化碳潴留的最可靠方法。对指导氧疗、机械通气各种参数的调节以及酸碱和电解质失衡均有重要意义。适用于各种疾病、创伤或手术发生呼吸功能衰竭、心肺复苏后、急慢性呼吸衰竭，以及机械通气的患者。

（一）术前准备

1. 患者准备　向患者说明穿刺的目的和注意事项。让患者取坐位或卧位，以方便采血和舒适为宜。充分暴露采血部位。

2. 物品准备　一次性血气针（无须备肝素溶液）或 2 mL 无菌注射器，皮肤消毒液，无菌消毒棉签，橡皮塞，肝素稀释液等。

（二）术中配合

1. 用 2 mL 无菌注射器抽吸肝素稀释溶液 1~2 mL，来回抽动针芯，使肝素溶液与注射器充分接触，然后排净注射器内的肝素溶液和空气（如一次性血气针则无须抽吸肝素溶液）。

2. 选择动脉血管，一般选择股动脉、桡动脉或肱动脉为穿刺部位，先用手指摸清动脉的搏动、走向和深度；常规消毒穿刺部位皮肤及操作者触摸动脉的手指（一般为左手中指和示指）；用左手示指和中指固定动脉，右手持注射器与皮肤呈 30°~45° 角穿刺为宜，若取股动脉等深动脉穿刺，则需垂直进针，当见有血液自动流入针管内则穿刺成功，采血 1~2 mL 即可。

3. 拔出针头后，立即用消毒干棉签压迫穿刺处，操作者迅速将针头斜面刺入橡皮塞，用手旋转注射器数次，使血液和肝素溶液充分混匀。

（三）术后护理

1. 采集后立即送检，详细填写化验单，注明采血时间、吸氧方法及浓度、患者体温、机械通气参数等。

2. 拔出针头后，立即用消毒干棉签压迫穿刺处，请第二人继续按压 5 分钟以上。

（四）注意事项

1. 采血前了解患者诊断，如有经血液传染的传染病患者，操作人员要做好保护措施。

2. 尽量保持患者情绪稳定，因为患者紧张、恐惧、剧烈活动或明显气喘均可影响检查结果。

3. 防止空气进入标本中，如有气泡立即排出，以免影响检查结果。

4. 避免反复穿刺引起局部皮下瘀血。如抽出血液为暗红色，应警惕为静脉血。

5. 如有凝血机制障碍者，应延长按压时间。

6. 严格无菌操作。

（张艳伟）

第二节　急性呼吸道感染护理

急性呼吸道感染通常包括急性上呼吸道感染和急性气管-支气管炎。急性上呼吸道感染是鼻腔、咽或喉部急性炎症的总称。一般病情较轻，病程较短，预后良好。但由于发病率高，具有一定的传染性，应积极防治。急性气管-支气管炎是由生物、物理、化学刺激或过敏等因素引起的气管-支气管黏膜的急性炎症。可由急性上呼吸道感染蔓延而来。本病全年皆可发病，但寒冷季节或气候突变时多发。

一、病因与发病机制

1. 急性上呼吸道感染　约有 70%~80% 由病毒引起。常见病毒有流感病毒、副流感病毒、鼻病毒、腺病毒、呼吸道合胞病毒等。由于感染病毒类型较多，又无交叉免疫，人体产生的免疫力较弱且短暂，同时在健康人群中有病毒携带者，故一个人可有多次发病。细菌感染可伴发或继病毒感染之后发生，常见溶血性链球菌，其次为流感嗜血杆菌、肺炎球菌和葡萄球菌等，偶见革兰阴性杆菌。当全身或呼吸道局部防御功能降低时，尤其是老幼体弱或有慢性呼吸道疾病者更易患病，原已存在于上呼吸道或从外入侵的病毒或细菌迅速繁殖，通过含有病毒的飞沫或被污染的用具传播，引起发病。

2. 急性气管 – 支气管炎　①感染，导致急性气管 – 支气管炎的主要原因为上呼吸道感染的蔓延，感染可由病毒或细菌引起，亦可为衣原体和支原体感染。②物理、化学性刺激，如过冷空气、粉尘、刺激性气体或烟雾的吸入使气管 – 支气管黏膜受到急性刺激和损伤，引起炎症反应。③过敏反应，吸入花粉、有机粉尘、真菌孢子等致敏原，或对细菌蛋白质过敏，均可引起气管 – 支气管炎症反应。

二、临床表现

（一）急性上呼吸道感染

1. 普通感冒　以鼻咽部卡他症状为主要表现，俗称"伤风"，又称急性鼻炎或上呼吸道卡他。起病较急，早期有咽干、咽痒或烧灼感，同时或数小时后有打喷嚏、鼻塞、流清水样鼻涕，2～3 日后分泌物变稠，伴咽痛、耳咽管炎、流泪、味觉迟钝、声嘶、少量咳嗽、低热不适、轻度畏寒和头痛。检查可见鼻腔黏膜充血、水肿、有分泌物，咽部轻度充血。本病常能自限，一般经 5～7 日痊愈。

2. 病毒性咽炎和喉炎　临床特征为咽部发痒和灼热感、声嘶、讲话困难、咳嗽时胸骨下疼痛，咳嗽、无痰或痰呈黏液性，有发热和乏力，可闻及干性或湿性啰音。伴有咽下疼痛时，常提示有链球菌感染，体检发现咽部明显充血和水肿、局部淋巴结肿大且触痛，提示流感病毒和腺病毒感染，腺病毒咽炎可伴有眼结合膜炎。

3. 疱疹性咽峡炎　常为柯萨奇病毒 A 型引起，夏季好发。临床表现有明显咽痛、发热，病程约一周。可见咽充血，软腭、腭垂、咽及扁桃体表面可见灰白色疱疹和浅表溃疡，周围有红晕。多见于儿童，偶见于成人。

4. 咽结膜热　主要由柯萨奇病毒、腺病毒等引起。常发生于夏季，多与游泳有关，儿童多见。表现为发热、咽痛、畏光、流泪、咽及结合膜明显充血。病程约 4～6 日。

5. 细菌性咽 – 扁桃体炎　常为溶血性链球菌感染所致，其次为流感嗜血杆菌、肺炎球菌、葡萄球菌等引起。临床表现为起病迅速，咽痛明显、畏寒发热，体温可高达 39 ℃以上。检查可见咽部明显充血，扁桃体充血肿大，其表面有黄色点状渗出物，颌下淋巴结肿大、压痛，肺部无异常体征。

本病可并发急性鼻窦炎、中耳炎、急性气管 – 支气管炎。部分患者可继发心肌炎、肾炎、风湿性关节炎等。

（二）急性气管 – 支气管炎

起病急，常先有上呼吸道感染的表现，全身症状一般较轻，可有发热，38 ℃左右，多于 3～5 日降至正常。咳嗽、咳痰为最常见的症状，常为阵发性咳嗽，先为干咳或少量黏液性痰，随后可转为黏液脓性或脓性痰液，痰量增多，咳嗽加剧，偶尔痰中带血。咳嗽、咳痰可延续 2～3 周才消失，如迁延不愈，则可演变为慢性支气管炎。呼吸音常正常，两肺可听到散在干、湿性啰音。

三、辅助检查

1. 血常规　病毒感染者白细胞正常或偏低，淋巴细胞比例升高；细菌感染者白细胞计数和中性粒细胞增高，可有核左移现象。

2. 病原学检查　可做病毒分离和病毒抗原的血清学检查，确定病毒类型，以区别病毒和细菌感染。做细菌培养及药物敏感试验，可判断细菌类型，并可指导临床用药。

3. X 线检查　胸部 X 线多无异常改变。

四、处理要点

1. 对症治疗　选用抗感冒复合剂或中成药减轻发热、头痛，减少鼻、咽充血和分泌物，如对酰氨基酚（扑热息痛）、银翘解毒片等。干咳者可选用右美沙芬、喷托维林（咳必清）等；咳嗽有痰者可选用复方氯化铵合剂、溴已新（必嗽平），或雾化祛痰。咽痛者可含服喉片或草珊瑚含片等。气喘者可用平喘药，如特布他林、氨茶碱等。

2. 抗病毒药物　早期应用抗病毒药有一定疗效，可选用利巴韦林、奥司他韦、金刚烷胺、吗啉胍和抗病毒中成药等。

3. 抗菌药物　如有细菌感染，最好根据药物敏感试验选择有效抗菌药物治疗，常可选用大环内酯类、青霉素类、氟喹诺酮类及头孢菌素类。

五、护理诊断

1. 舒适的改变：鼻塞、流涕、咽痛、头痛　与病毒和（或）细菌感染有关。
2. 体温过高　与病毒和（或）细菌感染有关。
3. 清理呼吸道无效　与呼吸道感染、痰液黏稠有关。
4. 睡眠形态紊乱　与剧烈咳嗽、咳痰影响休息有关。
5. 潜在并发症　鼻窦炎、中耳炎、心肌炎、肾炎、风湿性关节炎。

六、护理措施

（一）一般护理

注意呼吸道患者的隔离，减少探视，防止交叉感染，患者咳嗽或打喷嚏时应避免对着他人。多饮水，补充足够的热量，给予清淡易消化、富含营养的食物。嘱患者适当卧床休息，特别是在发热期间。部分患者往往因剧烈咳嗽而影响正常的睡眠，可给患者提供容易入睡的休息环境，保持病室空气流通、适当的温度和湿度，周围环境安静，关闭门窗。指导患者运用促进睡眠的方式，如睡前泡脚、听音乐等。必要时可遵医嘱给予镇咳、祛痰或镇静药物。

（二）病情观察

注意疾病流行情况、鼻咽部发生的症状、体征及血常规和 X 线胸片改变。警惕并发症，如耳痛、耳鸣、听力减退、外耳道流脓等提示中耳炎；如发热、头痛剧烈、伴脓涕、鼻窦有压痛等提示鼻窦炎；如恢复期出现胸闷、心悸、眼睑水肿、腰酸和关节痛等提示心肌炎、肾炎或风湿性关节炎的症状，应及时就诊。

（三）对症护理

1. 高热护理　密切监测体温，体温超过37.5 ℃，应每4小时测体温1次，注意观察体温过高的早期症状和体征，体温突然升高或骤降时，应随时测量和记录，并及时报告医师。体温 >39 ℃时，应采取物理降温，如在额头上冷敷湿毛巾、温水擦浴、酒精擦拭、冰水灌肠等。如降温效果不好可遵医嘱选用适当的解热剂进行降温。患者出汗后应及时更换衣服和被褥，保持皮肤的清洁和干燥，并注意保暖，鼓励多饮水。

2. 保持呼吸道通畅　保持呼吸道通畅，清除气管、支气管内分泌物，减少痰液在气管、支气管内的聚积。应指导患者采取舒适的体位，运用深呼吸进行有效咳嗽。注意咳痰情况，如痰的颜色、性状、量、气味及咳嗽的频率及程度。如痰液较多且黏稠，可嘱患者多饮水，或遵医嘱给予雾化吸入治疗，以湿润气道、利于痰液排出。

（四）用药护理

应根据医嘱选用药物，并告知患者药物的作用、可能发生的不良反应和服药的注意事项，如按时服药；应用抗生素者，注意观察有无迟发过敏反应发生；对于应用解热镇痛药者注意避免大量出汗引起虚脱，发现异常及时就诊等。

（五）心理护理

急性呼吸道感染预后良好，多数患者于一周内康复，仅少数患者可因咳嗽迁延不愈而发展为慢性支气管炎，患者一般无明显心理负担。但如果咳嗽较剧烈，加之伴有发热，可能会影响患者的休息、睡眠，进而影响工作和学习，使患者产生急于缓解咳嗽等症状的焦虑情绪。护理人员应与患者进行耐心、细致的沟通，通过对病情的客观评价，解除患者的心理顾虑，去除不良心理反应，树立治疗疾病的信心。

（六）健康指导

1. 疾病知识指导　指导患者和家属了解引起疾病的诱发因素及本病的有关知识。机体抵抗力低，易咳嗽、咳痰的患者，寒冷季节或气候骤然变化时，应注意保暖，外出时可戴口罩，避免寒冷空气对气管、支气管的刺激。积极预防和治疗上呼吸道感染，症状改变或加重时应及时就诊。

2. 生活指导　平时应加强耐寒锻炼，增强体质，提高机体免疫力。生活要有规律，避免过度劳累。保持室内空气新鲜、阳光充足。少去人群密集的公共场所。戒烟、酒。

（刘　洁）

第三节　急性气管—支气管炎护理

急性气管-支气管炎是由生物、物理、化学刺激或过敏等因素引起的急性气管-支气管黏膜炎症，多为散发，无流行倾向，年老体弱者易患。临床表现主要为咳嗽和咳痰，多见于寒冷季节或气候突变时。

一、护理评估

1. 健康史　询问患者有无急性上呼吸道感染病史；有无接触过敏原史，如花粉、有机粉尘、真菌孢子、动物毛发排泄物或细菌蛋白质等；是否受寒冷天气影响等。

2. 身体评估

（1）症状：全身症状较轻，可伴低热、乏力、头痛及全身酸痛等，一般 3～5 天后消退。咳嗽、咳痰，先为干咳或咳少量黏液性痰，随后转为黏液脓性痰，痰量增多，咳嗽加剧，偶尔痰中带血。咳嗽、咳痰可延续 2～3 周才消失，如迁延不愈，可演变为慢性支气管炎。如支气管发生痉挛，可出现程度不等的气促、喘鸣和胸骨后发紧感。

（2）体征：两肺呼吸音粗糙，可闻及散在干、湿性啰音，啰音部位常不固定，咳嗽后可减少或消失。

3. 心理－社会状况　评估患者对疾病的重视程度；评估是否掌握疾病预防知识及注意事项；注意患者所伴随的相应的心理反应，如呼吸道症状导致的患者社会适应能力的改变，胸闷、气短所引起的紧张和焦虑等心理状态改变。

4. 辅助检查

（1）血常规检查：白细胞总数及分类大多正常，细菌感染较重时，白细胞计数和中性粒细胞可增高。

（2）痰涂片或培养可发现致病菌。

（3）X 线胸片检查多为正常，或仅有肺纹理增粗。

二、治疗

治疗原则是止咳、祛痰、平喘和控制感染。

1. 抗菌治疗　如有细菌感染，应及时应用抗生素。可以首选大环内酯类、青霉素类，亦可选用头孢菌素或喹诺酮类等药物。

2. 对症治疗　对发热头痛者，选用解热镇痛药；咳嗽无痰者，可用止咳药；痰液黏稠不易咳出者，可用祛痰药，也可以用雾化吸入法祛痰，如有支气管痉挛，可用支气管扩张药。

三、护理措施

1. 环境　提供整洁舒适、阳光充足的环境，保持室内空气新鲜，定时通风，但应避免对流，以免患者受凉，维持适宜的温、湿度。

2. 饮食护理　建议高蛋白、高维生素、高热量的清淡饮食，禁食辛辣、有刺激性和过于油腻的食物。鼓励患者多饮水，每天保证饮水在 1 500 mL 以上，充足的水分可保证呼吸道黏膜的湿润和病变黏膜的修复，有利于痰液的稀释和排出。

3. 避免诱因　注意保暖；避免尘埃、烟雾等不良刺激；适当休息，避免疲劳。如有发热，发热期间应卧床休息。

4. 用药护理　按医嘱正确、及时给予祛痰、止咳、解痉、平喘药及抗生素，注意观察药物的疗效和不良反应，如使用抗生素可引起过敏反应及大便秘结，祛痰药可致胃部不适及食欲减退等。

5. 病情观察　注意观察体温的变化及咳嗽、咳痰情况，注意有无胸闷、气促等症状，详细记录痰液的色、量、质及气味。指导患者正确留取痰液标本并及时送检，为诊断与治疗提供可靠的依据。

6. 促进有效排痰　指导有效咳嗽、排痰。痰液黏稠不易咳出时，可按医嘱予以雾化吸入。年老、体弱者应协助其翻身，拍背。

7. 心理护理　关心体贴患者，解除患者的焦虑情绪。

四、健康教育

1. 宣教　向患者及家属讲解有关病因及诱因、发病过程、预后知识，以稳定其情绪；帮助患者了解本病的治疗要点，强调多喝水的重要性，指导合理饮食、休息与活动，保证足够的营养、充足的睡眠，避免疲劳，有利于疾病的恢复；指导患者遵医嘱用药，帮助患者了解所用药物的作用及不良反应；告知患者如 2 周后症状仍持续存在，应及时就诊。

2. 避免诱因指导　保持居室空气新鲜、流通，适宜的温度和湿度，注意保暖，防止感冒；做好劳动保护，加强环境卫生，避免粉尘、刺激性气体及烟雾等有害因素的刺激；避免过度劳累；吸烟者劝其戒烟。

3. 活动与运动指导　平时生活要有规律，进行适当的耐寒训练，开展体育锻炼，以增强体质。

（张晓凤）

第四节　支气管扩张护理

支气管扩张是指直径大于 2 mm 的支气管由于管壁的肌肉和弹性组织破坏引起的慢性异常扩张。主要由于支气管及其周围组织的慢性炎症和支气管阻塞，引起支气管管壁肌肉和弹性组织的破坏，导致支气管管腔不正常扩张和变形。临床上主要表现为慢性咳嗽伴大量脓痰和（或）反复咯血。

婴幼儿麻疹、百日咳、支气管肺炎等感染，是支气管 – 肺组织感染和阻塞所致的支气管扩张最常见的原因。随着人民生活水平的提高，麻疹、百日咳疫苗的预防接种以及抗生素的临床应用，使本病的发病率大为降低。

一、护理评估

1. 健康史　详细询问患者既往是否有麻疹、百日咳、支气管肺炎迁延不愈；有无反复发作的呼吸道感染病史。

2. 身体状况　评估内容如下。

（1）主要症状

1）慢性咳嗽、大量脓痰：咳嗽、咳痰与体位改变有关，晨起及晚间卧床改变体位时咳嗽明显、痰量增多。感染急性发作时，黄绿色脓痰明显增加，一日达数百毫升；如有厌氧菌混合感染时，痰有恶臭味，呼吸有臭味。痰液收集于玻璃瓶中静置后分为四层：上层为泡沫，下悬脓性成分，中层为浑浊黏液，下层为坏死组织沉淀物。

2）反复咯血：57% ~75% 的患者反复咯血，量不等，从痰中带血至大咯血，咯血量与病情程度、病变范围不一致。部分患者仅有反复咯血，临床上称为"干性支气管扩张"，常见于结核性支气管扩张，病变多发生在引流良好的上叶支气管，且不易感染。

3）反复肺部感染：其特征是同一肺段反复发生肺炎并迁延不愈。这是由于扩张的支气管清除分泌物的功能丧失，引流差，易于反复发生感染。

4）全身中毒症状：反复的肺部感染引起全身中毒症状，出现间歇发热或高热、乏力、食欲减退、盗汗、消瘦、贫血等，严重者出现气促或发绀。

（2）体征：早期或干性支气管扩张无异常肺部体征。典型体征是在两肺下方持续存在的粗、中湿啰音，咳嗽、咳痰后啰音可暂时消失，以后又出现。结核引起的支气管扩张，湿啰音多位于肩胛间区；有时可伴哮鸣音。部分慢性患者可出现杵状指（趾）、贫血，肺功能严重下降的患者活动后可出现发绀等。

3. 心理 – 社会状况　支气管扩张是长期反复感染的慢性疾病，病程长，发病年龄较轻，给患者的学习、工作、甚至婚姻问题带来影响，尤其病情迁延反复，检查治疗收效不显著，患者出现悲观、焦虑情绪；痰多、有口臭的患者，在心理上产生极大压力，表现自卑、孤独、回避。若突然大咯血时，又可出现精神紧张、恐惧等表现。

4. 辅助检查

（1）胸部 X 线检查：早期轻者一侧或双侧肺纹理增多、增粗现象；典型 X 线表现为粗乱肺纹理中有多个不规则的蜂窝状透亮阴影，或沿支气管的卷发状阴影，感染时阴影内出现液平面。

（2）胸部 CT 检查：显示管壁增厚的柱状扩张，或成串成簇的囊样改变。

（3）支气管造影：是诊断支气管扩张的主要依据，可确诊本病，确定病变部位、性质、范围、严重程度，为治疗或手术切除提供重要参考依据。

（4）纤维支气管镜检查：明确出血、扩张或阻塞部位，还可进行活检、局部灌洗、局部止血，取冲洗液做微生物检查。

（5）实验室检查：继发肺部感染时白细胞总数和中性粒细胞增多。痰涂片或培养发现致病菌。

二、治疗

其原则是控制呼吸道感染，保持呼吸道引流通畅，处理咯血，必要时手术治疗。

1. 控制感染　是急性感染期的主要治疗措施。急性感染时根据病情、痰培养及药物敏感实验选用合适抗生素控制感染。

2. 加强痰液引流　痰液引流和抗生素治疗同样重要，可保持气道通畅，减少继发感染和减轻全身中毒症状。主要治疗方法有物理治疗法、药物祛痰法、纤维支气管镜吸痰法等。

3. 手术治疗　适用于病灶范围较局限，全身情况较好，经药物治疗仍有反复大咯血或感染者。根据病变范围行肺段或肺叶切除术；病变范围广泛或伴有严重心、肺功能障碍者不宜手术治疗。

4. 咯血处理　少量咯血给予药物止血；大量咯血时常用垂体后叶素缓慢静脉注射，经药物治疗无效者，行支气管动脉造影，根据出血小动脉的定位，注入吸收性明胶海绵或聚乙烯醇栓，或行栓塞止血。

三、护理措施

1. 一般护理

（1）急性感染或病情严重者须卧床休息；保持室内空气流通，维持适宜的温度、湿度，注意保暖；使用防臭、除臭剂，消除室内异味。避免到空气不疏通的公共场所，戒烟，避免接触呼吸道感染患者。

（2）加强营养，摄入总热量以不低于 3 000kcal/d 为宜，指导患者多进食肉类、蛋类、豆类及新鲜蔬菜、水果等高蛋白、高热量及富含维生素和矿物质的饮食，增强机体抵抗力；高热者给予物理降温，鼓励患者多饮水，保证摄入足够的水分，每天饮水量在 1.5～2L，利于痰液稀释，易于咳出。大咯血时应暂禁食。

2. 病情观察　观察患者咳嗽、咳痰的量、颜色、黏稠度及痰液的气味，咳嗽、咳痰与体位的关系；

有无咯血，以及咯血的量、性质；有无胸闷、气急、烦躁不安、面色苍白、神色紧张、出冷汗等异常表现，并密切观察患者体温、心率、呼吸、血压的变化，警惕窒息的发生。

3. 体位引流护理　体位引流是利用重力作用促使呼吸道分泌物流入支气管、气管而排出体外。有助于排出积痰，减少继发感染和全身中毒症状。对痰多、黏稠而不易排出者，其作用有时不亚于抗生素，具体措施如下。

（1）引流前向患者说明体位引流的目的及操作过程，消除顾虑，取得患者的合作。

（2）根据病变部位及患者自身体验，采取相应体位。原则上抬高患肺位置，使引流支气管开口向下，同时辅以拍背，以借重力作用使痰液流出。

（3）引流宜在饭前进行，以免饭后引流导致呕吐。引流 1～3 次/天，15～20 分钟/次，时间安排在早晨起床时、晚餐前及睡前。

（4）引流过程中鼓励患者做深呼吸及有效咳嗽，以利于痰液排出；同时注意观察患者反应，如出现咯血、头晕、发绀、呼吸困难、出汗、疲劳等症状，及时停止。

（5）对痰液黏稠者，先用生理盐水超声雾化吸入或服用祛痰药（氯化铵、溴己新等），以稀释痰液，提高引流效果。

（6）引流完毕，给予清水漱口，去除痰液气味，保持口腔清洁，记录排出的痰量和性质，必要时送检。引流过程中应有护士或家人的协助。

4. 预防咯血窒息的护理

（1）嘱少量咯血患者卧床休息，大咯血者绝对卧床休息，取侧卧位或头侧平卧位，避免窒息。

（2）准备好抢救物品（如吸引器、氧气、气管插管、气管切开包、鼻导管、喉镜、止血药、呼吸兴奋剂、升压药及备血等）。

（3）如果发现患者咯血时突然出现胸闷、气急、发绀、烦躁、神色紧张、面色苍白、冷汗、突然坐起等，应怀疑患者发生了窒息，立即通知医师；同时让患者侧卧取头低脚高位，轻拍其背部，协助将血咯出；无效时可直接用鼻导管抽吸，必要时行气管插管或气管切开，以解除呼吸道梗阻。

（4）发生大咯血时，安慰患者，嘱其保持镇静，不能屏气，将血轻轻咯出。

5. 心理护理　以尊重、亲切的态度，多与患者交谈，给予心理支持，帮助患者树立治疗信心，消除紧张、焦虑情绪；发生大咯血时，守护在患者身边，安慰患者，轻声、简要解释病情，减轻患者的紧张情绪，消除恐惧感，告知患者心情放松有利止血，并配合治疗。

四、健康教育

1. 做好麻疹、百日咳等呼吸道传染性疾病的预防接种工作，积极防治支气管肺炎、肺结核等呼吸道感染；治疗上呼吸道的慢性病灶，如扁桃体炎、鼻窦炎、龋齿等，减少呼吸道反复感染的机会。急性感染期，选用有效的抗生素，防止病情加重。注意口腔清洁卫生，用复方硼酸溶液漱口，一日数次。痰液经灭菌处理或焚烧。

2. 锻炼身体，避免受凉，减少刺激性气体吸入，务必戒烟。

3. 教会患者体位引流的方法和选择体位的原则，如两上肺叶的病变，选择坐位或头高脚低的卧位；中、下肺叶的病变，选择头低脚高的健侧卧位。体位的选择不宜刻板，患者还可根据自身体验（有利于痰液排除的体位）选择最佳的引流体位。指导患者和家属掌握有效咳嗽、雾化吸入的方法，观察感染、咯血等症状，以及引流过程中不良反应的处理，一旦症状加重，及时就诊。

4. 向患者说明咯血量的多少与病情程度不一定成正比，咯血时不要惊慌，及时就诊。

5. 对合并肺气肿者应进行呼吸功能锻炼。

（刘 娟）

第五节 慢性阻塞性肺疾病护理

慢性阻塞性肺疾病（COPD）是一种具有气流受限特征的可以预防和治疗的疾病，气流受限不完全可逆、呈进行性发展，与肺部对香烟烟雾等有害气体或有害颗粒的异常炎症反应有关。COPD 主要累及肺脏，但也可引起全身（或称肺外）的不良效应。

COPD 与慢性支气管炎和肺气肿密切相关。慢性支气管炎通常是指在除外慢性咳嗽的其他已知原因后，患者每年咳嗽、咳痰 3 个月以上，并连续 2 年者。肺气肿则指肺部终末细支气管远端气腔出现异常持久的扩张，并伴有肺泡壁和细支气管的破坏而无明显的肺纤维化。当慢性支气管炎、肺气肿患者肺功能检查出现气流受限，并且不能完全可逆时，则能诊断为 COPD。如患者只有慢性支气管炎和（或）肺气肿，而无气流受限，则不能诊断为 COPD。

由于 COPD 患者数量多，死亡率高，社会经济负担重，已成为一个重要的公共卫生问题。COPD 目前居全球死亡原因的第 4 位，世界银行/世界卫生组织公布，至 2020 年 COPD 将位居世界疾病经济负担的第 5 位。在我国，COPD 同样是严重危害人民身体健康的重要慢性呼吸系统疾病。

一、护理评估

1. **健康史** 评估患者慢性支气管炎等既往呼吸道感染的病史；注意询问吸烟史；评估患者的生活环境和职业，是否长期接触有害物质及生产劳动环境；评估既往健康情况，有无慢性肺部疾病；此次患病的起病情况、表现特点和诊治经过等。

2. **病史特征** COPD 患病过程应有以下特征。

（1）吸烟史：多有长期较大量吸烟史。

（2）职业性或环境有害物质接触史：如较长期粉尘、烟雾、有害颗粒或有害气体接触史。

（3）家族史：COPD 有家族聚集倾向。

（4）发病年龄及好发季节：多于中年以后发病，症状好发于秋冬寒冷季节，常有反复呼吸道感染及急性加重史。随病情进展，急性加重越渐频繁。

（5）慢性肺源性心脏病史：COPD 后期出现低氧血症和（或）高碳酸血症，可并发慢性肺源性心脏病和右心衰竭。

3. **身体评估**

（1）症状

1）慢性咳嗽：通常为首发症状。初起咳嗽呈间歇性，早晨较重，以后早晚或整日均有咳嗽，但夜间咳嗽并不显著。少数病例咳嗽不伴咳痰，也有部分病例虽有明显气流受限但无咳嗽症状。

2）咳痰：咳嗽后通常咳少量黏液性痰，部分患者在清晨较多；合并感染时痰量增多，常有脓性痰。

3）气短或呼吸困难：这是 COPD 的标志性症状，是使患者焦虑不安的主要原因，早期仅于劳力时出现，后逐渐加重，以致日常活动甚至休息时也感气短。

4）喘息和胸闷：不是 COPD 的特异性症状。部分患者特别是重度患者有喘息；胸部紧闷感通常于劳力后发生，与呼吸费力、肋间肌等容性收缩有关。

5）全身性症状：在疾病的临床过程中，特别在较重患者，可能会发生全身性症状，如体重下降、食欲减退、外周肌肉萎缩和功能障碍、精神抑郁和（或）焦虑等。

（2）体征：COPD 早期体征可不明显，随疾病进展，常有以下体征。

1）视诊及触诊：胸廓形态异常，包括胸部过度膨胀、前后径增大、剑突下胸骨下角（腹上角）增宽及腹部膨凸等；常见呼吸减弱，频率增快，辅助呼吸肌如斜角肌及胸锁乳突肌参加呼吸运动，重症可见胸腹矛盾运动；患者不时采用缩唇呼吸以增加呼出气量；呼吸困难加重时常采取前倾坐位；低氧血症者可出现口唇及皮肤发绀，伴右心衰竭者可见下肢水肿、肝脏增大。

2）叩诊：由于肺过度充气使心浊音界缩小，肺肝界降低，肺叩诊可呈过度清音。

3）听诊：两肺呼吸音可减弱，呼气延长，平静呼吸时可闻干性啰音，两肺底或其他肺野可闻湿啰音；心音遥远，剑突部心音较清晰响亮。

4. 临床分期　COPD 病程可分为急性加重期与稳定期。

（1）COPD 急性加重期：是指患者出现超越日常状况的持续恶化，并需改变基础 COPD 的常规用药者，通常在疾病过程中，患者短期内咳嗽、咳痰、气短和（或）喘息加重，痰量增多，呈脓性或黏脓性，可伴发热等炎症明显加重的表现。

（2）稳定期：则指患者咳嗽、咳痰、气短等症状稳定或症状轻微。

5. 心理 – 社会状况　由于病程长，病情反复发作、健康状况每况愈下，患者出现逐渐加重的呼吸困难，导致劳动能力逐渐丧失，同时也给患者带来较重的精神负担和经济负担，患者易出现焦虑、悲观、沮丧等心理反应，甚至对治疗失去信心。病情一旦发展到影响工作和生活时，患者容易产生自卑和孤独的心理。

6. 辅助检查

（1）肺功能检查：肺功能检查是判断气流受限的客观指标，其重复性好，对 COPD 的诊断、严重程度评价、疾病进展、预后及治疗反应等均有重要意义。气流受限是以第一秒用力呼气量（FEV_1）占用力肺活量百分比（FEV_1/FVC）降低来确定的。FEV_1/FVC 是 COPD 的一项敏感指标，可检出轻度气流受限。FEV_1 占预计值的百分比（$FEV_1\%$ 预计值）是中、重度气流受限的良好指标，它变异性小，易于操作，应作为 COPD 肺功能检查的基本项目。

（2）胸部 X 线检查：X 线检查对确定肺部并发症及与其他疾病（如肺间质纤维化、肺结核等）鉴别有重要意义。COPD 早期 X 线胸片可无明显变化，以后出现肺纹理增多、紊乱等非特征性改变；主要 X 线体征为肺过度充气。并发肺动脉高压和肺源性心脏病时，除右心增大的 X 线征外，还可有肺动脉圆锥膨隆，肺门血管影扩大及右下肺动脉增宽等。

（3）动脉血气分析：血气异常首先表现为轻、中度低氧血症。随疾病进展，低氧血症逐渐加重，并出现高碳酸血症。

（4）其他检查：低氧血症时，血红蛋白及红细胞可增高。并发感染时外周血白细胞增高，核左移，痰培养可检出各种病原菌，常见者为肺炎链球菌、流感嗜血杆菌、卡他莫拉菌、肺炎克雷白杆菌等。

二、治疗

1. COPD 稳定期治疗

（1）治疗目的

1）减轻症状，阻止病情发展。

2）缓解或阻止肺功能下降。

3）改善活动能力，提高生活质量。

4）降低病死率。

（2）教育与管理：主要内容包括①教育与督促患者戒烟。②使患者了解 COPD 的病理生理与临床基础知识。③掌握一般和某些特殊的治疗方法。④学会自我控制病情的技巧，如腹式呼吸及缩唇呼吸锻炼等。⑤了解赴医院就诊的时机。⑥社区医生定期随访管理。

（3）控制职业性或环境污染：避免或防止粉尘、烟雾及有害气体吸入。

（4）药物治疗：根据疾病的严重程度，逐步增加治疗，如果没有出现明显的药物不良反应或病情的恶化，应在同一水平维持长期的规律治疗。根据患者对治疗的反应及时调整治疗方案。

1）支气管舒张剂：是控制 COPD 症状的主要治疗措施。主要的支气管舒张剂有 β_2 受体激动剂、抗胆碱能药及甲基黄嘌呤等茶碱类药物。

2）糖皮质激素：长期规律吸入糖皮质激素较适用于 $FEV_1 < 50\%$ 预计值（Ⅲ级和Ⅳ级）并且有临床症状以及反复加重的 COPD 患者。目前常用剂型有沙美特罗 + 氟替卡松、福莫特罗 + 布地奈德。

3）其他药物：祛痰药、抗氧化剂、免疫调节剂、流感疫苗、中药等。

（5）氧疗：COPD 稳定期进行长期家庭氧疗对具有慢性呼吸衰竭的患者可提高生存率。对血流动力学、血液学特征、运动能力、肺生理和精神状态都会产生有益的影响。

（6）康复治疗：包括呼吸生理治疗、肌肉训练、营养支持、精神治疗与教育等多方面措施。

（7）外科治疗：包括肺大疱切除术、肺容量减容术和肺移植等。

2. COPD 急性加重期的治疗

（1）确定 COPD 急性加重的原因。

（2）COPD 急性加重的诊断和严重性评价。

（3）院外治疗：对于 COPD 加重早期，病情较轻的患者可以在院外治疗，但需注意病情变化，及时决定送医院治疗的时机。院外治疗包括适当增加以往所用支气管舒张剂的剂量及频度。口服糖皮质激素，也可糖皮质激素联合长效 β_2 受体激动剂雾化吸入治疗。咳嗽痰量增多并呈脓性时应积极给予抗生素治疗。

（4）住院治疗：COPD 加重期主要的治疗方案如下。

1）根据症状、血气分析、胸部 X 线片等评估病情的严重程度。

2）控制性氧疗：氧疗是 COPD 加重期住院患者的基础治疗。

3）抗生素：COPD 急性加重多由细菌感染诱发，故抗生素在 COPD 加重期治疗中具有重要地位。

4）支气管舒张剂：短效 β_2 受体激动剂较适用于 COPD 急性加重期的治疗。若效果不显著，建议加用抗胆碱能药物。对于较为严重的 COPD 患者，可考虑静脉滴注茶碱类药物。

5）糖皮质激素：在应用支气管舒张剂基础上，口服或静脉滴注糖皮质激素。

6）机械通气：可通过无创或有创方式给予机械通气，根据病情需要，可首选无创性机械通气。

7）其他治疗措施：维持液体和电解质平衡，注意补充营养。

三、护理措施

1. **环境**　提供整洁、舒适、阳光充足的环境。保持室内空气新鲜，定时通风，但应避免对流，以免患者受凉。维持适宜的温、湿度。

2. **饮食**　根据患者的病情和饮食习惯，给予高热量、高蛋白、高维生素的易消化饮食，食物宜清淡，避免油腻、辛辣。避免过冷、过热及产气食物，以防腹胀而影响膈肌运动。指导患者少食多餐，避免因过度饱胀而引起呼吸不畅。注意保持口腔清洁卫生，以增进食欲，补充机体必需营养物质，预防营养不良及呼吸肌疲劳的发生；便秘者，应鼓励多进食富含纤维素的蔬菜和水果。在患者病情允许时，鼓励患者多饮水，每天保证饮水在 1 500 mL 以上，足够的水分可保证呼吸道黏膜的湿润和病变黏膜的修复，有利于痰液的稀释和排出。

3. **休息**　急性加重期患者须卧床休息，协助患者取舒适体位，以减少机体消耗。稳定期可适当活动，帮助患者制定活动计划，活动应量力而行，循序渐进，以患者不感到疲劳为宜。

4. **病情观察**　监测患者呼吸频率、节律、深度及呼吸困难的程度。监测生命体征，尤其是血压、心率和心律的变化。观察缺氧及二氧化碳潴留的症状和体征。密切观察患者咳嗽、咳痰情况。注意有无并发症的发生。监测动脉血气分析、电解质、酸碱平衡状况。

5. **保持呼吸道通畅**　及时清除呼吸道分泌物，保持气道通畅，是改善通气，防止和纠正缺氧与二氧化碳潴留的前提。护理措施包括胸部物理疗法、湿化和雾化、机械吸痰及必要时协助医生建立人工气道。

6. **用药护理**　遵医嘱正确、及时给药，指导患者正确使用支气管解痉气雾剂。长期或联合使用抗生素可导致二重感染，应注意观察。

7. **氧疗护理**　在氧疗实施过程中，应注意观察氧疗效果，如吸氧后患者呼吸困难减轻，呼吸频率减慢，发绀减轻，心悸缓解，活动耐力增加或动脉血 PaO_2 达到 7. 33 kPa 以上，$PaCO_2$ 呈逐渐下降趋势，显示氧疗有效。应根据动脉血气分析结果和患者的临床表现，及时调整吸氧流量或浓度，达到既保持氧疗效果，又可防止氧中毒和二氧化碳麻醉的目的。注意保持吸入氧气的湿化，以免干燥的氧气对呼吸道产生刺激和气道黏液栓形成。输送氧气的导管、面罩、气管导管等应妥善固定，以使患者感到舒适；保持其清洁与通畅，所有吸氧装置均应定期消毒，专人使用，预防感染和交叉感染。向患者家属交代氧疗的重要性，嘱其不要擅自停止吸氧或变动氧流量。特别是睡眠时氧疗不可间歇，以防熟睡时呼吸中枢兴奋性减弱或上呼吸道阻塞而加重低氧血症。

8. **呼吸功能锻炼**　适合稳定期患者，其目的是使浅而快的呼吸变为深而慢的有效呼吸。进行腹式呼吸和缩唇呼吸等呼吸功能训练，能有效加强膈肌运动，提高通气量，减少耗氧量，改善呼吸功能，减轻呼吸困难，增加活动耐力。具体方法如下所示。

（1）腹式呼吸训练：指导患者采取立位、坐位或平卧位，左、右手分别放在腹部和胸前，全身肌肉放松，静息呼吸。吸气时，用鼻吸入，尽力挺腹，胸部不动；呼气时，用口呼出，同时收缩腹部，胸廓保持最小活动幅度，缓呼深吸，增加肺泡通气量。理想的呼气时间应是吸气时间的 2~3 倍；呼吸7~8 次/分，反复训练，10~20 分钟/次，2 次/天。熟练后逐步增加次数和时间，使之成为不自觉的呼吸习惯。

（2）缩唇呼吸训练：用鼻吸气用口呼气，呼气时口唇缩拢似吹口哨状，持续而缓慢地呼气，同时收缩腹部。吸与呼时间之比为 1：2 或 1：3，尽量深吸缓呼，呼吸 7～8 次/分，10～15 分钟/次，训练 2 次/天。缩唇呼气使呼出的气体流速减慢，延缓呼气气流压力下降，防止小气道因塌陷而过早闭合，改善通气和换气。

9. 心理护理　了解和关心患者的心理状况，经常巡视，患者在严重呼吸困难期间，护士应尽量在床旁陪伴，或者将呼叫器放在患者易取之处，听到呼叫立即应答。允许患者提问和表达恐惧心理，让患者说出或写出引起焦虑的因素，教会患者自我放松等缓解焦虑的方法，也有利于缓解呼吸困难，改善通气。稳定期应鼓励患者生活自理及进行社交活动，以增强患者自信心。

四、健康教育

1. 了解 COPD 的概况，包括 COPD 的定义，气流受限特点，防控 COPD 的社会经济意义等。

2. 知道通过长期规范的治疗能够有效控制其症状，不同程度地减缓病情进展速度。

3. 了解 COPD 的病因，特别是吸烟的危害以及大气污染、反复发生上呼吸道感染等因素的作用。

4. 了解 COPD 的主要临床表现。

5. 了解 COPD 的诊断手段，以及如何评价相关检查结果，包括 X 线胸片和肺功能测定结果。

6. 知道 COPD 的主要治疗原则，了解常用药物的作用、用法和不良反应，包括掌握吸入用药技术。

7. 根据我国制定的 COPD 防治指南，结合患者的病程和病情，医患双方制定出初步的治疗方案，包括应用抗胆碱能药物、茶碱类药物和 β_2 受体激动剂，必要时吸入糖皮质激素甚至短期口服激素，以后根据病情变化及治疗反应（包括肺功能测定指标）不断调整和完善，并制定出相应的随访计划。

8. 了解 COPD 急性加重的原因、临床表现及预防措施。发生 COPD 急性加重时能进行紧急自我处理。

9. 知道在什么情况下应去医院就诊或急诊。

10. 学会最基本的、切实可行的判断病情轻重的方法，如 6 分钟步行、登楼梯或峰流速测定。

11. 帮助至今仍吸烟者尽快戒烟并坚持下去，包括介绍戒烟方法，必要时推荐相关药品。

12. 介绍并演示一些切实可行的康复锻炼方法，如腹式呼吸、深呼吸、缩唇呼吸。

13. 对于符合指征且具备条件者，指导其开展长期家庭氧疗及家庭无创机械通气治疗。

14. 设法增强或调整患者的机体免疫力，减少 COPD 的急性加重。如接种肺炎疫苗和每年接种 1 次流感疫苗。

（周　燕）

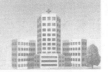

第五章 消化内科疾病护理

第一节 消化系统疾病的常见症状与体征的护理

一、恶心与呕吐

恶心与呕吐是消化系统疾病的常见症状。恶心是指一种对食物反感或食后即想呕吐的感觉。呕吐是指胃内容物或一部分小肠内容物，通过食管逆流出口腔的一种复杂的反射性动作。

恶心常是呕吐的前驱症状，也可单独出现。呕吐是人体的一种本能，可将有害物由胃排出，从而起到保护作用。因此，恶心、呕吐也是身体的一个警示。但持久而剧烈的呕吐可引起人体水、电解质紊乱，代谢性碱中毒及营养障碍等。

（一）常见原因

1. 胃源性呕吐　当胃黏膜受到化学性或机械性刺激（如急性胃炎、胃癌等）或胃过度充盈（幽门梗阻）时即可发生呕吐。

2. 腹部疾病引起的反射性呕吐　各种急腹症，如肠梗阻、腹膜炎、阑尾炎、胆管及胰腺疾病，因刺激迷走神经纤维引起反射性呕吐。

（二）临床表现

1. 呕吐物量大，见于幽门梗阻、小肠上部梗阻。

2. 呕吐物为血性，见于上消化道出血，如食管下端黏膜撕裂症、溃疡病、出血性胃炎、胃癌、食管静脉曲张破裂等。

3. 混有胆汁，提示梗阻的部位在十二指肠以下。

4. 混有隔餐食物或隔日食物，提示幽门梗阻。

5. 呕吐物有粪臭味，提示小肠低位梗阻、麻痹性肠梗阻、近段肠腔内有大量细菌繁殖、结肠梗阻或有回盲瓣关闭不全、结肠造瘘或上段小肠结肠瘘。

6. 呕吐物中见少量未消化食物，见于贲门失弛缓症等食管性呕吐。

（三）辅助检查

1. 体检

（1）一般检查：注意营养状态、精神状态，有无失水现象。

（2）腹部检查：有无振水音和胃肠蠕动波、肠型。有无腹胀、腹壁有无紧张、压痛、反跳痛。腹部有无包块及移动性浊音，肠鸣音有无亢进、减弱或消失。

（3）眼底检查：有无脑膜刺激症状、脑膜刺激的神经反射征，颅压增高时应做眼底检查。

2. 实验室检查　恶心、呕吐患者的实验室检查：①血常规、尿常规及酮体的检查。②血糖、尿素氮及二氧化碳结合力的测定。③电解质及肝功能检查。④必要时做呕吐物化学分析或细菌培养。⑤疑有颅内疾患时，做脑脊液检查。

3. X线检查　恶心、呕吐患者的X线检查包括腹部透视或腹部平片，食管、胃肠、胆囊或颅骨摄影等，必要时做脑CT、脑血管造影、磁共振检查。

4. 特殊检查　恶心、呕吐患者的特殊检查：①食管测压，用于发现食管动力性疾病，如弥漫性食管痉挛、贲门失弛缓症等引起的假性呕吐。②胃排空测定，包括放射性闪烁扫描显像法、胃超声评价液体食物的排空以及碳13尿素呼气试验。③胃电图，用于识别胃起搏点的节律异常，但存在信号不良、伪差与临床症状相关性差等缺点。④胃肠测压，是评价上胃肠道动力异常最可靠的生理学检查，但是检查烦琐、昂贵、操作困难。

（四）治疗

1. 治疗原则　呕吐的治疗原则：①积极寻找病因，给予针对性的治疗。②镇吐对症治疗。③纠正水、电解质代谢紊乱。④其他并发症治疗。

2. 对症治疗

（1）呕吐严重时禁食，待呕吐逐渐好转后，可给流质或半流质饮食。

（2）补液维持水、电解质及酸碱平衡。

（3）适当给予镇静、镇吐或解痉药物，如多潘立酮10 mg或甲氧氯普胺10 mg，每日2～3次口服。

（4）针灸治疗：胃肠病引起的呕吐针刺足三里、内关、中脘穴位。脑部疾病引起的呕吐针刺合谷、少商、足三里穴位。

（五）护理评估

1. 健康史

（1）常见原因：妊娠呕吐、反应性呕吐、消化系统疾病、急性中毒、呼吸系统疾病、泌尿系统疾病、循环系统疾病、妇科疾病、青光眼、遗传因素、胃及十二指肠运动异常、应激紧张、吸烟、饮酒等。

（2）恶心、呕吐的规律性：餐后近期内出现呕吐，并有骤起的集体发病情况，应考虑食物中毒；神经性呕吐多在餐后即刻发生；在餐后较久或积数餐之后才出现呕吐的，多见于消化性溃疡及胃癌等引起的幽门、十二指肠慢性不全梗阻。

（3）恶心、呕吐发生时间：晨间呕吐在育龄女性应考虑早期妊娠反应，有时也见于尿毒症或慢性酒精中毒。有些鼻窦炎因分泌物刺激咽部，也有晨起恶心和干呕。夜间呕吐多见于幽门梗阻。

（4）恶心、呕吐的特点：一般呕吐常先有明显恶心，然后出现呕吐。但神经性呕吐可不伴有恶心或仅有轻微恶心，呕吐并不费力，甚至可以随心所欲地呕吐。高血压脑病或颅内病变引起颅压增高时，也常常没有恶心而突然出现喷射状呕吐。

（5）恶心、呕吐物的性质：幽门梗阻的呕吐物含有隔餐或隔日食物，有酸臭味；呕吐物中含有多量黄色胆汁，多见于频繁剧烈呕吐或十二指肠乳头以下的肠梗阻；大量呕吐多见于幽门梗阻或急性胃扩张，一次呕吐可超过1 000 mL；呕吐物有粪便臭味的可能是低位肠梗阻；呕吐大量酸性胃液多见于高酸性胃炎、活动期十二指肠溃疡或促胃液素瘤；呕吐物呈咖啡样或鲜红色，考虑上消化道出血。

2. 身体状况　对于频繁、剧烈呕吐者，评估血压、尿量、皮肤弹性及有无水、电解质平衡紊乱等症状。

（六）护理诊断

1. 有体液不足的危险　与大量呕吐导致失水有关。

2. 活动无耐力　与频繁呕吐导致失水和电解质有关。

3. 焦虑　与频繁呕吐、不能进食有关。

（七）护理措施

1. 评估患者的一般情况　包括年龄、原发疾病、全身情况、生命体征、神志、营养状况，有无失水表现。评估患者心理状态，恶心、呕吐发生的时间、频率、原因或诱因、与进食的关系等。

2. 生活护理　协助患者进行日常生活活动。患者呕吐时应协助其坐起或侧卧，头偏向一侧，以免误吸。呕吐完毕协助其漱口，更换污染衣物、被褥，开窗通风去除异味。遵医嘱应用镇吐药物及其他治疗，促使患者逐步恢复正常饮食和体力。告知患者坐起、站立时动作应缓慢，以免发生直立性低血压。

3. 应用放松技术　常用深呼吸、转移注意力等放松技术，减少呕吐的发生。深呼吸法：用鼻吸气，然后张口慢慢呼气，反复进行；转移注意力：通过与患者交谈，或倾听轻松的音乐、阅读喜爱的文章等方法转移患者注意力。

4. 心理护理　通过观察患者以及与患者家属交谈，了解患者心理状态，耐心解答患者及家属所提出的种种疑惑。解释呕吐与精神因素的关系，讲解精神紧张不利于呕吐的缓解，而且紧张、焦虑会影响食欲及消化能力。

5. 病情观察　患者呕吐量大时，注意有无水、电解质及酸碱平衡失调。

（1）监测生命体征：定时测量和记录患者生命体征直至稳定。血容量不足时可发生心动过速、呼吸急促、血压降低，特别是直立性低血压。持续性呕吐导致大量胃液丢失而发生代谢性碱中毒时，患者呼吸浅而慢。

（2）观察失水征象：准确记录每日的出入量、尿比重、体重。动态观察实验室检查结果，如电解质、酸碱平衡状态。观察患者有无失水征象，依失水程度不同，患者可出现软弱无力、口渴、皮肤黏膜干燥及弹性减弱、尿量减少、尿比重增高，甚至出现烦躁、神志不清及昏迷等表现。

（3）观察呕吐情况：观察患者呕吐的特点，记录呕吐的次数，呕吐物的性质、量、颜色及气味。

（4）积极补充水分和电解质：剧烈呕吐不能进食或严重水、电解质失衡时，主要通过静脉输液给予纠正。口服补液时，应少量多次饮用，以免再次引起恶心、呕吐。口服补液未能达到所需补液量时，需要静脉输液以恢复和保持机体的液体平衡。

二、呕血与黑便

呕血是指上消化道或消化器官出血，血液从口腔呕出。上消化道或小肠出血时，血红蛋白的铁质在肠道经硫化物作用形成黑色硫化铁，粪便可呈黑色而发亮，称为柏油样便。常由上消化道疾病（食管、胃十二指肠、胃空肠吻合术后的空肠、胰腺、胆管）急性出血所致，少数见于某些全身性疾病。大量呕血易发生失血性休克，危及生命。

（一）临床表现

每日出血量超过 60 mL 即可有黑便；有呕血则提示胃内储血量至少达 300 mL。呕血前常有上腹不适及恶心，大量出血时常发生急性周围循环衰竭，对出血量的判断见表 5 - 1。

表 5 - 1　上消化道出血程度的判断

分级	失血量	血压	脉搏	血红蛋白	临床表现
轻度	占全身总血量 10% ~ 15%，成人失血量 < 500 mL	基本正常	正常	无变化	一般不引起全身症状，或仅有头晕、乏力
中度	占全身总血量 20% ~ 30%，成人失血量 500 ~ 1 000 mL	收缩压下降 80 mmHg	100 ~ 120 次/分	70 ~ 100 g/L	一时性眩晕、口渴、心悸、烦躁、尿少、肤色苍白
重度	占全身总血量 > 30%，成人失血量 > 1 500 mL	收缩压 < 80 mmHg	> 120 次/分	< 70 g/L	神志恍惚、四肢厥冷、大汗、少尿或无尿

（二）辅助检查

1. 一般检查　呕血与黑便的一般检查：注意面容与贫血程度，有无周围循环衰竭表现，如四肢厥冷、脉搏细数、血压下降、烦躁不安等，有无蜘蛛痣、黄疸、肝掌及皮肤色素沉着，有无黏膜或皮肤或出血，有无锁骨上淋巴结或全身淋巴结增大。

2. 腹部检查　呕血与黑便的腹部检查；有无腹壁静脉曲张，有无腹压痛和包块，有无肝、脾大和腹腔积液。

3. 肛门直肠指检的作用　肛门直肠指检在呕血与黑便的检查中可早期发现黑便，注意有无痔或肿块。

4. 实验室检查　呕血与黑便的化验检查：①血常规、尿常规检查。②血型测定并做好交叉配血试验。③肝功能检查、尿素氮测定。④必要时做 ESR 和出血性疾病常规检查。

5. 特殊检查　呕血与黑便的特殊检查：①急诊内镜检查，应在出血 24 ~ 48 小时内进行，对出血部位和性质的诊断有重要价值。②超声波肝、脾、胆囊探查。③X 线检查，一般在出血停止后 1 周做胃肠钡餐检查。④必要时做腹部血管造影，协助诊断出血病灶与部位。

（三）治疗原则

1. 一般处理措施　绝对静卧，监测脉搏、血压、呼吸、神志变化，烦躁不安者给予镇静剂。呕血者宜暂禁食，呕血停止后可给予少量多次流质饮食。

2. 止血措施　①食管静脉曲张破裂出血可放置三腔二囊管压迫止血和（或）静脉注射血管升压素、生长抑素。②消化性溃疡或急性胃黏膜病变出血可用 H_2 受体阻断剂，如 Famotidine 或质子泵抑制剂 Omeprazole 静脉注射。③口服或胃内灌注 8 mg/dL 去甲肾上腺素溶液。④内镜注射硬化剂、组织胶及套扎治疗或电凝止血。

3. 介入治疗　患者严重消化道大出血在少数特殊情况下既无法进行内镜治疗又不能耐受手术治疗，可考虑在选择性肠系膜动脉造影找到出血灶的同时进行血管栓塞治疗。

4. 手术治疗　呕血与黑便患者经内科积极抢救 24 ~ 48 小时仍不能控制止血时，应考虑外科手术治疗。

（四）护理评估

1. 评估可能引起出血的原因及部位　如溃疡出血、肠系膜血管畸形出血、术后吻合口出血、门脉高压出血等。

2. 遵医嘱给予辅助检查　胃镜、肠镜、BUS、CT、消化道造影、DSA 等。

3. 实验室和特殊检查结果　血常规、血尿素氮、红细胞计数、网织红细胞、便常规、肝肾功能、电解质水平。

4. 血红蛋白情况　血红蛋白 90 ~ 110 g/L 为轻度贫血，60 ~ 90 g/L 为中度贫血，50 ~ 60 g/L 为重度贫血，< 60 g/L 有输血指征。

5. 评估面色、有无休克征象（烦躁不安或神志不清、面色苍白、四肢湿冷、口唇发绀、呼吸急促等，血压下降、脉压变小、心率加快、尿量减少）。

（五）护理诊断

1. 组织灌注量无效（外周）　与上消化道出血致血容量不足有关。

2. 活动无耐力　与呕血、黑便致贫血有关。

3. 焦虑/恐惧　与大量呕血与黑便有关。

4. 潜在并发症　休克。

5. 有误吸的危险　与呕吐物误吸入肺内有关。

（六）护理措施

1. 一般护理措施

（1）绝对卧床休息：保持安静，避免不必要的交谈。休克患者平卧位，床挡拉起。出血停止后以卧床休息为主，适当活动，避免头晕跌倒。床边悬挂防跌倒牌。及时清除血污物品，保持床单元整洁。

（2）体位：急性出血期给予侧卧或平卧位，头偏向一侧，以防窒息。

（3）饮食：出血期禁食，关注补液量是否恰当，以防血容量不足。禁食患者应做好口腔护理，恢复期根据医嘱给予适当饮食，从流质→无渣（低纤维）半流→低纤维普食，渐进恢复饮食。

（4）心理指导：耐心做心理疏导，使其放松身心，配合治疗。

2. 基础生命体征观察

（1）体温：大量出血后，多数患者在 24 小时内出现低热，一般不超过 38.5 ℃，持续 3 ~ 5 天。

（2）出血时先脉搏加快，然后血压下降。注意测量坐卧位血压和脉搏（如果患者卧位改坐位血压下降 > 20 mmHg，心率上升 > 10 次/分则提示血容量明显不足，是紧急输血的指征）。

（3）病情观察：观察呕血的颜色、量、持续时间及频率。患者的呼吸、血压、血氧、脉搏、心率、尿量、皮肤及甲床色泽。

（4）注意观察有无窒息征兆症状：咯血停止、发绀、自感胸闷、心悸、大汗淋漓、喉痒有血腥味及精神高度紧张等。

3. 症状及体征观察

（1）再出血的观察：呕血的颜色（鲜红或有血块、咖啡色）、量，排便次数、颜色（血便、黑便、柏油样、黏液血便）和性状（成形、糊状、稀便、水样）。

（2）出血严重程度的估计：成人每日消化道出血 5 ~ 10 mL 粪便潜血试验出现阳性；50 ~ 100 mL 可出现黑便；胃内积血量在 250 ~ 300 mL 可引起呕血；一次出血量 < 400 mL 一般不引起全身症状；出血量 > 400 ~ 500 mL，可出现全身症状，如头晕、心悸、乏力等；短时间内出血量 > 1 000 mL，可出现周围循环衰竭表现，如口干、意识变化、休克等。

（3）肠鸣音和伴随的腹部体征，尿量变化（有无急性肾衰竭及血容量补充是否足够）。

4. 用药观察

（1）呕血量较大者常用垂体后叶素 18U 加入生理盐水 100 mL，静脉泵入 10 mL/h（高血压、冠心病患者及孕妇禁用），可用酚妥拉明（立其丁）10 mg 加入生理盐水 100 mL 静脉泵入 10 mL/h，注意观察有无腹痛等不良反应。

（2）镇静药：对烦躁不安者常用镇静药，如地西泮 5～10 mg 肌内注射。禁用吗啡、哌替啶，以免抑制呼吸。

（3）应备齐急救药品及器械：如止血药、强心药、呼吸中枢兴奋药等药物。此外，应备开口器、压舌板、舌钳、氧气筒或氧气枕、电动吸引器等急救器械。

三、腹痛

腹痛按起病急缓、病程长短可分为急性与慢性腹痛。急性腹痛多由腹腔脏器的急性炎症、扭转或破裂，空腔脏器梗阻或扩张，腹腔内血管阻塞等引起；慢性腹痛的原因常为腹腔脏器的慢性炎症、腹腔脏器包膜的张力增加、消化性溃疡、胃肠神经功能紊乱、肿瘤压迫及浸润等。此外，某些全身性疾病、泌尿生殖系统疾病、腹外脏器疾病，如急性心肌梗死和下叶肺炎也可引起腹痛。

（一）临床表现

腹痛可表现为隐痛、钝痛、灼痛、胀痛、刀割样痛、钻痛或绞痛等，可为持续性或阵发性疼痛，其部位、性质和程度常与疾病有关。如胃、十二指肠疾病引起的腹痛多为中上腹部隐痛、灼痛或不适感，伴畏食、恶心、呕吐、嗳气、反酸等。小肠疾病多呈脐周疼痛，并有腹泻、腹胀等表现。

大肠病变所致的腹痛为腹部一侧或双侧疼痛。急性胰腺炎常出现上腹部剧烈疼痛，为持续性钝痛、钻痛或绞痛，并向腰背部呈带状放射。急性腹膜炎时疼痛弥漫全腹，腹肌紧张，有压痛、反跳痛。

（二）辅助检查

根据不同病种进行相应的实验室检查，必要时需做 X 线检查、消化道内镜检查等。

（三）护理评估

1. 健康史　腹痛发生的原因或诱因，起病急骤或缓慢、持续时间，腹痛的部位、性质和程度；腹痛与进食、活动、体位等因素的关系；腹痛发生时的伴随症状，如有无恶心、呕吐、腹泻、呕血、便血、血尿、发热等；有无缓解疼痛的方法；有无精神紧张、焦虑不安等心理反应。

2. 身体状况

（1）全身情况：生命体征、神志、神态、体位、营养状况以及有关疾病的相应体征，如腹痛伴黄疸者提示与胰腺、胆系疾病有关，腹痛伴休克者可能与腹腔脏器破裂、急性胃肠穿孔、急性出血性坏死性胰腺炎、急性心肌梗死、肺炎等有关。

（2）腹部检查：腹部外形，有无膨隆或凹陷；有无胃形、肠形及蠕动波；有无腹壁静脉显露及其分布与血流方向。肠鸣音是否正常。腹壁紧张度，有无腹肌紧张、压痛、反跳痛，其部位、程度；肝脾是否大，其大小、硬度和表面情况；有无腹块。有无振水音、移动性浊音。为了避免触诊引起胃肠蠕动增加，使肠鸣音发生变化，腹部检查的顺序为视、听、触、叩，但仍按视、触、叩、听的顺序记录。

（四）护理诊断

1. 疼痛　与腹腔脏器或腹外脏器的炎症、缺血、梗阻、溃疡、肿瘤或功能性疾病等有关。

2. 焦虑　与剧烈腹痛、反复或持续腹痛不易缓解有关。

（五）护理措施

腹痛是很常见的临床症状。因发病原因的不同，腹痛的性质、程度、持续时间和转归各异，需要有针对性地治疗、护理，包括病因治疗和镇痛措施。腹痛患者的一般护理原则包括以下几个方面：

1. 疼痛

（1）腹痛的监测

1）观察并记录患者腹痛的部位、性质及程度，发作的时间、频率，持续时间，以及相关疾病的其他临床表现。如果疼痛突然加重、性质改变，且经一般对症处理疼痛不能减轻，需警惕某些并发症的出现，如消化性溃疡穿孔引起弥漫性腹膜炎等。

2）观察非药物性和（或）药物镇痛治疗的效果。

（2）非药物性缓解疼痛的方法：该方法是对疼痛，特别是慢性疼痛的主要处理方法，能减轻患者的焦虑、紧张，提高其疼痛阈值和对疼痛的控制感。具体方法：

1）行为疗法：指导式想象（利用一个人对某特定事物的想象而达到特定的正向效果，如回忆一些有趣的往事可转移对疼痛的注意力）、深呼吸、冥想、音乐疗法、生物反馈等。

2）局部热疗法：除急腹症外，对疼痛局部可应用热水袋进行热敷，以解除肌肉痉挛达到镇痛效果。

3）针灸镇痛：根据不同疾病和疼痛部位选择针疗穴位。

（3）用药护理：镇痛药物种类甚多，应根据病情、疼痛性质和程度选择性给药。癌性疼痛应遵循按需给药的原则，有效控制患者的疼痛。观察药物不良反应，如口干、恶心、呕吐、便秘和用药后的镇静状态。急性剧烈腹痛诊断未明时，不可随意使用镇痛药物，以免掩盖症状，延误病情。

（4）生活护理：急性剧烈腹痛患者应卧床休息，要加强巡视，随时了解和满足患者所需，做好生活护理。应协助患者取适当的体位，以减轻疼痛感并有利于休息，从而减少疲劳感和体力消耗。对烦躁不安者应采取防护措施，防止坠床等意外发生。

2. 焦虑　疼痛是一种主观感觉。对疼痛的感受既与疾病的性质、病情有关，也与患者对疼痛的耐受性和表达有关。后者的主要影响因素有患者的年龄、个性、文化背景、情绪和注意力；周围人们的态度；疼痛对患者的生活、工作、休息、睡眠和社交活动的影响，其影响对患者是否具有重要意义；疾病的性质，例如是否危及生命等。

急骤发生的剧烈腹痛、持续存在或反复出现的慢性腹痛以及预后不良的癌性疼痛均可造成患者精神紧张、情绪低落，而消极悲观和紧张的情绪又可使疼痛加剧。因此，护士对患者和家属应进行细致全面的心理评估，取得家属的配合，有针对性地对患者进行心理疏导，以减轻紧张恐惧心理，稳定情绪，有利于增强患者对疼痛的耐受性。

四、腹泻

正常人的排便习惯多为每天 1 次，有的人每天 2～3 次或每 2～3 天 1 次，只要粪便的性状正常，均属于正常范围。腹泻是指排便次数增加，粪便稀薄并可带有黏液、脓血或未消化的食物。如排便次数每日 3 次以上，或每天粪便总量 >200 g，其中粪便含水量 >85%，则可认为是腹泻。

腹泻可分急性与慢性腹泻两类。急性腹泻发病急，病程在 2～3 周之内；腹泻超过 3 周者属于慢性腹泻，慢性腹泻病程至少4周以上，或间歇期在2～4周的复发性腹泻。

腹泻多是肠道疾病引起，其他原因还有药物、全身性疾病、过敏和心理因素等。

（一）临床表现

1. 小肠性腹泻　多为水样便或粪便稀薄，无里急后重，常有脐周疼痛。

2. 大肠性腹泻　可出现黏液血便、脓血便或果酱样粪便，多有里急后重感。

3. 严重腹泻　可造成脱水、电解质紊乱及代谢性酸中毒。

4. 长期慢性腹泻　可导致营养不良或全身衰竭表现。

（二）辅助检查

采集新鲜粪便标本做显微镜检查，必要时做细菌学检查。急性腹泻者注意监测血清电解质、酸碱平衡状况。

（三）护理评估

1. 健康史　腹泻发生的时间、起病原因或诱因、病程长短；粪便的性状、气味和颜色，排便次数和量；有无腹痛及疼痛的部位，有无里急后重、恶心、呕吐、发热等伴随症状；有无口渴、疲乏无力等提示失水的表现；有无精神紧张、焦虑不安等心理因素。

2. 身体状况　①急性严重腹泻时，注意观察患者的生命体征、神志、尿量、皮肤弹性等。慢性腹泻时应注意患者的营养状况，有无消瘦、贫血的体征。②腹部检查，见本章"腹痛的护理评估"的内容。③肛周皮肤，有无因排便频繁及粪便刺激引起的肛周皮肤糜烂。

3. 心理－社会状况　慢性腹泻治疗效果不明显时，患者往往对预后感到担忧，结肠镜等检查有一定痛苦，某些腹泻，如肠易激综合征与精神因素有关，故应注意患者心理状况的评估和护理，鼓励患者配合检查和治疗，稳定患者情绪。

（四）护理诊断

1. 腹泻　与肠道疾病或全身性疾病有关。

2. 有体液不足的危险　与大量腹泻引起失水有关。

（五）护理措施

1. 病情观察　包括排便情况、伴随症状等。

2. 饮食护理　饮食以少渣、易消化食物为主，避免生冷、多纤维、味道浓烈的刺激性食物。对急性腹泻患者应根据病情和医嘱，给予禁食、流质、半流质或软食。

3. 活动与休息　急性起病、全身症状明显的患者应卧床休息，注意腹部保暖。可用热水袋热敷腹部，以减弱肠道运动，减少排便次数，并有利于腹痛等症状的减轻。

4. 用药护理　腹泻以病因治疗为主。应用止泻药时注意观察患者排便情况，腹泻得到控制应及时停药。应用解痉镇痛剂（如阿托品）时注意药物不良反应，如口干、视物模糊、心动过速等。

5. 肛周皮肤护理　排便频繁时，粪便刺激可损伤肛周皮肤，引起糜烂及感染。排便后应用温水清洗肛周，保持清洁、干燥，涂无菌凡士林或抗生素软膏以保护肛周皮肤，促进损伤处愈合。

6. 液体平衡状态的动态观察　急性严重腹泻时丢失大量水分和电解质，可引起脱水及电解质紊乱，严重时导致休克。故应严密监测患者生命体征、神志、尿量的变化；有无口渴、口唇干燥、皮肤弹性下降、尿量减少、神志淡漠等脱水表现；有无肌肉无力、腹胀、肠鸣音减弱、心律失常等低钾血症的表现；监测血生化指标的变化。

7. **补充水分和电解质** 及时遵医嘱给予液体、电解质、营养物质，以满足患者的生理需要量，补充额外丢失量，恢复和维持血容量。一般可经口服补液，严重腹泻、伴恶心与呕吐、禁食或全身症状显著者经静脉补充水分和电解质。注意输液速度的调节。老年患者尤其应及时补液并注意输液速度，因老年人易因腹泻发生脱水，也易因输液速度过快引起循环衰竭。

五、便秘

便秘是指排便频率减少，3 天内排便次数少于 1 次，伴排便困难并需用力、粪便量减少、粪便干硬，排便后有不尽感，是临床上常见的症状，多长期持续存在。

正常排便需要的条件：①饮食量和所含纤维素适当，有足够的入量水，对肠道产生有效的机械刺激。②胃肠道无梗阻，消化吸收和蠕动正常。③有正常的排便反射，腹肌、膈肌及盆底肌群有足够的力量协助排便动作。任何一个环节发生问题，都有可能引起便秘。

根据罗马Ⅲ的标准，便秘的定义为：①排便困难，硬便，排便频率减少或排便不尽感。②每周完全排便 <3 次，每天排便量 <35 g。③全胃肠或结肠通过时间延长。随着人们生活方式的改变、精神心理和社会因素的影响，其发病率呈升高趋势，严重影响人们的健康和生活质量。

（一）临床表现

1. 排便次数减少，粪质干硬难以排出，常有腹痛、腹胀甚至恶心、呕吐。

2. 慢性便秘多为单纯功能性，部分患者可有腹胀、腹痛、食欲缺乏等症状。

3. 便秘可引起自身中毒，出现精神不振、食欲减退、恶心、腹胀、失眠等症状。便秘可致患结肠癌的风险加大。因便秘排便时屏气使劲，增加腹压可造成心脑血管疾病发作，诱发心绞痛、心肌梗死、脑出血等。

（二）辅助检查

1. **检查指征** 检查指征：①需明确便秘是否为系统性疾病或者消化道器质性疾病所致。②当治疗无效时，需明确便秘的病理生理过程。

2. **一般检查** 便秘的常规检查包括粪检和潜血试验。若便秘临床表现提示症状是炎症、肿瘤或其他系统性疾病所致，需要化验血红蛋白、血沉、甲状腺功能、血钙、血糖等有关生化检查。

3. **明确肠道器质性病变的检查** 钡灌肠检查可显示结肠的宽度、长度，并且发现可导致便秘的严重梗阻性病变。只有当怀疑假性肠梗阻或小肠梗阻时才需要行小肠造影检查。当近期出现排便习惯改变，便中带血或者体重下降、发热等报警症状时，应进行全结肠检查以明确是否存在结肠癌、炎症性肠病、结肠狭窄等器质性病变。

4. **特殊的检查方法** 便秘患者的特殊检查方法有胃肠传输试验、肛门直肠测压，气囊排出试验、24 小时结肠压力监测、排粪造影、阴部神经终末运动潜伏期检测或肌电图检查等。

（三）治疗原则

1. 探求便秘的原因，并针对病因来解决便秘。

2. 适当调整饮食，增加含纤维素多的食物。温开水、蜂蜜均有助于便秘的预防和治疗。

3. 鼓励患者参加适当的体力劳动或体育锻炼，以增强腹肌、膈肌、肛提肌等的肌力，养成每日定时排便习惯。

4. 对症处理 酌情选用容积性泻剂（甲基纤维素每日 1.5 ~ 5 g）、润滑性泻剂（甘油或液状石蜡）、高渗性泻剂（硫酸镁、山梨醇、乳果糖）、刺激性泻剂（番泻叶、大黄苏打片）及胃肠动力药。应注意药物不可滥用和长期使用。

5. 肿瘤、梗阻、绞窄所致的便秘应及时请外科处理。

（四）护理评估

1. 健康史

（1）评估患者有无年龄因素、全身性疾病、消化系统疾病、滥用泻药等；有无大肠、直肠或肛门阻塞性病变；有无大肠直肠运动异常；有无因药物而致的便秘、内分泌失调或其他慢性疾病引起的功能性便秘；有无因便秘引起口臭、下腹饱胀感、不安、失眠及注意力不集中等症状。

（2）目前排便状况：排便次数、间隔时间、排便难易度、粪便形状、腹部饱胀感、残便感及有无出血等。

（3）影响排便的次数、含水量及性质的因素：年龄、性别、情绪、压力、饮食结构、运动量、药物使用、生活习惯、生活方式及环境因素等。老年人便秘的发病率较高，与老年人食量和体力活动减少，胃肠道功能下降，如消化液分泌减少，肠管张力和蠕动减弱以及参与排便的肌张力低下等因素有关；婴儿进食太少时，消化后液体吸收，余渣少，致使排便减少、变稠，奶中糖量不足时肠蠕动减慢，可使粪便干燥；小儿偏食，喜食肉食，少吃或不吃蔬菜，食物中纤维素太少，均易发生便秘。

2. 身体状况

（1）腹部检查：有无腹胀，腹部蠕动是否每分钟少于 5 次，腹部有无肿块，肿块的位置、硬度及有无压痛。

（2）肛门检查：肛周有无脓肿，有无肛裂及痔。

3. 心理 – 社会状况 有无生活改变导致的饮食习惯、排便地点的变化；是否存在精神压力。

（五）护理措施

1. 饮食调理 增加膳食纤维的摄入，尤其是粗粮类和鲜豆类。保证充分的水分摄入，多饮水，便秘者每天清晨饮温开水或者淡盐水 200 ~ 300 mL，每日饮水量 > 1 500 mL。选择合理、科学的饮食结构，避免不良的饮食习惯，食物选择要粗细搭配，避免食用刺激性食物，适当进食润肠通便的食物，炒菜时可适当多放些食用油。

2. 体育疗法 参加体育运动，增加身体活动，是提高整个机体的紧张度、加强生理排便功能、恢复正常排便反射机制的好方法。

3. 心理指导 有学者指出，对便秘患者进行心理疏导，缓解其焦虑、抑郁、紧张情绪可能有助于便秘的治疗。

4. 用药护理 教育患者杜绝滥用药物，对易引起便秘的药物要合理使用。便秘患者可运用温和缓泻药促进排便。一般缓泻药以睡前服用为佳，以达到次晨排便的效果，但缓泻药不能长期服用，避免肠道失去自行排便的功能，加重便秘。

5. 便秘处理

（1）针灸按摩对治疗便秘可达到理想的效果，按摩分别施术于背部膀胱经巡行部位。针灸脾俞、胃俞、大肠俞等穴位。

（2）若粪便嵌顿，患者无法自行排出，护士可戴手套帮助患者从直肠内取出粪石，操作中应随时观察患者病情变化。

六、黄疸

黄疸是高胆红素血症的临床表现，即血中胆红素浓度增高使巩膜、皮肤、黏膜以及其他组织和体液发生黄染的现象。正常血清总胆红素含量为 5 ~ 17 μmol/L（0.3 ~ 1.0 mg/dL），主要为非结合胆红素。当血中胆红素浓度在 17.1 ~ 34.2 μmol/L，临床不易察觉，无肉眼黄疸时，称隐性或亚临床黄疸。超过 34.2 μmol/L（2.0 mg/dL）时，出现黄疸。

（一）临床表现

1. 溶血性黄疸　黄疸为轻度，呈浅柠檬色，急性溶血时可有发热、寒战、头痛、呕吐、腰痛，并有不同程度的贫血和血红蛋白尿（尿呈酱油色或茶色），严重者可有急性肾衰竭。慢性溶血多为先天性，除贫血外还有脾大的表现。

2. 肝细胞性黄疸　临床表现为皮肤、黏膜浅黄至深黄色，食欲减退、疲乏，严重者可有出血倾向。

3. 胆汁淤积性黄疸　患者的皮肤呈暗绿色，完全阻塞者皮肤颜色更深，甚至呈黄绿色，并有皮肤瘙痒及心动过速的表现，患者尿色深，粪便颜色变浅或呈白陶土色。

（二）辅助检查

1. 溶血性黄疸的实验室检查　溶血性黄疸的血清总胆红素（TB）增高，以非结合胆红素（UCB）为主，结合胆红素（CB）基本正常。尿中尿胆原也增加，但无胆红素。急性溶血时尿中有血红蛋白排出，潜血试验阳性。血液检查除贫血外还有骨髓红细胞系列增生旺盛、网织红细胞增加等。

2. 肝细胞性黄疸的实验室检查　肝细胞性黄疸的血中 CB 与 UCB 均增加，黄疸型肝炎时 CB 增加多高于 UCB。尿中 CB 定性试验阳性，尿胆原可因肝功能障碍而增加。此外，血液检查有不同程度的肝功能损害。

3. 胆汁淤积性黄疸的实验室检查　胆汁淤积性黄疸患者的血清 CB 增加，尿胆红素试验阳性，尿胆原及粪胆素减少或缺如，血清碱性磷酸酶及谷氨酰转肽酶增高。

4. 黄疸实验室检查的区别　见表 5 - 2。

表 5 - 2　黄疸实验室检查的区别

项目	溶血性	肝细胞性	胆汁淤积性
TB	增加	增加	增加
CB	正常	增加	明显增加
CB/TB	<15% ~ 20%	>30% ~ 40%	>50% ~ 60%
尿胆红素	-	+	+ +
尿胆原	增加	轻度增加	减少或消失
ALT、AST	正常	明显增加	可增高
ALP	正常	增高	明显增高
GGT	正常	增高	明显增高
PT	正常	延长	延长
对维生素 K 反应	正常	差	好
胆固醇	正常	轻度增加或降低	明显增加
血浆蛋白	正常	ALB 降低 Glob 升高	正常

5. 黄疸的影像学检查　　黄疸的影像学检查包括 CT 及 MRI、超声显像、放射性核素检查和在 X 线下的各种胰胆管造影术，可显示肿瘤、结石以及肝内外胆管有无扩张，对黄疸的鉴别提供极其重要的信息。

（三）治疗

1. 护肝疗法　　应给予黄疸患者高热量饮食，适当选用护肝药物，注意避免使用损肝药物。阻塞性黄疸时，可因肠道缺乏结合的胆汁酸盐而出现脂溶性维生素 A、D、K 的缺乏，宜注射补充。

2. 对症支持治疗　　应针对黄疸患者的症状进行支持治疗，如镇痛、退热。瘙痒明显者，可试用熊去氧胆酸，每日 4 次，每次 100～150 mg。对 Gilbert 综合征、Crigler - Najjar 综合征 Ⅱ 型，应用肝细胞葡萄糖醛基转移酶的诱导剂苯巴比妥，可降低血清非结合胆红素。

3. 中医中药治疗　　中医治疗黄疸可选用有退黄作用的中药方剂，随症状加减。例如，茵陈四逆汤、大黄消石汤和茵陈蒿汤或茵陈五苓散等。也可静脉滴注茵栀黄、甘草酸二胺（甘利欣）注射液。

（四）护理评估及护理措施

1. 评估患者健康史　　询问既往有无肝炎、肝硬化、胆石症、胆管蛔虫病、胆囊炎、胆管手术及溶血性疾病史等；有无肝炎患者接触史；有无输血史；有无长期用药或饮酒史；黄疸的发生与饮食有无关系等。

2. 询问有无伴随症状　　如伴发热、乏力、恶心、呕吐、食欲下降等多为病毒性肝炎；伴有寒战、高热、头痛、呕吐、腰背四肢疼痛多为急性溶血；伴有右上腹痛、寒战、高热多为化脓性梗阻性胆管炎；伴有上消化道出血、腹腔积液可见于肝硬化；伴有肝区疼痛，肝大且质地坚硬表面不平者多见于肝癌。

3. 注意表现及症状　　注意有无鼻出血、牙龈出血、皮下出血等表现；有无腹胀、腹泻等消化道症状；有无皮肤瘙痒引起的皮肤破损；溶血性黄疸有无少尿等肾功能变化；肝硬化、肝癌患者有无性格行为异常、扑翼样震颤等肝性脑病的改变等。

4. 真性黄疸与假性黄疸的鉴别　　观察患者皮肤、黏膜和巩膜有无黄染以及黄染的程度和范围，确定真性黄疸。真性黄疸应与假性黄疸相鉴别，当进食过多的胡萝卜、南瓜、橘子等可致血中胡萝卜素增加而引起皮肤黄染，但一般以手掌、足底、前额及鼻部等处明显，而巩膜和口腔黏膜无黄染；长期服用米帕林（阿的平）、呋喃类等含黄色素的药物也可引起皮肤黄染，严重时可出现巩膜黄染，但其特点是近角膜缘处巩膜黄染最明显。

5. 实验室检查　　注意观察患者尿、粪颜色及皮肤的色泽，是否伴有瘙痒等。一般皮肤、黏膜黄染的程度与血胆红素的升高成正比，当黄疸的颜色较深，呈暗黄色，伴皮肤瘙痒，为胆汁淤积性黄疸的特征；当黄疸的颜色变浅，瘙痒减轻，则示梗阻减轻。急性溶血性黄疸时尿呈酱油色；肝细胞性和胆汁淤积性黄疸时尿色加深如浓茶样。胆汁淤积性黄疸时粪便颜色变浅或呈白陶土样。

6. 促进皮肤舒适，保持皮肤完整性

（1）沐浴时使用中性无刺激性香皂及温水清洗，沐浴后涂抹润滑液，保持皮肤湿润。

（2）修剪指甲并磨平，必要时可戴棉布手套。

（3）建议患者穿棉质、柔软舒适的衣物，室内保持凉爽的温度（25～26 ℃）。

（4）保持床单位的平整、清洁。

7. 减轻患者焦虑，帮助患者维护自我形象

（1）与患者及家属说明黄疸形成的原因，告知随着疾病逐渐康复，肤色也会逐渐恢复。以关心、接纳、温暖的态度去照顾患者，倾听患者的主诉。

（2）分散患者的注意力，如与人交谈、听音乐、看书报等。

（3）教导美化外表的方法。

8. 并发症护理

（1）急性肾衰竭、休克、肝性脑病征兆者，绝对卧床，专人守护。

（2）监测生命体征，注意有无性格、行为的改变以及扑翼样震颤等肝性脑病前兆症状。

（3）给予低蛋白质饮食；如不能进食者可鼻饲流质食物。

（4）配合医师尽快消除诱因，如控制胃肠道出血、控制感染，停用利尿药，纠正水、电解质、酸碱失衡等。

七、高热

高热是指体温 >39 ℃；体温 >41 ℃称过高热；高热超过 1 ~ 2 周，尚未查明原因者称不明热。热型分为稽留热、弛张热、间歇热和不规则热等。

（一）临床表现

高热时人体各系统产生一系列相应变化，如新陈代谢加强，呼吸、心跳次数增加，特别是神经系统兴奋性增高，严重时可出现烦躁、谵妄、幻觉、全身抽搐等，甚至昏迷。

（二）护理评估

评估患者的体温、脉搏、呼吸、血压和伴随症状。观察皮肤有无皮疹、出血点、麻疹、瘀斑、黄染，注意皮肤的温度、湿度及弹性等。评估患者意识状态及体液平衡状况。

（三）护理措施

1. 一般护理措施

（1）绝对卧床休息，对于躁动、幻觉的患者，护士应床旁护理或允许亲人陪护，防止发生意外，同时加用护挡，必要时用约束带，以防碰伤或坠床。

（2）严密观察病情变化，体温高于39 ℃者，应给予物理降温，如冷敷、温水擦浴、冷生理盐水灌肠等，以降低代谢率，减少耗氧量。

（3）加强营养支持，给予高热量、高蛋白、高维生素、易消化的流质或半流质饮食，保证每日摄水量达 2 500 ~ 3 000 mL。

（4）应用冰袋物理降温的患者要经常更换冷敷部位，避免局部冻伤。

（5）加强口腔护理，每日 2 ~ 3 次，饮食前后漱口，口唇干裂者可涂液状石蜡。

（6）做好心理指导：对高热患者应尽量满足其合理需求，减少探视，保持病室安静、室内空气清新，定时开窗通风，保持患者心情愉快。

（7）可疑传染病者在确诊前，应做好床边隔离，预防交叉感染。

2. 病情观察

（1）发热伴寒战，可能是肺炎、急性胆囊炎、急性肾盂肾炎、流行性脑脊髓膜炎或败血症等。

（2）发热伴咳嗽、咳痰、胸痛、气喘等，可能是肺炎、胸膜炎、肺结核或肺脓肿。

（3）发热伴头痛、呕吐，可能是上呼吸道感染、流行性脑脊髓膜炎、流行性乙型脑炎等。

（4）发热伴上腹痛、恶心、呕吐，可能是急性胃炎、急性胆囊炎等。

（5）发热伴下腹痛、腹泻、里急后重、脓血便等，可能是细菌性痢疾。

（6）发热伴右上腹痛、厌食或黄疸等可能是病毒性肝炎或胆囊炎。

（7）发热伴关节肿痛，可能是风湿热或败血症等。

（8）发热伴腰痛、尿急、尿刺痛，可能是尿路感染、肾结核等。

（9）发热伴有局部红肿、压痛，可能是脓肿、软组织感染等。

（10）间歇性发热伴寒战、畏寒、大汗等，可能是疟疾或伤寒等。

（11）发热伴皮下出血及黏膜出血，可能是流行性出血热、重症病毒性肝炎、败血症或急性白血病等。

（候 婕）

第二节 贲门失弛缓症护理

贲门失弛缓症又称贲门痉挛、巨食管，是食管贲门部的神经肌肉功能障碍所致的食管功能性疾病。其主要特征是食管缺乏蠕动，食管下端括约肌（LES）高压和对吞咽动作的松弛反应减弱。食物滞留于食管腔内，逐渐导致伸长和屈曲，可继发食管炎及在此基础上可发生癌变，癌变率为2%~7%。

失弛缓症的病因迄今不明。一般认为是神经肌肉功能障碍所致。其发病与食管肌层内 Auerbach 神经节细胞变性、减少或缺乏以及副交感神经分布缺陷有关，或许病因与免疫因素有关。

一、临床表现

1. 吞咽困难 无痛性吞咽困难是最常见、最早出现的症状，占80%~95%。起病症状表现多较缓慢，但亦可较急，多呈间歇性发作，常因情绪波动、发怒、忧虑、惊骇或进食生冷和辛辣等刺激性食物而诱发。

2. 食物反流和呕吐 发生率可达90%。呕吐多在进食后20~30分钟内发生，可将前一餐或隔夜食物呕出。呕吐物可混有大量黏液和唾液。当并发食管炎、食管溃疡时，反流物可含有血液。患者可因食物反流、误吸而引起反复发作的肺炎、气管炎，甚至支气管扩张或肺脓肿。

3. 疼痛 40%~90%的贲门失弛缓症患者有疼痛的症状，性质不一，可为闷痛、灼痛、针刺痛、割痛或锥痛。疼痛部位多在胸骨后及中、上腹；也可在胸背部、右侧胸部、右胸骨缘以及左季肋部。疼痛发作有时酷似心绞痛，甚至舌下含硝酸甘油片后可获缓解。

4. 体重减轻 体重减轻与吞咽困难影响食物的摄取有关。病程长久者可有体重减轻、营养不良和维生素缺乏等表现，而呈恶病质者罕见。

5. 其他 贲门失弛缓症患者偶有食管炎所致的出血。在后期病例，极度扩张的食管可压迫胸腔内器官而产生干咳、气短、发绀和声嘶等。

二、辅助检查

1. 食管钡餐 X 线造影 吞钡检查见食管扩张、食管蠕动减弱、食管末端狭窄呈鸟嘴状、狭窄部黏膜光滑，是贲门失弛缓症患者的典型表现。

Henderson 等将食管扩张分为 3 级：Ⅰ级（轻度），食管直径 <4 cm；Ⅱ级（中度），直径 4~6 cm；Ⅲ级（重度），直径 >6 cm，甚至弯曲呈 S 形。

2. 食管动力学检测　食管下端括约肌高压区的压力常为正常人的 2 倍以上，吞咽时下段食管和括约肌压力不下降。中、上段食管腔压力亦高于正常。

3. 胃镜检查　检查可排除器质性狭窄或肿瘤。在内镜下贲门失弛缓症表现特点：

（1）大部分患者食管内见残留有中到大量的积食，多呈半流质状态覆盖管壁，且黏膜水肿增厚致使失去正常的食管黏膜色泽。

（2）食管体部见扩张，并有不同程度的扭曲变形。

（3）管壁可呈节段性收缩环，似憩室膨出。

（4）贲门狭窄程度不等，直至完全闭锁不能通过。应注意的是，有时检查镜身通过贲门感知阻力不甚明显时易忽视该病。

三、治疗原则

贲门失弛缓症治疗的目的在于降低食管下端括约肌压力，使食管下段松弛，从而解除功能性梗阻，使食物顺利进入胃内。

1. 保守治疗　对轻度患者应解释病情，安定情绪，少食多餐，细嚼慢咽，并服用镇静解痉药物，如钙离子通道阻滞剂（如硝苯地平等），部分患者症状可缓解。为防止睡眠时食物溢流入呼吸道，可用高枕或垫高床头。

2. 内镜治疗　随着微创观念的深入人心，新的医疗技术及设备不断涌现，内镜下治疗贲门失弛缓症得到广泛应用，并取得很多新进展。传统内镜治疗手段主要包括内镜下球囊扩张和支架植入、镜下注射 A 型肉毒杆菌毒素、内镜下微波切开和硬化剂注射治疗等。

3. 手术治疗　对中、重度及传统内镜下治疗效果不佳的患者应行手术治疗。贲门肌层切开术（Heller 手术）仍是目前最常用的术式。可经胸或经腹手术，也可在胸腔镜或者腹腔镜下完成。远期并发症主要是反流性食管炎，故有人主张附加抗反流手术，如胃底包绕食管末端 360°（Nissen 手术）、270°（Belsey 手术）、180°（Hill 手术），或将胃底缝合在食管腹段和前壁（Dor 手术）。

经口内镜下肌切开术（POEM）治疗贲门失弛缓症取得了良好的效果。POEM 手术无皮肤切口，通过内镜下贲门环形肌层切开，最大限度地恢复食管的生理功能并减少手术的并发症，术后早期即可进食，95% 的患者术后吞咽困难得到缓解，且反流性食管炎的发生率低。由于 POEM 手术时间短，创伤小，恢复特别快，疗效可靠，可能是目前治疗贲门失弛缓症的最佳选择。

四、护理诊断

1. 疼痛　与胃酸、大量食物和分泌物长期滞留食管，刺激食管黏膜发生食管炎、食管溃疡以及基底内暴露的神经末梢有关。食管炎症可降低神经末梢的痛阈以及食管黏膜的抗反流防御机制。

2. 营养失调　与吞咽困难、因胸骨后不适而惧怕进食有关。

3. 焦虑　与病程长、症状反复、生活质量降低有关。

4. 窒息　与食物难以通过狭窄的贲门、食物积聚发生呕吐、食物反流误入气管有关。

五、护理措施

1. 一般护理

（1）指导患者少量多餐，每 2～3 小时 1 餐，每餐 200 mL，避免食物温度过冷或过热，注意细嚼慢咽，减少食物对食管的刺激。

（2）禁食酸、辣、煎炸、生冷食物，忌烟酒。

（3）指导服药及用药方法，常用药物有硝苯地平（心痛定）、异山梨酯（消心痛）、多潘立酮（吗丁啉）、西沙必利等。颗粒药片一定碾成粉末，加凉开水冲服。

（4）介绍食管 – 贲门失弛缓症的基本知识，让患者了解疾病的发展过程和预后。

2. 疼痛护理　遵医嘱给予硝酸甘油类药物，其有弛缓平滑肌作用，改善食管的排空。

3. 术前护理　术前使用内镜下球囊扩张治疗贲门失弛缓症。

（1）告知患者球囊扩张治疗不需开刀，痛苦少，改善症状快，费用低。

（2）详细介绍球囊扩张术的操作过程及注意事项。尽可能让患者与治愈的患者进行咨询、交流，以消除其顾虑、紧张的情绪，能够主动配合医师操作，达到提高扩张治疗的成功率。

（3）术前 1 天进食流质，术前禁食 12 小时，禁水 4 小时。对部分病史较长、食管扩张较严重者需禁食 24～48 小时。

4. 术后护理　术后使用内镜下球囊扩张治疗贲门失弛缓症。

（1）术后患者应绝对卧床休息，取半卧位或坐位，平卧及睡眠时也要抬高头部 15°～30°，防止胃食管反流。

（2）术后 12 小时内禁食。12 小时后患者若无不适可进温凉流质，术后 3 天进固体食物。

（3）餐后 1～2 小时内不宜平卧，进食时尽量取坐位。

5. 并发症观察　扩张术的并发症主要有出血、感染、穿孔等。术后应严密监测生命体征，密切观察患者胸痛的程度、性质、持续时间。注意观察有无呕吐及呕吐物、粪便的颜色及性质。轻微胸痛及少量黑便一般不需特殊处理，1～3 天会自行消失。

六、健康教育

1. 简介疾病知识　贲门失弛缓症是一种原发的病因不明的食管运动功能障碍性疾病，而且不易治愈。其特性是食管体部及食管下端括约肌（LES）解剖区域分布的神经损害所致。贲门失弛缓症是临床上较少见的疾病，很难估计其发病率及流行病情况，因为有的患者临床症状很轻微而没有就诊。许多学者的流行病学研究都是回顾性的，一般认为其发生率为每年（0.03～1.5）/10 万人，且无种族、性别差异，发病年龄有两个峰值，即 20～40 岁及 70 岁。贲门失弛缓症如果不治疗，其症状会逐渐加重。因此，早期进行充分的治疗能减缓疾病的进展，并防止发生并发症。另外，如果不改善食管 LES 排空障碍减轻梗阻可能会使病情恶化导致巨食管症。

2. 饮食指导

（1）扩张术后患者在恢复胃肠道蠕动后，可先口服少许清水进行观察，然后进食半量流质，少食多餐，无特殊不适，逐步进全量流质再过渡到半流质饮食，直至普食。

（2）饮食以易消化、少纤维的软食为宜，细嚼慢咽，并增加水分摄入量，忌进食过多、过饱，避免进食过冷或刺激性食物。

（3）患者进食时注意观察是否有咽下困难等进食梗阻症状复发，必要时给予胃动力药或做进一步处理。出院后可进软食1个月，再逐步恢复正常饮食。

3. 出院指导　嘱患者生活起居有规律，避免感染，避免暴饮暴食，少进油腻食物。不穿紧身衣服，保持心情愉快，睡眠时抬高头部。有反酸、胃灼热、吞咽困难等症状随时就诊，定期复查。

（吴　静）

第三节　功能性消化不良护理

功能性消化不良（FD）是临床上最常见的一种功能性胃肠病，是指具有上腹痛、上腹胀、早饱、嗳气、食欲不振、恶心、呕吐等上腹不适症状，经检查排除了引起这些症状的胃肠、肝胆及胰腺等器质性疾病的一组临床综合征，症状可持续或反复发作，病程一般超过1个月或在1年中累计超过12周。

根据临床特点，FD分为3型：①运动障碍型，以早饱、食欲不振及腹胀为主。②溃疡型，以上腹痛及反酸为主。③反流样型。

一、临床表现

1. 症状　FD有上腹痛、上腹胀、早饱、嗳气、食欲不振、恶心、呕吐等症状，常以某一个或某一组症状为主，至少持续或累积4周/年以上，在病程中症状也可发生变化。

FD起病多缓慢，病程常经年累月，呈持续性或反复发作，不少患者由饮食、精神等因素诱发。部分患者伴有失眠、焦虑、抑郁、头痛、注意力不集中等精神症状。无贫血、消瘦等消耗性疾病表现。

2. 体征　FD的体征多无特异性，多数患者中上腹有触痛或触之不适感。

二、辅助检查

1. 三大常规和肝、肾功能均正常，血糖及甲状腺功能正常。

2. 胃镜、B超、X线钡餐检查。

3. 胃排空试验，近50%的患者出现胃排空延缓。

三、治疗原则

主要是对症治疗，个体化治疗和综合治疗相结合。

1. 一般治疗　避免烟、酒及服用非甾体抗炎药，建立良好的生活习惯。注意心理治疗，对失眠、焦虑患者适当予以镇静药物。

2. 药物治疗

（1）抑制胃酸分泌药：H_2受体阻滞剂或质子泵抑制剂，适用于以上腹痛为主要症状的患者。症状缓解后不需要维持治疗。

（2）促胃肠动力药：常用多潘立酮、两沙必利和莫沙必利，以后二者疗效为佳。适用于以上腹胀、早饱、嗳气为主要症状患者。

（3）胃黏膜保护剂：常用枸橼酸铋钾。

（4）抗幽门螺杆菌治疗：疗效尚不明确，对部分有幽门螺杆菌感染的FD患者可能有效，以选用铋剂为主的三联为佳。

（5）镇静剂或抗抑郁药：适用于治疗效果欠佳且伴有精神症状明显的患者，宜从小剂量开始，注意观察药物的不良反应。

四、护理诊断

1. 舒适的改变　与腹痛、腹胀、反酸有关。

2. 营养失调：低于机体需要量　与消化不良、营养吸收障碍有关。

3. 焦虑　与病情反复、迁延不愈有关。

五、护理措施

1. 心理护理　本病为慢性反复发作的过程，因此，护士应做好患者的心理疏导工作，尽量避免各种刺激及不良情绪，详细讲解疾病的性质，鼓励患者，提高认知水平，帮助患者树立战胜疾病的信心。教会患者稳定情绪，保持心情愉快，培养广泛的兴趣爱好。

2. 饮食护理　嘱咐患者建立良好的生活习惯，避免烟、酒及服用非甾体抗炎药。强调饮食规律性，进食时勿做其他事情，睡前不要进食，利于胃肠道的吸收及排空。避免高脂油炸食物，忌坚硬食物及刺激性食物，注意饮食卫生。饮食适量，不宜极渴时饮水，一次饮水量不宜过多。不能因畏凉食而进食热烫食物。进食适量新鲜蔬菜水果，保持低盐饮食。少食易产气的食物及寒、酸性食物。

3. 合理活动　建议患者参加适当的活动，如打太极拳、散步或练习气功等，以促进胃肠蠕动及消化腺的分泌。

4. 用药指导　对于焦虑、失眠的患者可适当给予镇静剂，从小剂量开始使用，严密观察使用镇静剂后的不良反应。

六、健康教育

1. 一般护理　功能性消化不良患者在饮食中应避免油腻及刺激性食物、戒烟、戒酒、养成良好的生活习惯，避免暴饮暴食及睡前进食过量；可采取少食多餐的方法；加强体育锻炼；要特别注意保持愉快的心情和良好的心境。

2. 预防护理

（1）进餐时应保持轻松的心情，不要匆促进食，也不要囫囵吞食，更不要站着或边走边吃。

（2）不要泡饭或和水进食，饭前或饭后不要立即大量饮用液体。

（3）进餐时不要与人讨论问题或争吵，讨论应在饭后1小时以后进行。

（4）不要在进餐时饮酒，进餐后不要立即吸烟。

（5）不要穿着束紧腰部的衣裤就餐。

（6）进餐应定时。

（7）避免大吃大喝，尤其是辛辣和富含脂肪的饮食。

（8）有条件可在两餐之间喝1杯牛奶，避免胃酸过多。

（9）少食过甜、过咸食品，食入过多甜食会刺激胃酸分泌。

（10）进食不要过冷或过烫。

（王燕娣）

第四节　无痛内镜技术的护理配合

无痛内镜技术是指在静脉麻醉或清醒镇静状态下实施胃镜和结肠镜检查，整个检查在不知不觉中完成，具有良好的安全性和舒适性。目前多采用清醒镇静（conscious sedation）的方法，在镇静药物的诱导下使患者能忍受持续保护性反应而导致的不适，以减轻患者的焦虑及恐惧心理，提高痛阈，但患者仍保持语言交流能力和浅感觉，可配合医师的操作。无痛内镜克服了传统内镜操作过程中患者紧张、恶心、腹胀等缺点，消除患者紧张、恐惧的情绪，提高对检查的耐受性；胃肠蠕动减少，便于医师发现细微病变；减少了患者因痛苦躁动引起的机械性损伤的发生及因紧张、恐惧和不合作而产生的心脑血管意外。护士应严格掌握各种药物的正确使用、注意术中的监测及并发症的及时发现与处理，密切配合医师完成检查，确保患者安全。

一、适应证

1. 有内镜检查适应证但恐惧常规内镜检查者。

2. 呕吐剧烈或其他原因难以承受常规内镜检查者。

3. 必须行内镜检查但伴有其他疾病者，如伴有高血压、轻度冠心病、陈旧性心肌梗死、有癫痫病史者及小儿患者或精神病等不能合作者。

4. 内镜操作时间长、操作复杂者，如内镜下取异物等。

二、禁忌证

1. 生命处于休克等危重症者。

2. 严重肺部疾病，如 COPD、睡眠呼吸暂停；严重肺心病、急性上呼吸道感染、支气管炎及哮喘病。

3. 腐蚀性食管炎、胃炎、胃潴留患者。

4. 中度以上的心功能障碍者、急性心肌梗死、急性脑梗死、脑出血、严重的高血压患者。

5. 急剧恶化的结肠炎症（肠道及肛门急性炎症、缺血性肠炎等）、急性腹膜炎等。

6. 怀疑有胃肠穿孔者、肠瘘、腹膜炎及有广泛严重的肠粘连者。

7. 极度衰弱，不能耐受术前肠道准备及检查者。

8. 肝性脑病（包括亚临床期肝性脑病）患者。

9. 严重的肝肾功能障碍者。

10. 妊娠期妇女和哺乳期妇女。

11. 重症肌无力、青光眼、前列腺增生症有尿潴留史者。

12. 严重过敏体质，对异丙酚、咪达唑仑、芬太尼、东莨菪碱、脂类局部麻醉药物过敏及忌用者。

13. 严重鼻鼾症及过度肥胖者宜慎重。

14. 心动过缓者慎重。

三、术前准备

（一）器械准备

1. 内镜及主机。

2. 常规内镜检查所需的物品（同常规胃肠镜检查）。

3. 镇静麻醉所需设备　麻醉机、呼吸机、心电监护仪、简易呼吸球囊、中心负压吸引、中心吸氧装置等。

4. 必备急救器材　抢救车（包括气管切开包、静脉切开包等）、血压计、听诊器、专科特殊抢救设备等。

5. 急救药品　肾上腺素、去甲肾上腺素、阿托品、地塞米松等。

6. 基础治疗盘（包括镊子、碘伏、棉签等）。

7. 各种型号注射器、输液器、输血器。

8. 镇静药物　主要包括苯二氮䓬类抗焦虑药和阿片类镇痛药。在镇静内镜检查中，一般都采取某几种药物联合应用，因为联合用药可以发挥协同作用，达到更好的镇静效果，但是这也增加了呼吸抑制和低血压等不良事件的发生。因此在用药类型和剂量选择时应因人而异，在联合用药时适当减量。在镇静期间需追加药物时，应与上次给药时间有充分的间隔，以保证药物起效。

（二）患者准备

在内镜操作中使用镇静剂，既要减轻操作中患者的痛苦，又要保证操作安全。因此，除按常规内镜检查准备外，还要注意以下方面。

1. 仔细询问患者病史，了解重要脏器功能状况，既往镇静麻醉史、药物过敏史、目前用药、烟酒史等。体格检查包括生命体征、心肺听诊和肺通气功能评估。

2. 向患者说明检查的目的和大致过程，解除患者焦虑和恐惧心理，取得合作，签署检查和麻醉知情同意书。

3. 完善术前准备　如心电图、胸片等。

4. 除内镜检查常规术前准备外，检查当天禁食 8 小时，禁水 4 小时。

5. 建立一条静脉通道，维持到操作结束和患者不再有心肺功能不全的风险时。

6. 协助患者取左侧卧位，常规鼻导管给氧，行心电监护，监测血压、脉搏、平均动脉压、心电波形及血氧饱和度。由麻醉医师缓慢注射药物。

四、术中护理配合

（一）患者护理

1. 病情监测　观察患者意识、心率、血氧饱和度、皮肤温度和觉醒的程度等变化，在镇静操作前、中、后做好记录。

（1）意识状态：镇静内镜检查需等患者睫毛反射消失后开始进镜。检查中，护士应常规监测患者对语言刺激的反应能力，除儿童、智力障碍者和不能合作者（这些患者应考虑予以深度镇静）。同时，注意观察患者的"肢体语言"（如发白的指关节开始放松、肩下垂、面部肌肉放松、面色安详等）也有利于判断其是否达到松弛和无焦虑状态。一旦患者只对疼痛刺激发生躲闪反应时，提示镇静程度过深，

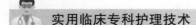

有必要使用拮抗药对抗药物反应。

（2）呼吸状况：镇静内镜的主要并发症是呼吸抑制。因此，镇静内镜检查中对呼吸状况的监测尤为重要。呼吸抑制的主要表现是低通气，护士在检查中要注意观察患者的自主呼吸运动或者呼吸音听诊，一旦发现患者呼吸异常或血氧饱和度下降，可指导患者深呼吸，并吸氧，同时通知术者并配合处理。

（3）循环变化：镇静内镜过程中循环系统的并发症包括高血压、低血压、心律失常等。护士应严密观察患者的血压及心电图情况，如有异常应及时通知术者并配合处理。检查中早期发生心率、血压的改变有利于及早发现和干预阻止心血管的不良事件。血氧饱和度的监测有利于及时发现低氧血症，避免由此带来的心肌缺血和严重心律失常，降低了心搏骤停的风险。

2. 对有恶心呕吐反应的患者，给予异丙嗪注射液 25 mg 静脉滴注。

3. 由于患者在检查中处于无意识状态，因此护士应特别注意防止患者坠床。

4. 将患者的头部向左侧固定，下颌向前托起，以保持呼吸道通畅。

5. 妥善固定牙垫以免滑脱而咬坏仪器。

（二）治疗过程中的配合

镇静内镜的医护配合同常规内镜检查的配合。

1. 无痛胃镜及经口小肠镜　患者咽喉部均喷洒 2% 利多卡因 2 ~ 3 次行咽部麻醉或给予利多卡因凝胶口服。静脉缓慢注射阿托品 0.25 ~ 0.5 mg，芬太尼 0.03 ~ 0.05 mg，继而静脉注射异丙酚 1 ~ 2 mg/kg（速度 20 ~ 30 mg/10s）；待其肌肉松弛，睫毛反射消失后停止用药，开始插镜检查。根据检查时间的长短及患者反应，酌情加用异丙酚和阿托品。

2. 无痛肠镜及经肛小肠镜　先小剂量静脉注射芬太尼 0.5 μg/kg，后将丙泊酚以低于 40 mg/10s 的速度缓慢静脉注射，患者睫毛反射消失，进入睡眠状态，全身肌肉松弛后，术者开始操作，术中根据检查时间的长短及患者反应（如出现肢体不自主运动），酌情加用丙泊酚，最小剂量 50 mg，最大剂量 280 mg，退镜时一般不需要加剂量。

五、术后护理

（一）患者护理

1. 每 10 分钟监测一次意识状态、生命体征及血氧饱和度，直到基本恢复正常。

2. 因使用了镇静剂及麻醉剂，检查结束后患者不应急于起身，应该保持侧卧位休息，直到完全清醒，如有呛咳可用吸引器吸除口、鼻腔分泌物。

3. 胃镜检查后宜进食清淡、温凉、半流质饮食 1 天，勿食过热食物，24 小时内禁食辛辣食物，12 小时内不得饮酒。肠镜检查后当天不要进食产气食物，如牛奶、豆浆等。

4. 注意观察有无出现并发症，如出血、穿孔、腹部不适等。

5. 门诊的患者需在内镜室观察 1 小时，神志清楚、生命体征恢复至术前或接近术前水平、能正确应答、无腹痛、恶心呕吐等不适可回家，需有家属陪同。个别有特殊病情的患者需留院观察。

（二）器械及附件处理

内镜的处理按内镜清洗消毒规范进行处理。

六、并发症及防治

1. 低氧血症　其原因除与丙泊酚和咪达唑仑本身药物作用外，可能与舌根后坠、咽部肌肉松弛阻塞呼吸道及检查过程中注气过多，引起肠肌上抬和肺压迫，导致肺通气不足有关。处理：立即托起患者下颌，增加氧流量至 5 ~ 6L/min 及面罩吸氧。预防：严格掌握适应证，遇高龄、肥胖、短颈、肺功能较差的患者时，要尽量托起下颌，使其头部略向后仰 15° ~ 20°，以保持呼吸道通畅，防止舌根后坠等阻塞呼吸道。同时，要加大给氧流量，避免操作过程中注气过多。

2. 低血压　其原因除与药物本身作用外，也与用药量偏大且推注速度较快有关。处理：①血压下降 >30% 以上者，予以麻黄碱 10 mg 静脉推注。②心率明显减慢，低于 60 次/分者，予以阿托品 0.5 mg 静脉推注。预防：严格掌握给药速度和给药剂量，若以手控给药时，最好将药用生理盐水稀释后缓慢匀速静脉推注，可有效预防注射过快和用药量偏大引起的循环抑制并发症；有条件时，建议靶控输注给药，能更准确地调控血药浓度，从而降低不良反应。

3. 误吸　误吸的主要原因为麻醉深度不够以及液体或咽部分泌物误入气管。处理：增加丙泊酚首剂用药量；口腔及咽喉部有分泌物时快速去除。预防：增加首剂用药量，待药物作用充分后再进镜；及时抽吸口腔和咽部分泌物；有胃潴留和检查前 6 小时内有进食、饮水者列为禁忌。

4. 心律失常　心率减慢在无痛内镜检查中较为常见，可能与迷走神经反射有关。处理：一般只要暂停操作即可恢复。如心率减慢 <60 次/分者，静脉注射阿托品 0.5 ~ 1.0 mg 后心率恢复正常。发生心动过速一般为麻醉剂量不足所致，如心率 >100 次/分时，可追加异丙酚剂量。出现频发性室性期前收缩用利多卡因静脉注射。

5. 眩晕、头痛、嗜睡　麻醉苏醒后部分患者出现头晕、头痛、嗜睡及步态不稳。主要与药物在人体代谢的个体差异有关，也与异丙酚引起血压下降脑供血不足有关。多见于高血压、平素不胜酒力的患者和女性患者，绝大多数经卧床或端坐休息后缓解。

6. 注射部位疼痛　异丙酚为脂肪乳剂，浓度高，刺激性强，静脉推注时有胀痛、刺痛、酸痛等不适。处理：注射部位疼痛一般持续时间短且能忍受，麻醉后疼痛会消失，无需特别处理。如在穿刺时将穿刺针放于血管中央，避免针头贴住血管壁，或选择较大静脉注药可减轻疼痛。

七、注意事项

1. 检查前全面评估，严格掌握适应证与禁忌证，充分与患者沟通，解除其顾虑。

2. 术后 2 小时需有人陪护，24 小时内不得驾驶机动车辆、进行机械操作和从事高空作业，以防意外。

3. 选择镇静麻醉药物时，注意药物类型和剂量应因人而异，在联合用药时适当减量。在镇静期间需追加药物时，应与上次给药时间有充分的间隔，以保证药物起效。

4. 给药时应通过缓慢增加药物剂量来达到理想的镇静/镇痛程度，比单纯一次给药效果更理想。根据患者的体表面积、年龄、体重和伴随病，从小剂量开始给药。

5. 应用异丙酚镇静时，因该药物使诱导全身麻醉和呼吸暂停的风险增加，必须由受过专业训练的麻醉医师来应用。

6. 门诊患者严格把握离院指征，注意患者安全。

7. 其他同常规胃肠镜检查。

（赵亚楠）

第五节　消化道异物取出术的护理配合

消化道异物是指故意吞入或误吞入消化道的各种物体。根据异物的不同形状分为长条形异物、锐利异物、圆钝异物及不规则异物。大多数光滑的、柔软的异物不需处理，异物可经消化道自行排出；少数尖锐的、体积大不易自行排出、有腐蚀性或有毒的异物需取出；胆道蛔虫可引起机体严重反应，亦需取出。护士应熟练掌握如何选择钳取异物的附件，术中与术者密切配合，术后注意观察有无并发症。

一、上消化道异物取出术

上消化道异物是指故意吞入或误吞入上消化道的各种物体；某些既不能被消化，又不能通过幽门的食物或药物，在胃内形成团块；上消化道手术后不慎遗留在消化道的各种引流管和器械；手术残留的缝线、吻合钉等。

（一）适应证

消化道异物，凡自然排出有困难者均可试行内镜下取出。尤其是有毒性异物应积极试取。

1. 各种经口误入的真性异物　如硬币、纽扣、戒指、别针等。

2. 各种食物相关性异物　如鱼刺、果核、骨头、食团等。

3. 各种内生性的结石　如胃结石等。

（二）禁忌证

1. 异物一端部分或全部穿透消化道者或在消化道内形成严重的嵌顿者。

2. 某些胃内巨大异物，无法通过贲门及食管取出者。

3. 内镜检查禁忌证者。

4. 合并气管有异物者。

（三）术前准备

1. 器械准备

（1）内镜：最好选择大活检孔道胃镜，安装及检查方法同常规内镜。

（2）附件：主要取决于异物的种类及异物的停留部位。常用的附件有活检钳、圈套器、三爪钳、鼠齿钳、鳄鱼钳、V字钳、扁嘴钳、取石网篮、网兜形取物器、内镜专用手术剪、拆线器、吻合钉取出器、磁棒、机械取石器、橡皮保护套、外套管。

（3）液电碎石器或超声碎石机：注意检查仪器性能是否良好。

（4）生理盐水、去甲肾上腺素等。

（5）急救药品及器材。

（6）其他同常规内镜检查。

2. 患者准备

（1）了解病史，详细询问吞入的异物种类、发生时间、有无胸痛、腹痛等症状。

（2）根据需要行X线片检查，确定异物所在部位、性质、形状、大小，有无在消化道内嵌顿及穿透管壁的征象。钡餐检查后常会影响视野清晰度，不利于异物的取出，因此一般不做钡餐检查。

（3）必要时检查血型、凝血功能等。

（4）向患者家属讲明取异物的必要性和风险，耐心回答患者提出的问题，消除其顾虑，取得患者的信任和配合，签署手术同意书。

（5）成人及能较好配合的大龄儿童可按常规内镜检查做准备。术前禁食 8 小时以上，术前给予镇静剂及解痉剂，如地西泮 5～10 mg 及丁溴东莨菪碱（解痉灵）20 mg 肌内注射或静脉注射。

（6）有消化道出血和危重患者应先建立静脉输液通道，以保证安全。

（7）婴幼儿、精神失常、操作不合作者、异物较大或估计取出有困难者，可行全身麻醉下取异物。

（四）术中护理配合

1. 患者护理

（1）术中注意观察患者全身状况，监测生命体征，必要时行心电监护。特别是小儿全身麻醉时，及时清除其口腔内分泌物，防止窒息。

（2）对剧烈恶心者嘱其做深呼吸，以减轻症状。

（3）如操作过程中，患者突然出现腹痛剧烈、腹肌紧张者，立即报告术者，停止操作，并做好抢救准备工作。

2. 治疗过程中的配合

（1）选择取异物的附件：不同形状、性质的异物，钳取时所用的附件亦不相同。护士应正确选择取异物的附件。

1）长形棒状异物：如体温表、牙刷、竹筷、钢笔、汤勺，对此类异物较短的、较细的可选择各式异物钳、鳄口钳、鼠齿钳、三爪钳、圈套器等；较长的，预计通过咽部困难，需备内镜外套管，用于保护咽部。

2）尖锐异物：如张开的安全别针、缝针、刀片、鱼刺等，应设法使异物较钝的一端靠近内镜头端，除备各种异物钳外还需在内镜前端加保护套，将异物抓住后收到保护套中，避免损伤消化道。较小的异物可在内镜前端装透明帽，较大的应装橡皮保护套。

3）圆形和团块异物：水果核、玻璃球、纽扣电池等，可选择网篮、各式异物钳、鳄口钳、鼠齿钳、三爪钳等。应设法将食管内的食物团块捣碎，或使其进入胃内，或者用网篮取出。胃内巨大结石可用碎石器将其击碎成小块，让其自然排出体外。

4）胆道蛔虫：可选择圈套器。

5）其他：吻合口缝线、胆管内引流管、吻合口支撑管等。吻合口缝线可采用内镜专用剪刀或拆线器将缝线逐一拆除。胆管内引流管可用圈套器或专用器械顺利取出；吻合口支撑管取出有困难，应酌情考虑。

（2）取异物的配合技巧

1）长形棒状异物：用异物钳抓取棒状异物的一端，将异物调整成纵轴与消化道平行，小心拖出体外；如异物较长、较大，护士可先协助术者下一内镜外套管，将套管先送入口咽部和食管上段，抓住异物后，将异物先拖到套管内，再连异物同内镜、外套管一起退出。注意抓取到的异物应尽量靠近内镜前端，防止异物与内镜"脱位"。异物如果坚硬，各种抓钳不易抓牢，极易滑脱，护士应与术者小心配合。当异物拖到口咽部时，应使患者头稍后仰，以利于异物顺利通过。

2）尖锐异物：此类异物如果处理不好在取物过程中易对消化道造成损伤，故可根据异物的大小和形态在内镜前端装保护套，将异物抓到保护套内，拖出体外。

3）圆形和团块异物：硬性圆形异物可用网篮套取。软性团块异物可用鳄口钳、鼠齿钳等咬碎，或取出或推入胃内，使其自然排出；胃内巨大结石，可用液电碎石器进行碎石后再取出。

4）胆道蛔虫：通常蛔虫的一部分钻入十二指肠乳头，还有一部分留在十二指肠内，用器械取出可立即缓解症状。可选用前视式胃镜和圈套器。发现蛔虫后，先送入圈套器，张开圈套器后，将圈套器由蛔虫尾部套住，护士慢慢收紧圈套，待手下感到已套住后，不要再收，过度用力可把虫体勒断，术者将圈套器向肛侧推，将蛔虫拉出十二指肠乳头，最后连同内镜一起退出，整个过程护士应保持圈套器松紧适度，不能过紧也不能过松。

（五）术后护理

1. 患者护理

（1）全身麻醉下取异物时，应待患者完全苏醒后再让其离院。通常患者需留院观察 24 小时，一般情况好转才可离开；有并发症者应收入院。

（2）根据异物对消化道损伤程度指导患者进食，损伤小或无损伤者可正常进食；轻、中度损伤者进半流质饮食或全流质饮食；重度损伤者或有并发消化道出血者应禁食。术后 2～5 天勿进硬食、热食，应食冷半流质饮食或冷流质饮食，以免食管伤口继续擦伤或损伤的黏膜血管扩张引起食管出血。

（3）术中如有黏膜损伤、出血者，术后患者留观 24 小时，禁食，并给予止血剂和黏膜保护剂。必要时可应用广谱抗生素 2 天。

（4）吞入含有毒物的异物者，处理后，密切观察有无中毒表现。

（5）术后注意有无腹痛、呕血、黑便等消化道出血症状及皮下气肿、腹部压痛等消化道穿孔表现。一旦发生，应立即行外科处理。

2. 器械及附件处理

（1）胃镜处理：同胃镜检查护理常规。

（2）附件处理：根据内镜附件清洗消毒规范进行清洗消毒。

（六）并发症及防治

1. 消化道黏膜损伤　较大的锐利物在取出过程中可能会损伤消化道黏膜，尤其是在咽喉部、食管、贲门、幽门、十二指肠等狭窄或管径较小部位，轻者可造成黏膜撕裂和出血，重者可造成穿孔。操作过程中应小心、轻柔，切忌粗暴，以防损伤。已造成黏膜损伤或有轻度渗血者可禁食、补液，使用抑制胃酸分泌的药物和黏膜保护剂；出血不止者，可在内镜下止血；有穿孔者，应尽早行手术修补，并予以抗生素治疗。

2. 感染　在损伤的消化道黏膜上可继发细菌感染而发生红肿，甚至化脓。治疗上应予以禁食，使用广谱抗生素，已形成脓肿者应手术治疗。

3. 呼吸道并发症　常为窒息或吸入性肺炎，多发生在吞入较大异物及全身麻醉下取异物的婴幼儿，因吸入胃内容物或异物堵塞呼吸道引起，一旦发生应紧急处理抢救。

（七）注意事项

1. 严格掌握内镜取异物的适应证与禁忌证。当取异物危险性较大时，不可强行试取，以免引起并发症。证实已有消化道穿孔或尖锐异物已穿透管壁，不可用内镜取异物者，应采取外科手术处理。

2. 根据异物性质和形状选择合适的取异物器械。

3. 取异物时，抓取必须牢靠，钳取的位置多为特定的支撑点，如金属扁平异物边缘、义齿之钢丝、长条异物的一端，并设法让尖锐端向下。

4. 食管上段异物、咽喉部及咽肌水平段异物，应与耳鼻咽喉科医师合作，采用硬式喉镜取异物。

5. 操作过程中注意保护呼吸道通畅，防止误吸及异物掉入气管内。

6. 退出时，异物尽量靠近胃镜头端，不留间隙，通过咽喉部时，患者头部后仰，使咽部与口咽部成直线，易顺利退出。

7. 怀疑有消化道损伤时，应留院观察或收住院治疗。

8. 手术结束，及时清理设备及用物，定期检查设备性能，如有故障及时报告、维修。

二、大肠异物取出术

大肠异物多为误服，部分为故意吞服或肠道内瘘排出进入大肠。一般情况下，大肠异物可自行排出体外，无须特殊处理。只有当异物在大肠停留时间过长，排出有困难，或出现穿孔、溃疡、结肠功能紊乱时，才需要行结肠镜取出。

大肠异物取出术是一种安全、可靠的方法，可使患者免受外科手术之苦。患者术前准备同结肠镜检查，器械准备除常规结肠镜检查所需用物外，还应根据所取异物的性质、形状，准备相应的异物取出器械，如活检钳、圈套器、三爪钳、鼠齿钳、扁嘴钳、取石网篮、网兜形取物器、内镜专用手术剪、拆线器、吻合钉取出器等。

下面介绍几种常见的大肠异物取出方法。

（一）长条形异物取出

长条形异物多为遗留在大肠内的各种引流管及吞入的各种长条形的异物。这类异物可用圈套器套住异物一端，随内镜一起退出体外。

（二）圆球形异物取出

圆球形异物以粪石和胆石最为多见。这类异物如体积较小，可用三爪钳、取石网篮取出；如体积较大，可用碎石器将其击碎成小块取出或让其自然排出体外。

（三）扁平形异物取出

这类异物可选用鼠齿钳取出。

（四）吻合口残留缝线拆除

手术后吻合口缝线内翻于肠黏膜是最常见的大肠异物，可引起腹泻、腹痛、吻合口黏膜糜烂、溃疡甚至出血。如缝线已浮于黏膜表面者，可用活检钳咬夹拔出。对于缝线结牢固地结扎于黏膜深面者，可用内镜专用手术剪刀剪断缝线，再用活检钳拆除。

大肠内小而规则的异物取出一般较容易、安全，且无并发症。对于一些形状不规则、锐利、带钩的异物取出时，操作应轻柔，退出时异物的位置应与肠腔纵轴平行，并且尽量靠近肠镜端面，与肠镜一起退出体外。避免动作粗暴及用力外拉，防止出现肠黏膜损伤、出血，甚至穿孔等并发症。操作过程中，护士应密切配合术者完成手术，随时观察患者病情变化，出现异常及时处理。

（周　娜）

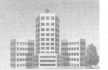

第六章 神经内科疾病护理

第一节　中枢神经系统感染性疾病护理

中枢神经系统（CNS）感染性疾病是指各种生物病原体侵犯中枢神经系统实质、脑膜和血管等引起的急性或慢性炎症性（或非炎症性）疾病。引起疾病的生物病原体包括病毒、细菌、螺旋体、寄生虫、真菌、衣原体、支原体、立克次体、寄生虫和朊蛋白等。临床上根据中枢神经系统感染的部位不同可分为：脑炎、脊髓炎或脑脊髓炎，主要侵犯脑和（或）脊髓实质；脑膜炎、脊膜炎或脑脊膜炎，主要侵犯脑和（或）脊髓软膜；脑膜脑炎：脑实质和脑膜合并受累。生物病原体主要通过血行感染、直接感染和神经干逆行感染等途径进入中枢神经系统。

一、病毒性脑膜炎患者的护理

病毒性脑膜炎是一组由各种病毒感染引起的脑膜急性炎症性疾病。多为急性起病，出现病毒感染的全身中毒症状如发热、头痛、畏光、恶心、呕吐、肌痛、食欲减退、腹泻和全身乏力等，并伴有脑膜刺激征，通常儿童病程超过 1 周，成人可持续 2 周或更长。本病大多呈良性过程。

（一）专科护理

1. 护理要点　急性期患者绝对卧床休息，给予高热量、高蛋白、高维生素、易消化的流质或半流质饮食，不能进食者给予鼻饲。密切观察患者病情变化，除生命体征外，必须观察瞳孔、精神状态、意识改变、有无呕吐、抽搐症状，及时发现是否有脑膜刺激征和脑疝的发生。

2. 主要护理问题

（1）急性疼痛：头痛与脑膜刺激征有关。

（2）潜在并发症：脑疝与脑水肿导致颅内压增高有关。

（3）体温过高与病毒感染有关。

（4）有体液不足的危险，与反复呕吐、腹泻导致失水有关。

3. 护理措施

（1）一般护理：①为患者提供安静、温湿度适宜的环境，避免声光刺激，以免加重患者的烦躁不安、头痛及精神方面的不适感。②衣着舒适，患者内衣以棉制品为宜，勤洗勤换，且不易过紧；床单保持清洁、干燥、无渣屑。③提供高热量、高蛋白质、高维生素、低脂肪的易消化饮食，以补充高热引起的营养物质消耗。鼓励患者增加饮水量，1 000～2 000 mL/d。④做好基础护理，给予口腔护理，减少患者因高热、呕吐引起的不适感，并防止感染；加强皮肤护理，防止降温后大量出汗带来的不适。

（2）病情观察及护理：①严密观察患者的意识、瞳孔及生命体征的变化，及时准确地报告医生。积极配合医生治疗，给予降低颅内压的药物，减轻脑水肿引起的头痛、恶心、呕吐等，防止脑疝的发生。保持呼吸道通畅，及时清除呼吸道分泌物，定时叩背、吸痰，预防肺部感染。②发热患者应减少活动，以减少氧耗量，缓解头痛、肌痛等症状。发热时可采用物理方法降温，可用温水擦浴、冰袋和冷毛巾外敷等措施物理降温。必要时遵医嘱使用药物降温，使用时注意药物的剂量，尤其对年老体弱及伴有心血管疾病者应防止出现虚脱或休克现象；监测体温应在行降温措施30分钟后进行。③评估患者头痛的性质、程度及规律，恶心、呕吐等症状是否加重。患者头痛时指导其卧床休息，改变体位时动作要缓慢。讲解减轻头痛的方法，如深呼吸、倾听音乐、引导式想象、生物反馈治疗等。④意识障碍患者给予侧卧位，备好吸引器，及时清理口腔，防止呕吐物误入气管而引起窒息。观察患者呕吐的特点，记录呕吐的次数，呕吐物的性质、量、颜色、气味，遵医嘱给予止吐药，帮助患者逐步恢复正常饮食和体力。指导患者少量多次饮水，以免引起恶心呕吐；剧烈呕吐不能进食或严重水电解质失衡时，给予外周静脉营养，准确记录24小时出入量，观察患者有无失水征象，依失水程度不同，患者可出现软弱无力、口渴、皮肤黏膜干燥和弹性减低，尿量减少、尿比重增高等表现。⑤抽搐的护理：抽搐发作时，应立即松开患者的衣领和裤带，取下活动性义齿，及时清除口鼻腔分泌物，保持呼吸道通畅；放置压舌板于上、下臼齿之间，防止舌咬伤，必要时用舌钳将舌拖出，防止舌后坠阻塞呼吸道；谵妄躁动时给予约束带约束，勿强行按压肢体，以免造成肢体骨折或脱臼。

（二）健康指导

1. 疾病知识指导

（1）概念：病毒性脑膜炎又称无菌性脑膜炎，是一组由各种病毒感染引起的脑膜急性炎症性疾病，主要表现为发热、头痛和脑膜刺激征。

（2）形成的主要原因：85%～95%的病毒性脑膜炎由肠道病毒引起，主要经粪－口途径传播，少数经呼吸道分泌物传播。

（3）主要症状：多为急性起病，出现病毒感染全身中毒症状，如发热、畏光、头痛、肌痛、食欲减退、腹泻和全身乏力等，并伴有脑膜刺激征。幼儿可出现发热、呕吐、皮疹等，而颈项强直较轻微甚至缺如。

（4）常用检查项目：血常规、尿常规、腰椎穿刺术、脑电图、头CT、头MRI。

（5）治疗：主要治疗原则是对症治疗、支持治疗和防治并发症。对症治疗如剧烈头痛可用止痛药，癫痫发作可首选卡马西平或苯妥英钠，抗病毒治疗可用阿昔洛韦，脑水肿可适当应用脱水药。

（6）预后：预后良好。

（7）其他：如疑为肠道病毒感染应注意粪便处理，注意手部卫生。

2. 饮食指导

（1）给予高蛋白，高热量、高维生素等营养丰富的食物，如鸡蛋、牛奶、豆制品、瘦肉，有利于增强抵抗力。

（2）长期卧床的患者易引起便秘，用力屏气排便、过多的水钠潴留都易引起颅内压增高，为保证大便通畅，患者应多食粗纤维食物，如芹菜、韭菜等。

（3）应用甘露醇、呋塞米等脱水剂期间，患者应多食含钾高的食物如香蕉、橘子等，并要保证水分摄入。

（4）不能经口进食者，遵医嘱给予鼻饲，制订鼻饲饮食计划表。

3. 用药指导

（1）脱水药：保证药物滴注时间、剂量准确，注意观察患者的反应及患者皮肤颜色、弹性的变化，记录24小时出入量，注意监测肾功能。

（2）抗病毒药：应用阿昔洛韦时注意观察患者有无谵妄、皮疹、震颤及血清转氨酶暂时增高等不良反应。

4. 日常生活指导

（1）保持室内环境安静、舒适、光线柔和。

（2）高热的护理：①体温上升阶段，患者寒战时注意保暖。②发热持续阶段，给予患者物理降温，必要时遵医嘱使用退热药，并要注意补充水分。③退热阶段，患者要及时更换汗湿衣服，防止受凉。

（3）腰椎穿刺术后患者取去枕平卧位4~6小时，以防止低颅压性头痛的发生。

（三）循证护理

病毒性脑膜炎是由各种病毒引起中枢神经系统的炎症性疾病，其发病机制可能与病毒感染和感染后的免疫反应有关。而症状性癫痫是由脑损伤或全身性疾病引起脑代谢失常引发的癫痫，病毒性脑膜炎是引起癫痫发作的因素之一。针对病毒性脑膜炎合并症状性癫痫患者的临床特点，有学者研究得出病毒性脑炎合并症状性癫痫患者的护理重点应做好精神异常、癫痫发作、腰椎穿刺术和用药的观察及护理。

使用头孢菌素类和硝基咪唑类抗生素后服用含有酒精类的液体或食物时会引发双硫仑样反应。双硫仑样反应表现为面部潮红、头痛、眩晕、恶心、呕吐、低血压、心率加快、呼吸困难，严重者可致急性充血性心力衰竭、呼吸抑制、意识丧失、肌肉震颤等。据报道，一个高压电烧伤者，术后给予头孢哌酮抗感染，用75%乙醇处理创面，反复出现双硫仑样反应。说明应用上述药物的患者接触任何含乙醇的制品都有导致双硫仑样反应的可能，医护人员应提高警惕，并将有关注意事项告知患者。

二、化脓性脑膜炎患者的护理

化脓性脑膜炎（purulent meningitis）即细菌性脑膜炎，又称软脑膜炎，是由化脓性细菌所致脑脊膜的炎症反应，脑和脊髓的表面轻度受累，是中枢神经系统常见的化脓性感染疾病。病前可有上呼吸道感染史，主要临床表现为发热、头痛、呕吐、意识障碍、偏瘫、失语、皮肤瘀点及脑膜刺激征等。通常起病急，好发于婴幼儿和儿童。

（一）专科护理

1. 护理要点　密切观察患者的病情变化，定时监测患者的生命体征、意识、瞳孔的变化及颅内压增高表现。做好高热患者的护理。对有肢体瘫痪及失语的患者，给予康复训练，预防并发症。加强心理护理，帮助患者树立战胜疾病的信心。

2. 主要护理问题

（1）体温过高：与细菌感染有关。

（2）急性疼痛——头痛：与颅内感染有关。

（3）营养失调——低于机体需要量：与反复呕吐及摄入不足有关。

（4）潜在并发症——脑疝：与颅内压增高有关。

（5）躯体活动障碍：与神经功能损害所致的偏瘫有关。

（6）有皮肤完整性受损的危险：与散在的皮肤瘀点有关。

3. 护理措施

（1）一般护理：①环境，保持病室安静，经常通风，用窗帘适当遮挡窗户，避免强光对患者的刺激，减少患者家属的探视。②饮食，给予清淡、易消化且富含营养的流质或半流质饮食，多吃水果和蔬菜。意识障碍的患者给予鼻饲饮食，制订饮食计划表，保证患者摄入足够的热量。③基础护理，给予口腔护理，保持口腔清洁，减少因发热、呕吐等引起的口腔不适；加强皮肤护理，保持皮肤清洁干燥，特别是皮肤有瘀点、瘀斑时避免搔抓破溃。

（2）病情观察及护理：①加强巡视，密切观察患者的意识、瞳孔、生命体征及皮肤瘀点、瘀斑的变化，婴儿应注意观察囟门。若患者意识障碍加重、呼吸节律不规则、双侧瞳孔不等大、对光反射迟钝、躁动不安等，提示脑疝的发生，应立即通知医生，配合抢救。②备好抢救药品及器械，抢救车、吸引器、简易呼吸器、氧气装置及硬脑膜下穿刺包等。

（3）用药护理：①抗生素，给予抗生素皮试前，询问有无过敏史。用药期间监测患者的血常规、血培养、血药敏等检查结果。用药期间了解患者有无不适主诉。②脱水药，保证药物按时、准确滴注，注意观察患者的反应及皮肤颜色、弹性的变化，注意监测肾功能。避免药液外渗，如有外渗，可用硫酸镁湿热敷。③糖皮质激素，严格遵医嘱用药，保证用药时间、剂量的准确，不可随意增量、减量，询问患者有无心悸、出汗等不适主诉；用药期间监测患者的血常规、血糖变化；注意保暖，预防交叉感染。

（4）心理护理：根据患者及家属的文化水平，介绍患者的病情及治疗和护理的方法，使其积极主动配合。关心和爱护患者，及时解除患者的不适，增强其信任感，帮助患者树立战胜疾病的信心。

（5）康复护理：有肢体瘫痪和语言沟通障碍的患者可以进行如下的康复护理。

1）保持良好的肢体位置，根据病情，给予床上运动训练，包括：①桥式运动，患者仰卧位，双上肢放于体侧，或双手十指交叉，双上肢上举；双腿屈膝，足支撑于床上，然后将臀部抬起，并保持骨盆成水平位，维持一段时间后缓慢放下。也可以将健足从治疗床上抬起，以患侧单腿完成桥式运动。②关节被动运动，为了预防关节活动受限，主要进行肩关节外旋、外展，肘关节伸展，腕和手指伸展，髋关节外展，膝关节伸展，足背屈和外翻。③起坐训练。

2）对于清醒患者，要更多关心、体贴，增强其自我照顾能力和信心。经常与患者进行交流，促进其语言功能的恢复。

（二）健康指导

1. 疾病知识指导

（1）概念：化脓性脑膜炎是由化脓性细菌感染所致的脑脊膜炎症，脑和脊髓的表面轻度受累。通常急性起病，是中枢神经系统常见的化脓性感染疾病。

（2）形成的主要原因：化脓性脑膜炎最常见的致病菌为肺炎链球菌、脑膜炎双球菌及 B 型流感嗜血杆菌。这些致病菌可通过外伤、直接扩延、血液循环或脑脊液等途径感染软脑膜和（或）蛛网膜。

（3）主要症状：寒战、高热、头痛、呕吐、意识障碍、腹泻和全身乏力等，有典型的脑膜刺激征。

（4）常用检查项目：血常规、尿常规、脑脊液检查、头 CT、头 MRI、血细菌培养。

（5）治疗：①抗菌治疗：未确定病原菌时首选三代头孢曲松或头孢噻肟，因其可透过血脑屏障，在脑脊液中达到有效浓度。如确定病原菌为肺炎球菌，首选青霉素，对其耐药者，可选头孢曲松，必要时联合万古霉素治疗；如确定病原菌为脑膜炎球菌，首选青霉素；如确定病原菌为铜绿假单胞菌可选头孢他啶。②激素治疗。③对症支持治疗。

（6）预后：病死率及致残率较高，但预后与机体情况、病原菌和是否尽早应用有效的抗生素治疗有关。

（7）卫宣教：搞好环境和个人卫生。

2. 饮食指导　给予高热量、清淡、易消化的流质或半流质饮食，按患者的热量需要制订饮食计划，保证足够热量的摄入。注意食物的搭配，增加患者的食欲，少食多餐。频繁呕吐不能进食者，给予静脉输液，维持水电解质平衡。

3. 用药指导

（1）应用脱水药时，保证输液速度。

（2）应用激素类药物时不可随意减量，以免发生"反跳"现象，激素类药物最好在上午输注，避免由于药物不良反应引起睡眠障碍。

4. 日常生活指导

（1）协助患者洗漱、如厕、进食及个人卫生等生活护理。

（2）做好基础护理，及时清除大小便，保持患者臀部皮肤清洁干燥，间隔1~2小时更换体位，按摩受压部位，必要时使用气垫床，预防压疮。

（3）偏瘫的患者确保有人陪伴，床旁安装护栏，地面保持平整干燥、防湿、防滑，注意安全。

（4）躁动不安或抽搐的患者，床边备牙垫或压舌板，必要时在患者家属知情同意下用约束带，防止患者舌咬伤及坠床。

（三）循证护理

化脓性脑膜炎是小儿时期较为常见的由化脓性细菌引起的神经系统感染的疾病，婴幼儿发病较多。本病预后差，病死率高，后遗症多。相关学者通过对化脓性脑膜炎患儿的护理资料进行研究，分析总结得出做好病情的观察和加强临床护理是促进患儿康复的重要环节。

对小儿化脓性脑膜炎的临床护理效果的探讨，得出结论：提高理论知识水平、业务水平、对疾病的认识，对病情发展变化做出及时、正确的抢救和护理措施，可以提高患儿治愈率，降低并发症、后遗症发生，提高生命质量，促进患儿早日康复。

三、结核性脑膜炎患者的护理

结核性脑膜炎（tuberculous meningitis，TBM）是由结核杆菌引起的脑膜和脊髓膜的非化脓性炎症性疾病，是最常见的神经系统结核病。主要表现为结核中毒症状、发热、头痛、脑膜刺激征、脑神经损害及脑实质改变，如意识障碍、癫痫发作等。本病好发于幼儿及青少年，冬春季较多见。

（一）专科护理

1. 护理要点　密切观察患者的病情变化，观察有无意识障碍脑疝及抽搐加重的发生。做好用药指导，定期监测抗结核药物的不良反应。对抽搐发作、肢体瘫痪及意识障碍的患者加强安全护理，防止外伤，同时给予相应的对症护理，促进患者康复。

2. 主要护理问题

（1）体温过高：与炎性反应。

（2）有受伤害的危险：与抽搐发作有关。

（3）有窒息的危险：与抽搐发作时口腔和支气管分泌物增多有关。

（4）营养失调——低于机体需要量：与机体消耗及食欲减退有关。

（5）疲乏：与结核中毒症状有关。

（6）意识障碍：与中枢神经系统、脑实质损害有关。

（7）潜在并发症：脑神经损害、脑梗死等。

（8）知识缺乏：缺乏相关医学知识。

3. 护理措施

（1）一般护理：①休息与活动，患者出现明显结核中毒症状，如低热、盗汗、全身无力、精神萎靡不振时，应以休息为主，保证充足的睡眠，生活规律。病室安静，温湿度适宜，床铺舒适，重视个人卫生护理。②饮食护理，保证营养及水分的摄入。提供高蛋白、高热量、高维生素的饮食，每天摄入鱼、肉、蛋、奶等优质蛋白，多食新鲜的蔬菜、水果，补充维生素。高热或不能经口进食的患者给予鼻饲饮食或肠外营养。③戒烟、酒。

（2）用药护理：①抗结核治疗，早期、联合、足量、全程、顿服是治疗结核性脑膜炎的关键。强调正确用药的重要性，督促患者遵医嘱服药，养成按时服药的习惯，使患者配合治疗。告知药物可能出现的不良反应，密切观察，出现如眩晕、耳鸣、巩膜黄染、肝区疼痛、胃肠不适等不良反应时，及时报告医生，并遵医嘱给予相应的处理。②全身支持，减轻结核中毒症状，可使用皮质类固醇等抑制炎症反应，减轻脑水肿。使用皮质类固醇时要逐渐减量，以免发生"反跳"现象。注意观察皮质类固醇药物的不良反应，正确用药，减少不良反应。③对症治疗，根据患者的病情给予相应的抗感染、脱水降颅压、解痉治疗。

（3）体温过高的护理

1）重视体温的变化，定时测量体温，给予物理或药物降温后，观察降温效果，患者有无虚脱等不适出现。

2）采取降温措施：①物理降温，使用冰帽、冰袋等局部降温，温水擦浴全身降温，注意用冷时间，观察患者的反应，防止继发效应抵消治疗作用及冻伤的发生。身体虚弱的患者在降温过程中，须控制时间，避免能量的消耗。②药物降温，遵医嘱给予药物降温，不可在短时间内将体温降得过低，同时注意补充水分，防止患者虚脱。儿童避免使用阿司匹林，以免诱发 Reye 综合征，即患者先出现恶心、呕吐，继而出现中枢神经系统症状，如嗜睡、昏睡等。小心谨慎使用金刚烷胺类药物，以免中枢神经系统不良反应的发生。

（4）意识障碍的护理：①生活护理，使用床挡等保护性器具。保持床单位清洁、干燥、无渣屑，减少对皮肤的刺激，定时给予患者翻身、叩背，按摩受压部位，预防压疮的发生。注意口腔卫生，保持口腔清洁。做好大小便护理，满足患者的基本生活需求。②饮食护理，协助患者进食，不能经口进食时，给予鼻饲饮食，保障营养及水分的摄入。③病情监测，密切观察患者的生命体征及意识、瞳孔的变化，出现异常及时报告医生，并配合医生处理。

（二）健康指导

1. 疾病知识指导

（1）病因及发病机制：结核杆菌通过血行直接弥散或经脉络丛播散至脑脊髓膜，形成结核结节，结节破溃后结核菌进入蛛网膜下隙，导致结核性脑膜炎。此外，结核菌可因脑实质、脑膜干酪灶破溃所致，脊柱、颅骨、乳突部的结核病灶也可直接蔓延引起结核性脑膜炎。

（2）主要症状：多起病隐袭，病程较长，症状轻重不一。①结核中毒症状，低热、盗汗、食欲减退、疲乏、精神萎靡。②颅内压增高和脑膜刺激症状，头痛、呕吐、视神经盘水肿及脑膜刺激征。③脑实质损害，精神萎靡、淡漠、谵妄等精神症状或意识状态的改变；部分性、全身性的痫性发作或癫痫持续状态；偏瘫、交叉瘫、截瘫等脑卒中样表现。④脑神经损害，动眼、外展、面及视神经易受累及，表现为视力下降、瞳孔不等大、眼睑下垂、面神经麻痹等。

（3）常用检查项目：脑脊液检查、头 CT、头 MRI、血沉等。

（4）治疗：①抗结核治疗，异烟肼、利福平、吡嗪酰胺、链霉素、乙胺丁醇等。至少选择三种药物联合治疗，根据所选药物给予辅助治疗，防止药物不良反应。②皮质类固醇，用于减轻中毒症状、抑制炎症反应、减轻脑水肿、抑制纤维化，可用地塞米松或氢化可的松等。③对症治疗，降颅压、解痉、抗感染等。

（5）预后：与患者的年龄、病情轻重、治疗是否及时彻底有关。部分患者预后较差，甚至死亡。

2. 饮食指导　提供高蛋白、高热量、高维生素、易消化吸收的食物，每天摄入鱼、肉、蛋、奶等优质蛋白，多食新鲜的蔬菜、水果，补充维生素。保证水分的摄入。

3. 用药指导

（1）使用抗结核药物时要遵医嘱正确用药，早期、足量、联合、全程、顿服是治疗本病的关键。药物不良反应较多，如使用异烟肼时需补充维生素 B_6 以预防周围神经病；使用利福平、异烟肼、吡嗪酰胺时需监测肝酶水平，及时发现肝脏损伤；使用链霉素时定期进行听力检测，及时应对前庭毒性症状。

（2）使用皮质类固醇药物时，观察用药效果，合理用药，减少不良反应的发生。

（3）应用脱水、降颅压药物时注意电解质的变化，保证水分的摄入；使用解痉、抗感染等药物时给予相应的护理，如注意观察生命体征的变化等。

4. 日常生活指导

（1）指导患者注意调理，合理休息，生活规律，增强抵抗疾病的能力，促进身体康复。

（2）减少外界环境不良刺激，注意气候变化，预防感冒发生。

（3）保持情绪平稳，积极配合治疗，树立战胜疾病的信心。

（三）循证护理

结核性脑膜炎具有早期出现头痛、双目凝视、精神呆滞、畏光；中期出现脑膜刺激征、颅内压高、呕吐（以喷射性呕吐为主）、嗜睡；晚期出现失明、昏睡、呼吸不规则、抽搐，危重时发生脑疝而死亡的临床特点。研究表明，严密观察患者的病情变化，有针对性地做好一般护理、病情观察、康复护理、饮食护理、用药护理、心理护理、康复护理和健康教育，对结核性脑膜炎患者的康复起到重要的作用。

（李　娜）

第二节　中枢神经系统脱髓鞘疾病护理

中枢神经系统脱髓鞘疾病是一组脑和脊髓以神经髓鞘脱失为主，神经细胞及其轴突为特征的疾病，包括遗传性和获得性两大类。中枢神经系统的髓鞘是由少突胶质细胞的片状突起包绕髓神经纤维轴突而形成的脂质细胞膜，它具有保护轴索、帮助传导神经冲动和绝缘等作用。遗传性脱髓鞘疾病主要指脑白质营养不良，是由于髓鞘形成缺陷而引起神经髓鞘磷脂代谢紊乱。获得性中枢神经系统脱髓疾病又可分为原发性免疫介导的炎性脱髓鞘病和继发于其他疾病的脱髓鞘病。

一、多发性硬化患者的护理

多发性硬化（MS）是以中枢神经系统白质炎性脱髓鞘病变为主要特点的自身免疫疾病。本病多发于青壮年，女性多于男性，临床多见亚急性起病，其特点为时间上的多发性（即反复缓解、复发的病程）和空间上的多发性（即病变部位的多发）。临床症状和体征多种多样，可有肢体无力、感觉异常、眼部症状、共济失调、发作性症状、精神症状等临床表现。本病越远离赤道，发病率越高，我国属于低发病区，约为 5/10 万。

（一）专科护理

1. 护理要点　患者病情反复发作，临床表现多种多样，观察患者有无运动障碍、感觉障碍、眼部症状、精神症状、膀胱功能障碍等，根据患者的疾病特点进行有的放矢的护理。做好患者安全防护，给予营养支持，加强各项基础护理工作，关注患者的心理问题。

2. 主要护理问题

（1）生活自理缺陷：与肢体无力、共济失调或视觉、触觉障碍等有关。

（2）尿潴留/尿失禁：与膀胱反射功能障碍有关。

（3）排便异常：与自主神经功能障碍有关。

（4）有感染的危险：与免疫功能低下、机体抵抗力降低有关。

（5）预感性悲哀：与疾病多次缓解复发、神经功能缺损有关。

（6）知识缺乏：缺乏本病的相关知识。

3. 护理措施

（1）一般护理：①环境，病室环境安静舒适，光线明暗适宜，物品摆放合理，呼叫器置于患者伸手可及处，餐具、便器、纸巾等可随时取用；床铺设有护栏、床挡；地面平整无障碍物，防湿、防滑；走廊、卫生间等设置扶手；必要时配备轮椅等辅助器具。②活动与休息，协助患者取舒适体位，自行变换体位困难者给予定时翻身，并注意保暖；肢体运动障碍的患者，应保持肢体的功能位，指导患者进行主动运动或被动运动。活动时注意劳逸结合，避免活动过度。③生活护理，鼓励患者做力所能及的事情，协助患者洗漱、进食、穿脱衣物和如厕，做好安全防护。感觉障碍的患者，避免高温和过冷刺激，防止烫伤、冻伤的发生。④饮食护理，保证患者每日的热量摄入，给予高蛋白、低糖、低脂，易消化吸收的清淡食物。食物需富含纤维素，以促进肠蠕动，达到预防或缓解便秘的作用。吞咽障碍的患者可给予半流食或流食，必要时给予鼻饲饮食或肠外高营养，并做好相关护理。

（2）用药护理：指导患者了解常用药物及用法、不良反应及注意事项等。①皮质类固醇，急性发作时的首选药物，目的是抗感染和免疫调节，常用药物有甲泼尼龙和泼尼松。大剂量短程疗法时，监测血钾、血钠、血钙，防止电解质紊乱，长期应用不能预防复发，且不良反应严重。②β-干扰素，具有免疫调节作用。常见不良反应为流感样症状，部分药物可出现注射部位红肿及疼痛，严重时出现肝功能损害、过敏反应等。注意观察注射部位有无红肿、疼痛等不良反应。③免疫球蛋白，降低复发率。常见的不良反应有发热、面红，偶有肾衰竭、无菌性脑膜炎等不良反应发生。④免疫抑制药，多用于继发进展型多发性硬化，主要不良反应有白细胞减少、胃肠道反应、皮疹等。

（3）心理护理：因疾病反复发作，且进行性加重，患者易出现焦虑、抑郁、恐惧等心理障碍，护士应加强与患者沟通，了解其心理状态，取得信赖，帮助患者树立战胜疾病的信心。

（4）对症护理：①感染，患者出现高热、肺炎等并发症时，严密监测病情变化，采取降温措施，注意休息，保证足够的热量和液体摄入，必要时吸氧。②排泄功能，保持患者大小便通畅。便秘患者，指导其进食富含纤维素的食物，适量增加饮水量，顺时针按摩腹部，促进肠蠕动，必要时遵医嘱给予缓泻剂或灌肠。评估患者有无排尿异常，尿失禁患者可遵医嘱给予留置导尿，尿潴留患者可采用听流水声、按摩腹部、热敷等方法促进排尿，若效果不佳，可遵医嘱给予留置导尿，观察并记录尿液的颜色、性质和量，严格无菌操作，加强会阴护理，预防感染。③压疮，做好皮肤护理，保持皮肤清洁干燥，定时协助更换体位，加强患者的全身营养状态。④视力障碍，提供安静、方便的病室环境，灯光强度适宜，减少患者眼部刺激，生活用品放置于其随手可及处。

（二）健康指导

1. 疾病知识指导

（1）流行病学：本病好发于北半球的温带和寒带地区，多发于青壮年，女性稍多，与西方国家相比我国急性多发性硬化较多。

（2）主要原因：病因目前尚不完全清楚，目前认为可能与免疫反应、病毒感染、遗传因素及环境因素等有关。

（3）主要症状：病程中症状发作与缓解是本病的重要特点，复发次数可达数十次，每次复发后易残留部分症状和体征，病情逐渐加重。部分患者为进展型，无明显缓解期。病变累及视神经、脊髓、脑干、小脑或大脑半球白质时，可出现多样的临床症状，如运动障碍、感觉障碍、视觉障碍、膀胱功能障碍、构音障碍、疼痛、精神症状等。核间性眼肌麻痹和旋转性眼球震颤为高度提示本病的体征。

（4）常用检查项目：脑脊液检查、电生理检查、头 CT 检查、头 MRI 检查。

（5）治疗：在急性期首选皮质类固醇治疗，进展型多发性硬化可使用免疫抑制剂。缓解期为预防复发和治疗残留症状，可采用 β – 干扰素疗法和免疫球蛋白输注。出现运动障碍、尿便异常、精神障碍等症状时对症治疗。

（6）预后：多数患者呈缓解 – 复发病程，在数月或数年内死亡；部分患者复发次数不多或在首次发作后完全缓解，预后较好；个别患者病情发展快，初次发病即死亡。

2. 日常生活指导　鼓励患者做力所能及的事情，适当进行体育锻炼，通过良好的膳食增进营养，避免疲劳、感冒、感染、发热、拔牙、冷热刺激等因素引起复发。

3. 饮食指导

（1）改变不良的饮食习惯，进食高蛋白、低糖、低脂、易消化吸收的清淡食物，保障液体的摄入。多食新鲜的蔬菜、水果及富含维生素的食物，促进肠蠕动，预防便秘发生。

（2）吞咽障碍的患者给予半流食或流食，预防呛咳及窒息的发生，必要时遵医嘱给予留置胃管，保障营养的摄入，并做好相关护理。

4. 用药指导

（1）应用皮质类固醇药物时显效较快，常见的不良反应有电解质紊乱、向心性肥胖、胃肠道不适、骨质疏松等。定期测量血压、监测血糖、离子变化，做好皮肤及口腔护理。应用免疫抑制剂时，常见白细胞减少、胃肠道反应、肝肾功能损害、出血性膀胱炎等不良反应。

（2）按时服用口服药，皮质类固醇药物，不能突然减药、加药，擅自停药，防止发生"反跳现象"，引起病情波动。

（3）静脉输液时根据病情和药物性质调节滴速，密切观察患者的病情变化，如有异常及时报告医生，并做好相关记录。

5. 照顾者指导　与家属做好沟通，因患者的病情反复发作，容易出现焦虑、抑郁、厌世等情绪，家属应配合医务人员，共同给予关爱和支持。

6. 预防复发

（1）避免感冒、疲劳、手术、感染、体温升高、拔牙等诱因。

（2）遵医嘱正确用药，定期复诊。

（3）生活规律，适当进行体育锻炼，注意营养均衡，增强抵抗力。

（4）女性患者首次发作后 2 年内避免妊娠。

（三）循证护理

由于多发性硬化的主要临床特点呈时间上的多发性和空间上的多发性，临床中尚没有行之有效的方法可以治愈。多发性硬化的护理与康复治疗是神经科护理研究的重点。通过对多发性硬化患者的护理与康复治疗进行研究，结果表明多发性硬化患者在系统性的整体护理下可以大大提高生活质量及独立能力。将一般护理、心理护理与健康教育相结合，对患者的功能障碍给予及时、积极的康复治疗，可以减轻患者疾病导致的痛苦并增强康复效果，提高其生存质量。护士是与患者及其家庭的直接接触者，在患者及其家庭、医生及相关医疗工作者之间起着至关重要的纽带作用。多发性硬化的护理需要通过患者及其家庭和护士之间的合作，来提高患者自我护理的能力。

二、视神经脊髓炎患者的护理

视神经脊髓炎（neuromyelitis optica，NMO）是一种视神经和脊髓同时或相继受累的急性或亚急性起病的炎性脱髓鞘疾病。表现为视神经炎以及脊髓炎，该病由 Devic 首次描述，又称 Devic 病或 Devic 综合征，有学者认为视神经脊髓炎是多发性硬化的一个变异型。本病多发于青壮年，男女均可罹患。

（一）专科护理

1. 护理要点　急性期注意观察患者的视力变化，做好眼部的护理，防止用眼过度，满足患者的基本生活需要，做好安全防护。脊髓损害时根据病变部位的不同，观察患者有无肢体瘫痪、麻木、痉挛，皮肤营养障碍、膀胱功能障碍等。患者出现截瘫时密切观察病变平面的变化，保持患者呼吸道通畅，患者出现呼吸困难、吞咽困难时及时给予相应的护理措施。

2. 主要护理问题

（1）生活自理缺陷：与视力丧失或截瘫等有关。

（2）感知改变：与视觉和视神经损伤有关。

（3）有受伤害的危险：与短时间内失明或截瘫有关。

（4）知识缺乏：缺乏本病的相关知识。

3. 护理措施

（1）一般护理：①环境，病室环境安静，光线明暗适宜，床铺设有床挡，地面无障碍物，去除门槛。床单位清洁、干燥、无渣屑，生活必需品置于患者伸手可及处。②生活护理，满足患者的基本需要，协助患者清洁卫生，预防感染。卧床的患者给予气垫床保护皮肤，指导或协助患者取舒适体位，保持肢体功能位，定时更换体位，防止压疮的发生。协助患者被动运动，防止肌肉萎缩。患者视力部分或全部丧失时做好眼部保护，防止并发症。③饮食护理，给予高蛋白、高维生素、易消化吸收的饮食，多食蔬菜、水果及富含纤维素的食物，保证热量与水分的摄入，预防便秘的发生。④病情观察，急性起病时视力可在数小时或数日内丧失，注意评估患者的视力变化，有无疼痛、视神经盘水肿、视神经萎缩。出现截瘫时，病变平面是否上升，有无尿潴留、尿失禁等自主神经症状。

（2）用药护理：指导患者了解常用药物、用法、不良反应及注意事项等。首选药物为大剂量皮质类固醇，如甲泼尼龙或地塞米松冲击疗法，使用时严密观察不良反应，如继发感染，血压、血糖、尿糖的变化等。

（3）心理护理：因视力部分或全部丧失，可出现焦虑、急躁等情绪，告知患者本病多数患者视力在数日或数周后可恢复，要积极配合治疗；出现运动、感觉及自主神经功能损害时，应稳定患者的情绪，帮助患者树立战胜疾病的信心。

（4）康复护理：①急性期康复，保持患者良好的肢体功能位置，协助其被动运动和按摩，促进血液循环，防止关节畸形和肌肉萎缩，定时更换体位，预防压疮的发生。②恢复期康复，根据患者的病情，制订恢复期康复计划，由易入难，循序渐进，如翻身训练、坐起训练、转移训练、站立训练、步行训练等。

（二）健康指导

1. 疾病知识指导

（1）流行病学：本病在我国多见，男女均可发病，女性稍多，多见于20～40岁，一般急性或亚急性起病。

（2）形成的主要原因：病因及发病机制目前尚不完全清楚，可能是多发性硬化的一种临床亚型或临床上的一个阶段。

（3）主要症状：起病前可有上呼吸道或消化道的感染史，少数患者有低热、头痛、咽痛、周身不适等前驱症状，同时或相继出现视神经损害及脊髓损害。在短时间内连续出现较严重的视神经炎和脊髓炎预示为单相病程，也可有缓解－复发，多数复发病程间隔期为5个月左右。①视神经损害表现，为视神经炎及球后视神经炎，双眼同时或先后受累。急性起病时，受累侧眼数小时或数日内视力部分或完全丧失，伴眼球胀痛。视神经炎眼底检查可见早期有视神经盘水肿，晚期有视神经萎缩；球后视神经炎眼底检查可见早期眼底正常，晚期视神经萎缩。大部分患者视力可在数日或数周后有显著恢复。②脊髓损害表现，临床常表现为弥散性脊髓炎，体征呈不对称和不完全性。首发症状为肢体麻木、肩痛或背痛，继而出现截瘫或四肢瘫痪，感觉障碍等。自主神经损害时可出现尿便异常、皮肤营养障碍等。

（4）常用检查项目：脑脊液检查、诱发电位、MRI检查等。

（5）治疗：首选皮质类固醇治疗，大剂量冲击疗法，再改为口服逐渐减量至停药。皮质类固醇治疗无效时，可用血浆置换来改善症状。出现运动、感觉和自主神经功能障碍时对症治疗。

（6）预后：多因连续发作而加剧病情，预后与脊髓炎的严重程度及并发症有关。

2. 日常生活指导　患者进行功能锻炼的同时，保证足够的休息，劳逸结合。鼓励患者保持情绪平稳，防止感冒、外伤、疲劳等诱发因素，加强营养，增强机体抵抗力。

3. 用药指导　对药物的使用进行详细的指导，做好药物不良反应与病情变化的区分。应用皮质类固醇药物时注意观察药物效果及不良反应。口服给药时，按时服用，不能擅自减量、加量，甚至停药，防止"反跳现象"的发生。

4. 饮食指导 保持营养均衡，保证热量与水分的摄入，多食新鲜的蔬菜和水果，减少并发症的发生。

5. 预防复发 遵医嘱正确用药，定期门诊复查，预防各类诱发因素的发生，适量运动，如出现病情变化及时就诊。

三、急性播散性脑脊髓炎患者的护理

急性播散性脑脊髓炎（acute disseminated encephalomyelitis，ADEM）是一种广泛累及中枢神经系统白质的急性炎症性脱髓鞘疾病，通常发生在感染、出疹或疫苗接种后，故又被称为感染后、出疹后、疫苗接种后脑脊髓炎，主要病理特点为多灶性或弥漫性脱髓鞘。好发于儿童及青壮年，无季节性，散发病例多见，通常为单项病程。

急性出血性白质脑炎（acute haemorrhagic leukoencephalitis，AHLE）被认为是急性播散性脑脊髓炎的暴发型，起病急骤，病情凶险，死亡率较高。

（一）专科护理

1. 护理要点 监测患者的生命体征，密切观察患者瞳孔、意识的变化，患者有无痫性发作、脑膜刺激征、脑疝等的发生。急性期特别关注患者有无呼吸肌麻痹，保持呼吸道通畅，维持生命功能，加强安全护理，避免患者受伤。

2. 主要护理问题

（1）急性意识障碍：与大脑功能受损有关。

（2）体温过高：与感染、免疫反应等有关。

（3）低效性呼吸形态：与呼吸肌麻痹有关。

（4）有皮肤完整性受损的危险：与昏迷、抽搐、高热、尿便失禁有关。

（5）躯体活动障碍：与脑、脊髓受累所致功能障碍有关。

3. 护理措施

（1）一般护理：①生活护理，急性期指导患者卧床休息，保持病室安静。满足患者的生理需要，做好各项清洁卫生工作，如皮肤的护理、头发的护理、口腔护理、会阴护理等。②饮食护理，给予高蛋白、高维生素，易消化吸收的食物，保证水分的摄入。患者不能经口进食时，给予肠外营养或留置胃管，并做好相关护理工作。③病情观察，密切观察患者的意识、瞳孔及生命体征变化并详细记录。出现病情变化时及时报告医生，并配合抢救。

（2）发热的护理：①针对病因进行药物治疗。②物理降温，给予乙醇、温水擦浴等，局部使用冰帽、冰袋、冰槽等降温，注意控制用冷时间，防止冻伤发生。③适量增加液体摄入。④注意保暖。⑤监测体温。

（3）用药护理：①使用肾上腺皮质类固醇药物时，早期、足量、短程、合理使用，注意观察用药效果及不良反应。②使用免疫抑制剂时易出现白细胞减少、胃肠道反应、肝肾功能损害等不良反应。用药期间需严密观察，监测血常规及肝肾功能。③保持水、电解质及酸碱平衡。

（4）心理护理：及时了解患者的心理状况，关心体贴患者，树立信心，取得患者的信任与配合。

（5）安全护理：①对意识障碍或躯体移动障碍的患者给予床挡保护。②患者出现痫性发作时要尽快控制发作，遵医嘱正确用药，保持呼吸道通畅，维持生命功能，预防外伤及其他并发症的发生。

（6）呼吸肌麻痹的护理：给予患者持续吸氧。保持呼吸道通畅，勤翻身、叩背，及时清理口鼻分泌物，鼓励患者深呼吸及有效咳嗽。出现呼吸困难、动脉血氧饱和度下降或血气分析指标改变时要及时报告医生，必要时遵医嘱给予机械通气，根据患者的病情实施面罩吸氧、气管插管、气管切开等措施。

（二）健康指导

1. 疾病知识指导

（1）流行病学：本病好发于儿童及青壮年，散发病例多见，四季均可发病，男女发病率差异不大。

（2）形成的主要原因：发病机制尚不清楚，可能与感染、疫苗接种或某些药物所引起的免疫反应有关。

（3）主要症状：多在感染或疫苗接种后 1～2 周急性起病，突然出现高热、头痛、呕吐、癫痫发作、意识障碍等，脊髓受损平面以下的截瘫或四肢瘫痪；急性出血性白质脑炎起病呈暴发式，表现为高热、头痛、意识障碍进行性加重、精神异常、瘫痪等，症状和体征迅速发展，死亡率高。

（4）常用检查项目：血常规、血沉、脑脊液、脑电图、肌电图、CT 检查、MRI 检查等。

（5）治疗：早期使用肾上腺皮质类固醇，抑制炎症脱髓鞘，减轻脑和脊髓的充血和水肿，保护血脑屏障。无效者考虑使用血浆置换和免疫球蛋白。部分治疗效果不明显的患者使用免疫抑制药。

（6）预后：大多数患者可明显恢复，预后与发病诱因及病情的严重程度有关，部分患者遗留有功能障碍。急性出血性白质脑炎死亡率高。

2. 用药指导

（1）使用肾上腺皮质类固醇药物时，早期、足量、短程治疗，合理用药，减少不良反应。密切观察药物效果，减量过程中，注意药物剂量的变化。

（2）口服药按时服用，不要根据自己感受减药、加药，忘记服药或在下次服药时补上忘记的药量会导致病情波动；不能擅自停药，以免造成"反跳现象"。

3. 日常生活指导　指导患者自我护理的方法，提高患者的自理能力，满足患者的各项生理需求。定时更改其体位，防止皮肤破损。指导患者进行深呼吸、有效咳嗽，勤翻身、叩背、吸痰，防止肺感染。保障营养摄入，促进疾病康复。

（三）循证护理

急性脊髓炎发病急，病变水平以下的运动、感觉神经功能障碍，多伴有多种并发症。尤其以颈段性和上升性脊髓炎危害更严重，威胁青壮年的健康和生存质量。通过对急性脊髓炎患者的病情进行有针对性的观察并积极采取预见性的护理措施，能使并发症的发生明显降低，并提高抢救成功率。结论证明进行针对性的观察病情及采取预见性的护理措施在积极预防并发症，降低致残率、病死率，提高疗效，减轻疾病所致痛苦等方面有着至关重要的作用。

（张　爱）

第三节　运动障碍性疾病护理

运动障碍性疾病又称锥体外系疾病，是以运动迟缓、不自主运动、步态及肌张力异常为主要临床表现的神经系统疾病，多与基底核（又称基底节）功能紊乱有关。基底核由壳核、尾状核、苍白球、丘脑底核及黑质组成，这些结构通过广泛的联系综合调节运动功能。临床常见的运动障碍性疾病有帕金森病、肝豆状核变性等。

一、帕金森病患者的护理

帕金森病（parkinson's disease，PD），又称震颤麻痹，是一种常见于中老年的进展性神经系统变性疾病。该病男女均可发病，女性发病率低于男性，随着年龄的增长，发病率增高。主要临床特征为静止性震颤、肌强直、运动迟缓、步态异常等。

（一）专科护理

1. 护理要点　患者需要充足的休息，保证生活环境、设施的安全性，给予患者每日充足的营养摄入。严密观察患者的症状及服药后的缓解程度；督促患者按时按量遵照医嘱服用药物。

2. 主要护理问题

（1）躯体活动障碍：与疾病所致震颤、异常运动有关。

（2）有受伤害的危险：与疾病所致震颤、关节僵硬、运动障碍有关。

（3）营养失调——低于机体需要量：与疾病所致吞咽障碍及震颤等机体消耗量增加有关。

（4）便秘与活动量减少：与胃肠功能减退有关。

3. 护理措施

（1）一般护理：①为患者准备辅助行走的工具，如拐杖；患者下床活动前做好准备工作，如给予双下肢按摩。②选用质地柔软、宽松、易穿脱的衣服，如拉链式或粘贴式衣服。病室增加扶手，调整室内座椅及卫生间设施的高度，有助于患者在室内活动。避免使用易碎物品，防止患者受伤。日常生活用品、置于患者易于取拿的位置。床旁设置呼叫器。③保证患者每日有足够的营养摄入，以满足患者机体消耗。④鼓励患者规律排便排尿，根据个人排便习惯，选择固定时间及舒适体位进行尝试性排便，同时，可顺时针按摩腹部，促进排便。

（2）病情观察及护理：①观察患者用药后的效果及是否出现药物不良反应。用药应从小剂量开始，逐渐增加，直到可以控制疾病症状的剂量，且用药需严格遵照服药时间。因此，该病患者的用药必须专人管理，定时定量遵照医嘱给患者服药，切勿擅自更改药量、漏服或停药，如长期如此，会导致各器官严重受损。长期服药时，患者会出现药物不良反应，如恶心、呕吐、心律失常、"开－关"现象、异动症、剂末现象甚至精神症状，因此，应严密观察患者用药后的反应。②观察患者是否出现关节僵直、肌肉萎缩，尽早开始肢体功能锻炼。早期鼓励患者下床活动，例如大踏步、起坐练习、太极拳等，常规功能锻炼后适当增加具有针对性的锻炼，如深呼吸、提肛运动等。晚期不能进行自主功能锻炼的患者可给予肢体被动功能锻炼。③观察患者的心理变化。护士及家属应变换角色，做一名良好的听众，由于患病后，患者的生活会受到很大的影响，严重者需长期卧床，生活完全不能自理，因此会产生自卑心理，不愿与他人交流，甚至有轻生的想法，所以作为一名听众，应理解患者所想，给予心理支持，讲解疾病的相关知识和以往成功病例，树立战胜疾病的信心。定时给患者及家属举办座谈会，介绍疾病相关的最新信息，鼓励患者之间相互交流，彼此给予信心，这样不仅使患者对疾病有更深入的了解，也可以让家属更了解患者，更好地进行家庭照顾。

（二）健康指导

1. 疾病知识指导

（1）概念：帕金森病又称震颤麻痹，是中老年常见的进展性神经系统变性疾病，主要临床体征为静止性震颤、运动迟缓、肌强直和姿势反射障碍。主要病理改变是黑质部分为主的多巴胺能神经元变性和路易包涵体形成。

（2）病因：①年龄老化，帕金森病患者常见于中老年人，说明该疾病与年龄老化有关。②环境因素，长期接触杀虫剂或除草剂等工业化学品等可能是本病的危险因素。③遗传因素，据报道10%的患者有家族史。

（3）主要症状：常见于中老年人，女性发病率略低于男性。起病缓慢，进行性加重，先发症状多为震颤，其次为步行障碍、肌强直和运动迟缓。

（4）常用检查项目：头 CT 或 MRI，功能性脑影像 PET 或 SPECT 等。

（5）治疗：包括药物治疗、外科手术治疗及康复治疗。药物治疗应从小剂量开始，逐渐加量，目的是以最小剂量达到满意效果。

（6）预后：此病为慢性进展性疾病，不可治愈。部分患者早期可继续工作，后逐渐丧失工作能力。也有疾病迅速发展者，多死于感染、肺炎等并发症。

2. 饮食指导

（1）鼓励患者进食高热量、高维生素、高纤维素且容易咀嚼的食物，例如蔬菜、水果、奶类等，也可进食适量优质蛋白及营养素，用以补充机体需要。指导患者多选择粗纤维食物，如芹菜等，多饮水，预防便秘的发生。

（2）患者发病后，胃肠功能、咀嚼功能均有减退，营养摄入不足，加之肢体震颤会消耗大量的能量。因此，为满足患者的机体消耗，宜少食多餐，必要时可将食物切成小块状，便于咀嚼。

（3）为患者提供安静的进餐环境，充足的进餐时间，如进餐时间过长，可将食物再次加热后食用。餐具尽量使用钢制材料，不易破碎；选择汤匙或叉子等进食，以方便患者使用。

3. 用药指导　帕金森病患者需长期服药，甚至终身服药，药量及服药时间必须严格遵守医嘱，药物剂量不可随意增减，甚至擅自停药，以免加快病情进展。服药后如发生不良反应，应及时告知医生，给予对症处理。

（1）左旋多巴制剂：早期会出现恶心、呕吐、食欲减退、腹痛、直立性低血压等不良反应，此时可遵照医嘱减少药物剂量或更改服药时间，以缓解症状。当出现严重的精神症状如欣快、幻觉、精神错乱、意识模糊等，立即告知医生，给予处理。长期服用左旋多巴制剂，患者会出现异常运动和症状波动的不良反应。异常运动是肌张力障碍样不随意运动，表现为摇头，以及双臂、双腿和躯干的各种异常运动。波动症状包括"开－关"现象和剂末恶化两种。"开－关"现象指每天多次波动于运动减少和缓解两种状态之间，同时伴有异常运动。出现"开－关"现象，可遵照医嘱适当减少每次口服剂量，增加每日口服次数，但每日服药总量不变或加用多巴胺受体激动剂，减少左旋多巴的剂量，以预防和缓解发生。剂末恶化指每次用药后，药物的作用时间逐渐缩短，表现为症状有规律性的波动。当出现剂末症状时，可增加单日总剂量，分多次服用。服药期间应避免使用维生素 B_6、氯丙嗪、利舍平、氯氮等药物，防止出现直立性低血压或降低药效。为延长左旋多巴的使用时间、减少左旋多巴的使用剂量及药物不良反应，左旋多巴常配合盐酸普拉克索和（或）恩他卡朋联合口服，但盐酸普拉克索会出现低血压的不良反应，因此在应用此类药物前和服药中应监测患者血压，如血压偏低，及时告知医生，给予调整药物剂量，甚至停药。

（2）抗胆碱能药物：常出现口干、眼花、视物模糊、便秘、排尿困难等不良反应，甚至影响智能，严重者会出现幻觉等精神症状。此药物较适用于年轻患者，老年患者应慎用，前列腺肥大及闭角型青光眼患者禁用此药。

（3）金刚烷胺：不良反应有口渴、心绪不宁、踝部水肿、视力障碍等，但均少见。哺乳期妇女及严重肾衰竭患者禁用。忌与酒同服。避免睡前服用，以免影响睡眠质量。

（4）多巴胺受体激动剂：常见不良反应与左旋多巴相近，区别在于直立性低血压及精神症状的发生率偏高，异动症的发生率偏低。

4. 日常生活指导

（1）指导家属多了解患者在生活、心理等方面的需要，鼓励患者做力所能及的事，鼓励患者进行自我照顾。生活不能自理的患者，应做好安全防护。由于患者病程较长，因此，指导家属进行协同护理，掌握相关生活护理方法，以保证患者出院后得到较高质量的生活照顾。

（2）起病初期，轻度运动障碍患者能够做到基本的生活自理，因此只需协助及保证患者安全。

（3）肢体震颤患者，应更为重视安全，避免发生烫伤、烧伤，割伤等。给予使用钢制碗筷及大把手的汤匙进食。

（4）对于有精神症状或智能障碍的患者，安排专人进行护理，24 小时监管，保证患者正常治疗及生活安全。

（5）卧床、完全不能自理的患者，保证衣物及床单整洁，定时给予翻身及皮肤护理，必要时也可给予泡沫贴或气圈保护骨隆突处。生活用品摆放在病床附近，以便拿取。呼叫器设置在床旁墙壁，触手可及，方便患者随时呼叫。

（6）协助患者进食或喂食，进食后及时清理其口腔。口角有分泌物时及时给予擦拭，保持衣物及个人卫生清洁，从而保证患者形象良好，避免产生自卑心理。

（7）与患者沟通需诚恳、和善，耐心倾听，充分了解患者心理及生活需要。如患者有语言沟通障碍，可为患者准备纸笔进行书面沟通或进行手势沟通。

（8）患者外出需有人陪伴，随时佩戴腕带或患者信息卡（注明、患者姓名，住址，联系方式，病史，就诊医院、科室），防止走失或出现突发情况。

5. 管道维护

（1）患者病情严重时会出现进食、饮水呛咳，甚至吞咽障碍，为保证患者进食量充足及避免误吸发生，应评估者有无食管、胃底静脉曲张，对于食管癌和食管梗阻者，可建议给予鼻饲管置管，讲解置管的配合方法、注意事项。

（2）部分患者长期服用药物，会出现排尿困难的不良反应，必要时可给予留置导尿。尿管及尿袋明确标记留置日期；妥善固定尿管，避免牵拉、打折；尿袋勿高于患者膀胱，避免尿液回流，继发感染；医用聚氯乙烯尿袋每 7 天更换一次，硅胶尿管 14 天更换一次，注明更换日期。每日给予两次会阴护理，观察尿液的颜色、量和性状，避免尿路感染，必要时可遵照医嘱给予膀胱冲洗。

6. 康复指导

（1）疾病初期，鼓励患者参加各项社交活动，坚持适当的锻炼，如太极拳、散步等，确保身体各关节及肌肉得到适当的活动。

（2）疾病中期，患者会出现运动障碍或某些特定动作困难，所以可有计划、有针对性地进行功能锻炼。如患者坐起困难，可反复练习此动作。患者处于疾病中期时仍可完成基本的生活自理，因此，可通过完成日常生活自理进行功能训练，如穿脱衣服、拖地等。鼓励患者大踏步、双臂自然摆动进行锻炼，如出现突然僵直，指导患者放松，不可强行牵拉。

（3）疾病晚期，患者卧床，不能完成主动功能锻炼，需要给予被动功能锻炼，活动关节，按摩四肢肌肉，切勿过度用力，以保持关节功能，防止肌肉萎缩发生。

（4）对于言语障碍及吞咽困难的患者，进行鼓腮、伸舌、龇牙、紧闭口唇等动作锻炼面部肌肉功能。言语障碍者，指导患者练习读单字、词汇等，以锻炼患者协调发音。

（三）循证护理

由于帕金森病患者的治疗方法目前绝大部分为药物治疗，仅可缓解患者的不适症状，而非可以完全治愈，因此患者很容易会产生抑郁心理，研究表明帕金森病患者抑郁症发生率近30％，因此，帕金森病患者的护理中，关心患者心理变化，给予针对性的心理疏导极为重要。

多项研究表明，帕金森患者的疾病症状及不良心理变化严重影响患者的生活质量及社交能力，因此常规药物治疗同时，给予患者相应的护理干预，有助于提高患者的生活质量，避免抑郁症的发生。通过对患者进行护理干预，以汉密尔顿抑郁量表为衡量标准进行对照实验，得出结论：护理干预能明显改善帕金森患者的抑郁状态。

二、肝豆状核变性患者的护理

肝豆状核变性（hepatolenticular degeneration，HLD），又称 Wilson 病，是一种遗传性铜代谢障碍所致的肝硬化和以基底核为主的脑部变性疾病。儿童、青少年期起病，也可有少数推迟至成年发病，欧美国家较为罕见，我国较多见。临床多表现为神经精神症状、肝功能损害、肝硬化及角膜色素环（K－F环）等。

（一）专科护理

1. 护理要点　为患者提供安静、设施安全的病室，以保证正常生活。选择低铜或无铜食物，严格控制铜的摄入。严密观察患者的病情变化，如电解质的变化、是否出现黄疸等。增进与患者的沟通，发现心理问题，及时解决。

2. 主要护理问题

（1）有受伤的危险：与肌张力障碍，精神、智能障碍有关。

（2）营养失调——低于机体需要量：与疾病所致吞咽困难及不自主运动导致机体消耗量增加有关。

（3）知识缺乏：缺乏疾病知识。

（4）有个人尊严受损的危险：与疾病所致个人形象改变有关。

3. 护理措施

（1）一般护理：①选择安静、整洁的病室。病室内、走廊及卫生间设置扶手，方便患者扶住行走；病室地面清洁、平坦；日常生活用品放置在患者触手可及的位置；患者下床活动时，专人陪伴，确保患者安全。疾病早期，未影响患者正常生活，如患者正在上学，应指导家属与学校相互沟通，随时监测患者生活状态及是否出现病情变化。出现严重肝功能损害表现时，指导患者卧床休息，选择舒适、安静的病房。出现神经及精神症状时，应专人护理，佩戴腕带，必要时在家属的同意下使用约束带，保证患者安全，满足患者生活需要。②限制铜的摄入，选择低铜或不含铜的食物，避免进食贝类、动物内脏、巧克力等含铜量较高的食物，避免使用铜质餐具。指导患者进食低铜、低脂、高热量、高蛋白质、高维生素、易于消化的食物，如水果、蔬菜、面条等。③保持床单位整洁，干净无渣屑，保持患者皮肤完整。指导患者避免情绪过度紧张，鼓励其参加适当的运动，如散步。

（2）病情观察及护理：①监测患者尿铜及血清电解质的变化，如有异常，应及时通知医生，遵照医嘱对症处置。②监测患者是否出现肝损害表现，如黄疸、肝脾增大、腹水甚至意识障碍；是否有眼部变化，如K-F环（铜在角膜弹力层沉积产生的角膜色素环）。③观察患者是否出现牙龈出血、皮下出血甚至鼻腔及消化道出血等，如出现病情变化，应及时通知医生。④患者多是青少年起病，病因多为遗传，因此可能在一个家族中会有多人患病，患者容易产生很大压力，出现自卑心理，与人沟通减少等。护士应担当倾听者的角色，耐心听取患者的倾诉，同时在此过程中，了解患者的心理变化，发现患者的心理问题，给予有针对性的心理支持。向患者讲解疾病相关知识，帮助患者树立战胜疾病的信心。

（二）健康指导

1. 疾病知识指导

（1）概念：肝豆状核变性是一种铜代谢障碍导致基底核变性和肝功能损害的疾病。

（2）病因：遗传因素。

（3）主要症状：主要有进行性加重的锥体外系症状、神经系统症状、肝脏症状及眼部损害。

（4）常用检查项目：血清铜蓝蛋白及铜氧化酶测定，肝功能检查，头CT和MRI。

（5）治疗：控制铜摄入，药物控制铜的吸收（例如锌剂、四硫铜酸铵等），促进铜的排泄（例如D-青霉胺、三乙基四胺等），手术治疗。

（6）预后：早期发现，早期治疗，一般较少影响生存质量及生存期。少数病例死于急性肝衰竭及晚期并发感染。

2. 用药指导　指导患者严格遵医嘱长期服用药物，观察用药后不良反应，及时告知医生，予以处置。

（1）常用抑制铜吸收药物：锌剂，减少铜在肠道中的吸收，可增加尿铜和粪铜的排泄量，不良反应常出现消化道症状，如恶心、呕吐等，若出现以上症状，应及时告知医生。

（2）常用促进铜排泄药物：①D-青霉胺，是首选药物。应用此药前先进行青霉素皮试，皮试结果为阴性方可使用D-青霉胺。当出现发热、皮疹等过敏症状时，要及时告知医生，遵医嘱停药。服用D-青霉胺，可能出现消化道症状、皮肤变脆容易破损等，长期服用时可出现免疫系统症状，如狼疮综合征、再生障碍性贫血、肾病综合征等。长期服用D-青霉胺患者，医生建议同时服用维生素B_6，防止继发视神经炎。②二硫丁二钠，不良反应较轻，可出现鼻腔或牙龈出血。

3. 日常生活指导

（1）规范生活习惯，保证充足睡眠。如需要，可协助患者完成日常生活，日常用品放置在易于拿取的位置。

（2）指导患者调整情绪，避免过度紧张和情绪激动。

（3）症状较轻者鼓励参加各项社交活动，坚持锻炼。

（4）卧床患者保持病床整洁，定时翻身叩背，按摩骨隆突处，避免皮肤完整性受损。

4. 康复指导　肝豆状核变性患者会出现神经系统症状，如肢体不自主震颤、动作迟缓等，康复训练可见本节帕金森病患者康复指导。

（三）循证护理

肝豆状核变性患者多为青少年起病，多数患者为学生，每天忙于学习，因此不但对疾病了解较少，而且对疾病的重视程度低，饮食和生活多不规律，以上都会严重影响疾病的康复。通过对患者的护理，相关学者总结体会得出：健康宣教、用药指导、饮食护理、心理支持同等重要。多位学者通过大量的临床研究及实验，充分证明了对肝豆状核变性患者进行全面护理，对提高患者生活质量，确保治疗效果有很大益处。

（李萌萌）

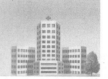

第七章

普外科疾病护理

第一节　普通外科疾病护理常规

一、普通外科疾病一般护理常规

1. 新入院患者，接待安置，介绍病区环境及入院须知，介绍责任护士及主诊、主治，并通知医师，及时床旁询问患者并处理，急诊入院患者在无医嘱前应禁食水，对于急诊消化道出血的患者，立即建立静脉通道，快速补充血容量，一般应保持 2 条以上的静脉通道，如果患者周围循环衰竭，肢体血管静脉穿刺困难时，应立即配合医师行大静脉置管或 PICC 置管，快速补充血容量，维持血压稳定。

2. 全面收集资料，测体温、脉搏、呼吸、血压、体重，做好入院评估，按病历书写规范，及时完成护理首页记录及一般护理记录。新患者入院 3 天每日测体温 3 次，连续 3 天体温正常改为每日 1 次，异常者如体温高于 37.5 ℃每日测体温 3 次，连测 3 天，如体温高于 38 ℃则每日测体温 4 次，体温高于 39 ℃则每日测体温 6 次，每日 14：00 记录 24 小时大便次数，大便异常者应及时通知医师留取标本送验并治疗。

3. 做好血、尿、粪常规、出凝血时间、血型、老年患者的血气分析及肝、肾、心、肺功能等检查。

4. 告诫患者要严格遵医嘱饮食，对于各种胃肠镜检查要按照检查前的饮食注意事项进行饮食，按时服用泻药排空肠道，要耐心地对患者做好心理护理。

5. 胃肠患者手术后，应鼓励患者及早下床活动，老年患者要指导咳痰，定时给予氧气雾化吸入、振肺仪辅助治疗，对于肠蠕动恢复较慢者遵医嘱给予乳酸红霉素等药物治疗及针灸，超声药物渗透等促排气治疗。

6. 对于胃肠手术后患者应密切观察病情，观察脉搏、呼吸、血压、体温、腹腔引流液的量及颜色，一旦在 24 小时内出血量达 800 mL，颜色鲜红，出现皮肤湿冷、脉搏细数、面色苍白、四肢冰冷、收缩压血压低于 90 mmHg 等休克现象，应立即通知医生并紧急处理。

7. 腹腔引流管及胃管护理　细心观察各种引流管引流情况，情况异常及时报告医师，引流袋需每天更换并计量。对于胃部术后留置胃管的患者，要严防胃管脱出，每日更换胃管胶布，每日早中晚冲洗胃管 3 次，患者下床活动时，要固定好各种引流管道，并告知患者固定的位置要低于引流口位置，严防引流液逆流导致感染。各种造口袋要及时观察周边有无外渗，引流液多时要及时处理并计量。

8. 按医嘱准确记录出入量及各种引流液的量。

二、普通外科疾病术前护理常规

1. 按普通外科疾病一般护理常规护理。

2. 护理评估　询问患者既往健康史及家族史，做好药物过敏试验并记录。

3. 术前宣教

（1）术前饮食指导：嘱胃部及肠道手术患者术前 1 天中午吃易消化的饮食如面条、面片汤等，中午 12：00 服用 50% 硫酸镁 50 mL，随即饮水 1 500～2 000 mL，18：00 服用 50% 硫酸镁 50 mL，随即饮水 1 500～2 000 mL，对于肠蠕动较慢者，可以适量下床活动以促进肠蠕动，遵医嘱于 13：00、16：00、19：00 按时服用肠道消炎药（红霉素，甲硝唑，硫酸庆大霉素等），对于老年体弱的患者晚饭可以以口服 SP，TPF－D，肠内 AA 粉等营养液替代，甲状腺，乳腺手术患者术前 1 天正常进食即可。

（2）术前适应性锻炼：指导患者术后如何翻身，咳痰，并告之早期下床活动等预防肠道粘连的重要性。

4. 术前准备

（1）告知患者 22：00 后禁食水。

（2）术前备皮：备皮时应注意动作轻柔，注意保暖。

1）颈部手术：由下唇至胸骨角，两侧至斜方肌前缘。

2）乳房及胸部手术：上至锁骨上部，下至肋缘下，患侧乳房或胸部过同侧腋中线，至对侧腋中线，包括同侧上臂和腋窝皮肤。

3）腹部手术：上至乳头连线，下至耻骨联合，两侧至腋后线，并剃去阴毛。

4）会阴及肛门部手术：上至耻骨联合，下至肛门周围，两侧至大腿上 1/3 内侧及腹股沟部。

5）腹股沟部手术：上至脐部，下至肛门部，对侧至腹股沟部，同侧至大腿内侧上 1/3 处。

6）下肢手术：以切口为中心，上、下延长 20 cm 并环绕肢体的皮肤。

（3）物品准备：遵医嘱给予术中特殊带药（抗肿瘤用药氟尿嘧啶等），将病历、X 线片、CT 片、术中用药及腹带等手术所需物品与手术室护士核对好后让其带入手术室。

（4）术前 1 天应进行卫生整顿，如洗澡、剪指甲、剃胡须、理发、更换病号服等。进入手术室前，应嘱患者取下义齿、眼镜、手表、发夹、耳环、项链等饰物交由家属保管。

（5）术日晨遵医嘱放置胃管，肌内注射硫酸阿托品，排空膀胱。

三、普通外科疾病术后护理常规

1. 按普通外科疾病一般护理常规。

2. 病情观察

（1）生命体征：了解患者麻醉方式和术中情况，术后回病房后严密观察患者生命体征变化，测体温、脉搏、血压、呼吸 1 次，大手术者每 15～30 分钟监测脉搏、血压、呼吸 1 次，病情稳定后，改为每 4 小时测生命体征 1 次并记录。术后患者意识恢复较慢时，注意有无肝功能损害、低血糖、脑缺氧、休克等所致的意识障碍。

（2）伤口：观察患者手术切口有无渗血、渗液。一旦发现出血，应观察其出血量、速度、血压、脉搏；如有休克征象，及时报告医师，进行处理。除药物止血外，必要时准备手术止血。如需再次手术，配合做好术前准备。患者切口有渗血、渗液时，应立即更换敷料。

（3）引流：观察并记录引流液的性质和量。如短时间内引流量异常增多，则有继发性出血的可能，结合患者血压和心率的情况，报告医师并配合进行对症处理。

3. 卧位 ①腰麻术后去枕平卧6小时，以防低颅压性头痛，如发生头痛，可取头低脚高位。②硬脊膜外麻醉后，根据患者病情，可取平卧位、侧卧位或半卧位。③全身麻醉后去枕平卧6小时，麻醉清醒后，腹部手术患者应取半卧位，以减轻腹部伤口张力、利于渗出液向盆腔积累，预防膈下脓肿，减少毒物吸收，促进伤口愈合。

4. 引流管护理 普通的引流管有胃管、肠管、腹腔双套管、骶尾引流管、留置导尿管以及各种伤口、脓肿的引流管等。各种引流管的安放可以引流消化道、胆道及体腔的各种积液，有助于疾病的诊断、治疗和病情观察。因此应做好以下的护理：①引流管固定要稳妥，引流管的长度要适宜，以便于患者翻身、坐起等活动，防止脱落、扭曲。对于麻醉未完全清醒和烦躁不安的患者应有安全防护措施，防止自行拔管。②保持引流管通畅，使其起到充分引流的作用。各种引流管的接口径要大，防止血块或残渣堵塞。胃肠减压管应保持通畅并持续负压吸引，每6小时冲洗1次。③密切观察各种引流液的性质和量，并准确记录。④定时更换引流管，引流袋，更换时应严格无菌技术操作，防止逆行感染。

5. 术后不适的观察和护理

（1）疼痛：术后1~2天患者可出现不同程度的切口疼痛，表现为不愿主动翻身、活动，咳嗽，表情痛苦。护士应给予心理安慰，鼓励患者主动活动，在患者翻身、活动、咳嗽时，协助患者双手按压切口处以减轻疼痛。患者疼痛剧烈时，遵医嘱给予镇痛药。

（2）恶心，呕吐：因术中麻醉药物的不良反应，多数患者术后会出现不同程度的恶心、呕吐，患者呕吐时，护士应协助患者头偏向一侧，及时清除呕吐物。呕吐严重时，报告医师。

（3）腹胀：术后早期腹胀常是由于胃肠道蠕动受抑制，肠腔内积气无法排出所致。腹腔镜手术由于术中 CO_2 气腹，患者腹胀更为明显。随着胃肠功能恢复、肛门排气后症状可缓解。若手术后数日仍无肛门排气、腹胀明显，应报告医师进行进一步处理。

6. 术后并发症的观察和护理

（1）出血：术中止血不彻底或术后缝线脱落均可引起术后出血，出血量少时形成局部血肿，出血量多时则可发生出血性休克。因此要密切观察患者生命体征，对放置引流管的患者，应记录引流液的性质和量。

（2）切口感染：术后3~5天，如患者出现体温升高、脉搏细速、局部红肿、压痛明显、白细胞计数升高等现象，应考虑切口感染，根据病情给予抗生素、理疗等治疗。

（3）呃逆、腹胀：①呃逆。多为短暂性的，为膈肌痉挛所致，可通过抽出胃内容物，使用少量镇静药或穴位封闭以解除呃逆。②腹胀。术后由于胃肠蠕动受抑制所致。应根据病情，鼓励并协助患者术后24小时开始翻身，促进肠蠕动使之及早排气，以解除腹胀。如肠蠕动恢复缓慢，可协助进行腹部按摩，必要时给予肛管排气、胃肠减压或药物治疗。

（4）肺部并发症：是患者术后发生肺不张、肺部感染、肺水肿、成人呼吸窘迫综合征等各种肺部异常的统称。与术中麻醉、术后切口疼痛、术后机体抵抗力下降、输液量及速度不当等因素有关。因此术后24小时应鼓励、协助患者翻身活动，同时给予双肺区的叩背，协助患者保护切口，做深呼吸运动、咳嗽、排痰，以便及时清除呼吸道分泌物；如痰液黏稠不易咳出时，应给予超声雾化吸入或口服祛痰药，对咳嗽乏力的患者，必要时使用支气管镜吸痰。

（5）尿潴留、尿路感染：由于术中麻醉对膀胱逼尿肌的影响和不习惯于床上排尿，术后易出现尿潴留。对术后 12 小时内不能自行排尿且膀胱充盈的患者，应行留置导尿。长期留置导尿管者易发生尿路感染。因此，对留置尿管者应保持会阴部清洁、干燥；留置尿管每周更换 1 次，引流袋每周更换 2 次。已发生尿路感染的患者应选用有效的抗生素治疗。

（6）下肢深静脉血栓：肥胖及活动受限的患者易发生下肢深静脉血栓，其主要症状为患肢疼痛、肿胀、压痛等，因此对患肢应注意观察其下肢有无以上症状，以便及时治疗。术后应鼓励并协助患者早期活动，以预防深静脉炎发生。

（7）维持水电解质酸碱平衡：术后禁食的患者给予输液，以维持其水电解质和酸碱平衡。准确记录患者 24 小时的出入量。

（8）预防口腔炎、腮腺炎：正常人唾液中溶菌酶有抑菌作用，而术后禁食的患者，由于抵抗力下降，唾液分泌减少易并发口腔炎、腮腺炎，因此，根据患者口腔的 pH 值选择口腔护理液，进行口腔护理，每日 4 次。

（9）预防压疮：根据术后病情协助并鼓励患者翻身，必要时每 2 小时翻身 1 次，给予温水擦背，按摩背部和骨突处皮肤，每日 3 次，以促进血液循环，使皮肤清洁干燥，同时注意保持床单平整，防止发生压疮。

（杨莉莉）

第二节　腹外疝护理

腹外疝是由腹腔内某一脏器或组织连同腹膜壁层，经腹壁薄弱点或空隙向体表突出所形成。常见有腹股沟斜疝、腹股沟直疝、股疝、脐疝及切口疝等。临床表现为患者站立、行走、劳动或腹内压突然增高时疝内容物向体表突出，平卧时可推送回纳至腹腔，患者多无自觉症状。若疝内容物不能还纳入腹腔可造成嵌顿或绞窄性疝，出现剧烈疼痛、机械性肠梗阻表现。治疗上常采用疝修补手术。

一、护理措施

（一）术前护理

1. 观察有无引起腹内压力增高。避免重体力劳动和活动。

2. 遵医嘱行术前检查，有慢性基础疾病者应积极治疗。

3. 嵌顿疝和绞窄疝应做禁食、补液、胃肠减压、抗生素治疗等术前准备。

4. 手术前嘱患者排尿，以免术中损伤膀胱。

5. 术前指导患者进行床上排尿练习，避免术后出现尿潴留。

（二）术后护理

1. 预防血肿　一般选择合适的沙袋在伤口处加压 24 小时左右，减少伤口出血。腹股沟疝修补术后可用绷带托起阴囊，并密切观察阴囊肿胀情况。

2. 术后取平卧位　膝下垫一软枕使髋关节屈曲，以减少局部张力。2~3 天后可取半卧位。术后 3~5 天可考虑下床活动，无张力疝修补患者可以早期下床活动。年老体弱、复发性疝、绞窄疝、巨大疝患者应适当延迟下床活动时间。

3. 术后 1 天进流质饮食，次日进高热量、高蛋白、高维生素的软食或普食，多食蔬菜、水果，多饮水，以防便秘。行肠切除术者暂禁食，待肠蠕动恢复后方可进流质饮食。

4. 避免腹内压过高，预防感冒、咳嗽，避免活动过度、便秘等。

5. 按医嘱应用抗生素，保持敷料清洁，严格无菌操作，防止切口感染。

二、健康教育

1. 注意避免增加腹腔压力的各种因素。

2. 手术后 14 天可恢复一般性工作，3 个周避免重体力劳动。

3. 复发应及早诊治。

（杜　冰）

第三节　腹部损伤护理

近年来随着我国交通运输业的发展，事故增多，各种创伤有增加的趋势，其中腹部伤亦增多。根据腹壁有无伤口可分为开放性和闭合性两大类。其中，开放性损伤根据腹壁伤口是否穿破腹膜分为穿透伤（多伴内脏损伤）和非穿透伤（偶伴内脏损伤）。穿透伤又可分为致伤物既有入口又有出口的贯通伤和仅有入口的非贯通伤。闭合性损伤可能仅局限于腹壁，也可同时兼有内脏损伤。

开放性损伤的致伤物常为各种锐器，如刀刺、弹丸或弹片等，闭合性损伤的致伤因素常为钝性暴力，如撞击、挤压、冲击、拳打脚踢、坠落或突然减速等。无论开放性或闭合性损伤，都可导致腹部内脏损伤。开放性损伤中受损部位以肝、小肠、胃、结肠及大血管多见，闭合性损伤以脾、小肠、肝、肠系膜受损居多。

腹部损伤的严重程度很大程度上取决于暴力的强度、速度、着力部位和作用方向等外在因素，以及受损器官的解剖特点、原有病理情况和功能状态等内在因素的影响。

一、护理评估

1. 术前评估　如以下内容所述。

（1）健康史：询问伤者或现场目击者及护送人员，了解受伤具体经过，包括受伤时间、地点、致伤因素，以及伤情、伤后病情变化、就诊前的急救措施等。

（2）身体状况：了解腹膜刺激征的程度和范围；有无伴随的恶心、呕吐；腹部有无移动性浊音，肝浊音界有否缩小或消失；肠蠕动有否减弱或消失，直肠指检有无阳性发现。了解生命体征及其他全身变化，通过全面细致的体格检查判断有无并发胸部、颅脑、四肢及其他部位损伤。了解辅助检查结果，评估手术耐受性。

（3）心理社会状况：了解患者的心理变化，以及了解患者和家属对损伤后的治疗和可能发生的并发症的认知程度和家庭经济承受能力。

2. 术后评估　了解手术的种类、术中患者情况、麻醉方式、手术后放置引流种类及位置、患者手术耐受程度，评估术后患者康复情况。

二、护理诊断

1. 体液不足　与损伤致腹腔内出血、渗出及呕吐致体液丢失过多有关。

2. 疼痛　与腹部损伤、出血刺激腹膜及手术切口有关。

3. 有感染的危险　与脾切除术后免疫力降低有关。

4. 焦虑/恐惧　与意外创伤的刺激、出血及内脏脱出等视觉刺激等有关。

5. 潜在并发症　腹腔感染、腹腔脓肿。

三、护理目标

1. 患者体液平衡能得到维持。

2. 疼痛缓解。

3. 体温得以控制，未出现继发感染的症状。

4. 焦虑/恐惧程度缓解或减轻。

5. 护士能及时发现并发症的发生并积极配合处理。

四、护理措施

1. 现场急救　腹部损伤常并发多发性损伤，急救时应分清轻重缓急。首先检查呼吸情况，保持呼吸道通畅；包扎伤口，控制外出血，将伤肢妥善外固定；有休克表现者应尽快建立静脉通路，快速输液。开放性腹部损伤者，妥善处理，伴有肠管脱出者，可覆盖保护，勿予强行回纳。

2. 非手术治疗患者的护理　如以下内容所述。

（1）一般护理：①患者绝对卧床休息，给予吸氧，床上使用便盆；若病情稳定，可取半卧位。②患者禁食，防止加重腹腔污染。怀疑空腔器官破裂或腹胀明显者应进行胃肠减压。禁食期间全量补液，必要时输血，积极补充血容量，防止水、电解质及酸碱平衡失调。待肠蠕动功能恢复后，可开始进流质饮食。

（2）严密观察病情：每15～30分钟监测脉搏、呼吸、血压一次。观察腹部体征的变化，尤其注意腹膜刺激征的程度和范围，肝浊音界范围，移动性浊音的变化等。有下列情况之一者，考虑有腹内器官损伤：①受伤后短时间内即出现明显的失血性休克表现。②腹部持续性剧痛且进行性加重伴恶心、呕吐者。③腹部压痛、反跳痛、肌紧张明显且有加重的趋势者。④肝浊音界缩小或消失，有气腹表现者。⑤腹部出现移动性浊音者。⑥有便血、呕血或尿血者。⑦直肠指检盆腔触痛明显、波动感阳性，或指套染血者。

观察期间需特别注意：①尽量减少搬动患者，以免加重伤情。②诊断不明者不予注射止痛剂，以免掩盖伤情。③怀疑结肠破裂者严禁灌肠。

（3）用药护理：遵医嘱应用广谱抗生素防治腹腔感染，注射破伤风抗毒素。必要时，进行肠外营养支持。

（4）术前准备：除常规准备外，还应包括交叉配血试验，有实质性器官损伤时，配血量要充足；留置胃管；补充血容量，血容量严重不足的患者，在严密监测中心静脉压的前提下，可在15分钟内输入液体1 000～2 000 mL。

（5）心理护理：主动关心患者，提供人性化服务。向患者解释腹部损伤后可能出现的并发症、相关的治疗和护理知识，缓解其焦虑和恐惧，稳定情绪，积极配合各项治疗和护理。

3. 手术治疗患者的护理　根据手术种类做好术后患者的护理，包括监测生命体征、观察病情变化、禁食、胃肠减压、口腔护理。遵医嘱静脉补液、应用抗生素和进行营养支持，保持腹腔引流的通畅，积极防治并发症。

五、健康教育

1. 加强安全教育　宣传劳动保护、安全行车、遵守交通规则的知识，避免意外损伤的发生。

2. 普及急救知识　在意外事故现场，能进行简单的急救或自救。

3. 出院指导　适当休息，加强锻炼，增加营养，促进康复。若有腹痛、腹胀、肛门停止排气排便等不适，应及时到医院就医。

六、护理评价

1. 患者体液平衡能否得以维持，生命体征是否稳定，有无水电解质紊乱征象。

2. 腹痛有无缓解或减轻。

3. 体温是否正常，有无感染发生。

4. 焦虑/恐惧程度是否得到缓解或减轻，情绪是否稳定，能否配合各项治疗和护理。

5. 有无腹腔感染或脓肿发生，有无得到及时发现和处理。

（石善芹）

第四节　急性阑尾炎护理

急性阑尾炎是外科常见病，是最多见的急腹症之一，多发生于青壮年，男性发病率高于女性。

一、护理评估

1. 术前评估　如以下内容所述。

（1）健康史：了解患者既往病史，尤其注意有无急性阑尾炎发作史，了解有无与急性阑尾炎鉴别的其他器官病变如胃十二指肠溃疡穿孔、右侧输尿管结石、胆石症及妇产科疾病等。了解患者发病前是否有剧烈活动、不洁饮食等诱因。

（2）身体状况：了解患者发生腹痛的时间、部位、性质、程度及范围等，了解有无转移性右下腹痛、右下腹固定压痛、压痛性包块及腹膜刺激征等。了解患者的精神状态、饮食、活动及生命体征等改变，有无乏力、脉速、寒战、高热、黄疸及感染性休克等表现。查看血、尿常规检查结果，了解其他辅助检查结果如腹部 X 线、B 超等。

（3）心理社会状况：本病发病急，腹痛明显，需急诊手术治疗，患者常感突然而焦虑、不安。应了解患者的心理状态、患者和家属对疾病及治疗的认知和心理承受能力，了解其家庭的经济承受能力。

2. 术后评估　了解麻醉和手术方式、术中情况、病变情况，对放置腹腔引流管的患者，应了解引流管放置的位置及作用。了解术后切口愈合情况、引流管是否通畅及引流液的颜色、性状及量等；有无并发症发生。评估患者对于术后康复知识的了解和掌握程度。

二、护理诊断

1. 疼痛　与阑尾炎炎症刺激、手术切口等有关。

2. 体温过高　与急性阑尾炎有关。

3. 焦虑　与突然发病、缺乏术前准备及术后康复等相关知识有关。

4. 潜在并发症　出血、切口感染、粘连性肠梗阻、腹腔脓肿等。

三、护理目标

1. 患者主诉疼痛程度减轻或缓解。

2. 体温逐渐降至正常范围。

3. 焦虑程度减轻或缓解，情绪平稳。

4. 护士能及时发现并发症的发生并积极配合处理。

四、护理措施

（一）术前护理

1. 病情观察　加强巡视、观察患者精神状态，定时测量体温、脉搏、血压和呼吸；观察患者的腹部症状和体征，尤其注意腹痛的变化。患者体温一般低于 38 ℃，高热则提示阑尾穿孔；若患者腹痛加剧，出现腹膜刺激征，应及时通知医师。

2. 对症处理　疾病观察期间，通知患者禁食；按医嘱静脉输液、保持水电解质平衡，应用抗生素控制感染。为减轻疼痛，患者可取右侧屈曲被动体位，屈曲可使腹肌松弛。禁服泻药及灌肠，以免肠蠕动加快，增高肠内压力，导致阑尾孔或炎症扩散。诊断未明确之前禁用镇静止痛剂，如吗啡等，以免掩盖病情。

3. 术前准备　做好血、尿、便常规，出凝血时间及肝、肾、心、肺功能等检查，清洁皮肤，遵医嘱行手术区备皮。做好药物过敏试验并记录。嘱患者术前禁食 12 小时，禁水 4 小时。按手术要求准备麻醉床、氧气及监护仪等用物。

4. 心理护理　在与患者和家属建立良好沟通的基础上，做好解释安慰工作，稳定患者的情绪，减轻其焦虑；向患者和家属介绍有关急性阑尾炎的知识，讲解手术的必要性和重要性，提高他们的认识，消除不必要的紧张和担忧，使之积极配合治疗和护理。

（二）术后护理

1. 一般护理　如以下内容所述。

（1）休息与活动：患者回室后，应根据不同麻醉类型，选择适当卧位休息，全身麻醉术后清醒、连续硬膜外麻醉患者可取平卧位，6 小时后，血压脉搏平稳者，改为半卧位，利于呼吸和引流。鼓励患者术后在床上翻身、活动肢体，术后 24 小时可起床活动，促进肠蠕动恢复，防止肠粘连，同时可增进血液循环，加速伤口愈合。老年患者术后注意保暖，在护士协助下咳嗽咳痰，预防坠积性肺炎。

（2）饮食护理：患者手术当天禁食，经静脉补液。术后第 1 天可进少量清流质，待肠蠕动恢复，第 3～4 天可进易消化的普食。少数病情重的坏疽、穿孔性阑尾炎患者，术后饮食恢复较缓慢。

2. 病情观察　密切监测生命体征及病情变化遵医嘱定时测量体温、脉搏、血压及呼吸；加强巡视，倾听患者的主诉，观察患者腹部体征的变化，尤其注意观察有无粘连性肠梗阻、腹腔感染或脓肿等术后并发症的表现，及时发现异常，通知医生并积极配合治疗。

3. 切口和引流管的护理　保持切口敷料清洁、干燥，及时更换渗血、渗液污染的敷料；观察切口愈合情况，及时发现出血及切口感染的征象。对于腹腔引流的患者，应妥善固定引流管，防止扭曲、受压，保持通畅；经常从近端至远端方向挤压引流管，防止因血块或脓液而堵塞；观察并记录引流液的量、颜色、性状等。当引流液量逐渐减少、颜色逐渐变淡至浆液性，患者体温及血常规正常，可考虑拔管。

4. 用药护理　遵医嘱术后应用有效抗生素，控制感染，防止并发症发生。术后 3～5 天禁用强泻剂和刺激性强的肥皂水灌肠，以免增加肠蠕动，而使阑尾残端结扎线脱落或缝合伤口裂开，如术后便秘可口服轻泻剂。

5. 并发症的预防和护理　如以下内容所述。

（1）切口感染：是阑尾术后最常见的并发症。多见于化脓或穿孔性急性阑尾炎，表现为术后 2～3 天体温升高，切口胀痛或跳痛，局部红肿、压痛等，可先行试穿抽出脓汁，或于波动处拆除缝线，排出脓液，放置引流，定期换药。手术中加强切口保护、彻底止血、消灭无效腔等措施可预防切口感染。

（2）粘连性肠梗阻：较常见的并发症。病情重者须手术治疗。早期手术，早期离床活动可适当预防此并发症。

五、健康教育

1. 对于非手术治疗的患者，应向其解释禁食的目的和重要性，教会患者自我观察腹部症状和体征变化的方法。

2. 对于手术治疗的患者，指导患者术后饮食的种类及量，鼓励患者循序渐进，避免暴饮暴食；向患者介绍术后早期离床活动的意义，鼓励患者尽早下床活动，促进肠蠕动恢复，防止术后肠粘连。

3. 出院指导，若出现腹痛、腹胀等不适，应及时就诊。

六、护理评价

1. 患者的疼痛程度是否减轻或消失，腹壁切口是否愈合。

2. 体温是否恢复到正常范围。

3. 焦虑程度是否缓解，情绪是否稳定。

4. 术后并发症是否被及时发现并积极处理。

（陈元元）

第五节　胃食管反流病护理

胃食管反流病（gastro esophageal reflux disease，GERD）是一种因胃和（或）十二指肠内容物反流入食管引起胃灼热、反流、胸痛等症状和（或）组织损害的综合征，包括食管综合征和食管外综合征。食管综合征有典型反流综合征、反流胸痛综合征及伴食管黏膜损伤的综合征，如反流性食管炎（reflux esophagitis，RE）、反流性狭窄、Barrett 食管（barrett's esophagus，BE）及食管腺癌。食管外综合征有反流性咳嗽综合征、反流性喉炎综合征、反流性哮喘综合征及反流性蛀牙综合征，还可能有咽炎、鼻窦炎、特发性肺纤维化及复发性中耳炎。

根据内镜下表现的不同，GERD 可分为非糜烂性反流病（non-erosive reflux disease，NERD）、RE 及 BE，我国 60%～70% 的 GERD 表现为 NERD。

一、病因与发病机制

与 GERD 发生有关的机制包括抗反流防御机制的削弱、食管黏膜屏障的完整性破坏及胃十二指肠内容物反流对食管黏膜的刺激等。

（一）抗反流机制的削弱

抗反流机制的削弱是 GERD 的发病基础，包括下食管括约肌（lower esophageal sphincter，LES）功能失调、食管廓清功能下降、食管组织抵抗力损伤、胃排空延迟等。

1. LES 功能失调　LES 功能失调在 GERD 发病中起重要作用，其中 LES 压力降低、一过性下食管括约肌松弛（transient lower esophageal sphincter relaxation，TLESR）及裂孔疝是引起 GERD 的三个重要因素。

LES 正常长 3 ~ 4 cm，维持 10 ~ 30 mmHg 的静息压，是重要的抗反流屏障。当 LES 压力 < 6 mmHg 时，即易出现胃食管反流。即使 LES 压力正常，也不一定就没有胃食管反流。近来的研究表明 TLESR 在 GERD 的发病中有重要作用。TLESR 系指非吞咽情况下 LES 发生自发性松弛，可持续 8 ~ 10 秒，长于吞咽时 LES 松弛，并常伴胃食管反流。TLESR 是正常人生理性胃食管反流的主要原因，目前认为 TLESR 是小儿胃食管反流的最主要因素，胃扩张（餐后、胃排空异常、空气吞入）是引发 TLESR 的主要刺激因素。裂孔疝破坏了正常抗反流机制的解剖和生理，使 LES 压力降低并缩短了 LES 长度，削弱了膈肌的作用，并使食管蠕动减弱，故食管裂孔疝是胃食管反流重要的病理生理因素。

2. 食管、胃功能下降

（1）食管：健康人食管借助正常蠕动可有效清除反流入食管的胃内容物。GERD 患者由于食管原发和继发蠕动减弱，无效食管运动发生率高，有如硬皮病样食管，致食管廓清功能障碍，不能有效廓清反流入食管的胃内容物。

（2）胃：胃轻瘫或胃排空功能减弱，胃内容物大量潴留，胃内压增加，导致胃食管反流。

（二）食管黏膜屏障

食管黏膜屏障是食管黏膜上皮抵抗反流物对其损伤的重要结构，包括食管上皮前（黏液层、静水层和黏膜表面 HCO_3^- 所构成的物理化学屏障）、上皮（紧密排列的多层鳞状上皮及上皮内所含负离子蛋白和 HCO_3^- 可阻挡和中和 H^+）及上皮后（黏膜下毛细血管提供 HCO_3^- 中和 H^+）屏障。当屏障功能受损时，即使是正常反流亦可致食管炎。

（三）胃十二指肠内容物反流

胃食管反流时，含胃酸、胃蛋白酶的胃内容物，甚至十二指肠内容物反流入食管，引起胃灼热、反流、胸痛等症状，甚至导致食管黏膜损伤。Vaezi 等发现，混合反流可导致较单纯反流更为严重的黏膜损伤，两者可能存在协同作用。

二、流行病学

GERD 是一常见病，在世界各地的发病率不同，欧美发病率为 10% ~ 20%，在南美约为 10%，亚洲发病率约为 6%。无论在西方还是在亚洲，GERD 的发病率均呈上升趋势。

三、病理

RE 的病理改变主要有食管鳞状上皮增生，黏膜固有层乳头向表面延伸，浅层毛细血管扩张、充血和（或）出血，上皮层内中性粒细胞和淋巴细胞浸润，严重者可有黏膜糜烂或溃疡形成。慢性病变可有肉芽组织形成、纤维化以及 Barrett 食管改变。

四、临床表现

GERD 的主要临床表现包括以下内容。

（一）食管表现

1. 胃灼热　是指胸骨后的烧灼样感觉，胃灼热是 GERD 最常见的症状。胃灼热的严重程度不一定与病变的轻重程度一致。

2. 反流　反流指胃内容物反流入口中或下咽部的感觉，此症状多在胃灼热、胸痛之前发生。

3. 胸痛　胸痛作为 GERD 的常见症状，日渐受到临床的重视。可酷似心绞痛，对此有时单从临床很难作出鉴别。胸痛的程度与食管炎的轻重程度无平行关系。

4. 吞咽困难　指患者能感觉到食物从口腔到胃的过程发生障碍，吞咽困难可能与咽喉部的发胀感同时存在。引起吞咽困难的原因很多，包括与反流有关的食管痉挛、食管运动功能障碍、食管瘢痕狭窄及食管癌等。

5. 上腹痛　也可以是 GERD 的主要症状。

（二）食管外表现

1. 咽喉部表现　如慢性喉炎、慢性声嘶、发音困难、声带肉芽肿、咽喉痛、流涎过多、癔球症、颈部疼痛、牙周炎等。

2. 肺部表现　如支气管炎、慢性咳嗽、慢性哮喘、吸入性肺炎、支气管扩张、肺脓肿、肺不张、咯血及肺纤维化等。

五、相关检查

（一）上消化道内镜

对 GERD 患者，内镜检查可确定是否有 RE 及病变的形态、范围与程度；同时可取活体组织进行病理学检查，明确有无 BE、食管腺癌；还可进行有关的治疗。但内镜检查不能观察反流本身，内镜下的食管炎也不一定都由反流引起。

洛杉矶分级是目前国际上最为广泛应用的内镜 RE 分级方案，根据内镜下食管黏膜破损的范围和形状，将 RE 划分为 A～D 级（图 7-1）。

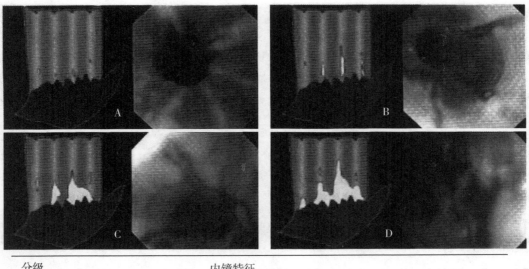

分级	内镜特征
A	一处或几处≤5mm的食管黏膜破损，病变之间无融合
B	一处或几处>5mm的食管黏膜破损，病变之间无融合
C	一处或几处食管黏膜破损，病变之间相互融合，但未超过食管环周的75%
D	一处或几处食管黏膜破损，病变之间相互融合，至少累及食管环周的75%

附加描述项目：有无食管狭窄、食管溃疡及BE

图 7 - 1　GERD 内镜分级

（二）其他检查

1. 24 小时食管 pH 监测　是最好的定量监测胃食管反流的方法，已作为 GERD 诊断的金标准。最常使用的指标是 pH < 4 的总时间百分比。该方法有助于判断反流的有无及其和症状的关系，以及疗效不佳的原因。其敏感性与特异性分别为 79% ~ 90% 和 86% ~ 100%。该检查前 3 ~ 5 天停用改变食管压力的药物（胃肠动力剂、抗胆碱能药物、钙通道阻断剂、硝酸盐类药物、肌肉松弛剂等）、抑制胃酸的药物（PPI、H_2RA、抑酸药）。

近年无绳食管 pH 胶囊（bravo 胶囊）的应用使食管 pH 监测更为方便，易于接受，且可行食管多部位（远端、近端及下咽部等）及更长时间（48 ~ 72 小时）的监测。

2. 食管测压　可记录 LES 压力、显示频繁的 TLESR 和评价食管体部的功能。单纯用食管压力来诊断胃食管反流并不十分准确，其敏感性约 58%，特异性约 84%。因此，并非所有的 GERD 患者均需做食管压力测定，仅用于不典型的胸痛患者或内科治疗失败考虑用外科手术抗反流者。

3. 食管阻抗监测　通过监测食管腔内阻抗值的变化来确定是液体或气体反流。目前食管腔内阻抗导管均带有 pH 监测通道，可根据 pH 和阻抗变化进一步区分酸反流（pH < 4）、弱酸反流（pH 在 4 ~ 7）以及弱碱反流（pH > 7），用于 GERD 的诊断，尤其有助于对非酸反流为主的 NERD 患者的诊断、抗反流手术前和术后的评估、难治性 GERD 病因的寻找、不典型反流症状的 GERD 患者的诊断以及确诊功能性胃灼热患者。

4. 食管胆汁反流测定　用胆汁监测仪（Bilitec 2000）测定食管内胆红素含量，从而了解有无十二指肠胃食管反流。现有的 24 小时胆汁监测仪可得到胆汁反流次数、长时间反流次数、最长反流时间和吸收值≥0.14 的总时间及其百分比，从而对胃食管反流作出正确的评价。因采用比色法检测，必须限制饮食中的有色物质。

5. 上胃肠道 X 线钡餐　对观察有无反流及食管炎均有一定的帮助，还有助于排除其他疾病和发现有无解剖异常，如膈疝，有时上胃肠道钡餐检查还可发现内镜检查没有发现的、轻度的食管狭窄，但钡餐检查的阳性率不高。

6. 胃－食管放射性核素闪烁显像　此为服用含放射性核素流食后以 γ 照相机检测放射活性反流的技术。本技术有 90% 的高敏感性，但特异性低，仅为 36%。

7. GERD 诊断问卷　让疑似 GERD 患者回顾过去 4 周的症状以及症状发作的频率，并将症状由轻到重分为 0~5 级，评估症状程度，总分超过 12 分即可诊断为 GERD。

8. 质子泵抑制剂（proton pump inhibitors，PPI）试验　对疑似 GERD 的患者，可服用标准剂量 PPI，每天 2 次，用药时间为 1~2 周。患者服药后 3~7 天，若症状消失或显著好转，本病诊断可成立。其敏感性和特异性均可达 60% 以上。但本试验不能鉴别恶性疾病，且可能因用 PPI 而掩盖内镜所见。

9. 超声诊断　超声诊断直观性好，诊断敏感性高，并且对患者的损伤性小。B 超诊断 GERD 标准为至少在 2 次不同时间内观察到反流物充满食管下段和胃与食管间液体来回移动可诊断为 GERD。

六、诊断

由于 GERD 临床表现多种多样，症状轻重不一，有的患者可能有典型的反流症状，但内镜及胃食管反流检测无异常；而有的患者以其他器官系统的症状为主要表现，给 GERD 的诊断造成一定的困难。因此，GERD 的诊断应结合患者的症状及实验室检查综合判断。

1. RE 的诊断　有胃食管反流的症状，内镜可见累及食管远端的食管炎，排除其他原因所致的食管炎。

2. NERD 的诊断　有胃食管反流的症状，内镜无食管炎改变，但实验室检查有胃食管反流的证据，如：①24 小时食管 pH 监测阳性。②食管阻抗监测、食管胆汁反流测定、静息放射性核素检查或钡餐检查显示胃食管反流。③食管测压示 LES 压力降低或 TLESR，或食管体部蠕动波幅降低。

七、治疗

胃食管反流病的治疗目标为充分缓解症状，治愈食管炎，维持症状缓解和胃镜检查的缓解，治疗或预防并发症。

1. GERD 的非药物治疗　非药物治疗指生活方式的指导，避免一切引起胃食管反流的因素等。如要求患者饮食不宜过饱；忌烟、酒、咖啡、巧克力、酸食和过多脂肪；避免餐后立即平卧。对仰卧位反流，抬高床头 10 cm 就可减轻症状。对于立位反流，有时只要患者穿宽松衣服，避免牵拉、上举或弯腰就可减轻。超重者在减肥后症状会有所改善。某些药物会降低 LES 的压力，导致反流或使其加重，如抗胆碱能药物、钙通道阻断剂、硝酸盐类药物、肌肉松弛剂等，对 GERD 患者尽量避免使用这些药物。

2. GERD 的药物治疗

（1）抑酸药：抑酸药是治疗 GERD 的主要药物，主要包括 PPI 和 H_2 受体拮抗剂（H_2RA），PPI 症状缓解最快，对食管炎的治愈率最高。虽然 H_2RA 疗效低于 PPI，但在一些病情不是很严重的 GERD 患者中，采用 H_2RA 仍是有效的。

（2）促动力药：促动力药可用于经过选择的患者，特别是作为酸抑制治疗的一种辅助药物。对大多数 GERD 患者，目前应用的促动力药不是理想的单一治疗药物。

1）多巴胺受体拮抗剂：此类药物能促进食管、胃的排空，增加 LES 的张力。此类药物包括甲氧氯普胺（metoclopramide）和多潘立酮（domperidone），常用剂量为 10 mg，每天 3～4 次，睡前和餐前服用。前者如剂量过大或长期服用，可导致锥体外系神经症状，故老年患者慎用；后者长期服用亦可致高催乳素血症，产生乳腺增生、泌乳和闭经等不良反应。

2）非选择性 5－HT₄ 受体激动剂：此类药能促进肠肌丛节后神经释放乙酰胆碱而促进食管、胃的蠕动和排空，从而减轻胃食管反流。目前常用的为莫沙必利（mosapride），常用剂量为 5 mg，每天 3～4 次，饭前 15～30 分钟服用。

3）伊托必利（itopride）：此类药可通过阻断多巴胺 D₂ 受体和抑制胆碱酯酶的双重功能，起到加速胃排空、改善胃张力和敏感性、促进胃肠道动力的作用。该药消化道特异性高，对心脏、中枢神经系统、泌乳素分泌的影响小，在 GERD 治疗方面具有长远的优势。常用剂量为 50 mg，每天 3～4 次，饭前 15～30 分钟服用。

（3）黏膜保护剂：对控制症状和治疗反流性食管炎有一定疗效。常用的药物有硫糖铝（sucralfate）1 g，每天 3～4次，饭前 1 小时及睡前服用；铝碳酸镁（hydrotalcite）1 g，每天 3～4 次，饭前 1 小时及睡前服用，具有独特的网状结构，既可中和胃酸，又可在酸性环境下结合胆汁酸，对于十二指肠胃食管反流有较好的治疗效果。枸橼酸铋钾盐（bismuch subcitrate potassium），480 mg/d，分 2～4 次于饭前及睡前服用。

（4）γ－氨基丁酸（GABA）受体抑制剂：由于 TLESR 是发生胃食管反流的主要机制，因此 TLESR 成为治疗的有效靶点。对动物及人类研究显示，GABA 受体抑制剂巴氯芬（baclofen）可抑制 TLESR，可能是通过抑制脑干反射而起作用的。巴氯芬对 GERD 患者既有短期作用，又有长期作用，可显著减少反流次数和缩短食管酸暴露时间，还可明显改善十二指肠胃食管反流及其相关的反流症状，是目前控制 TLESR 发生率最有前景的药物。

（5）维持治疗：因为 GERD 是一种慢性疾病，持续治疗对控制症状及防止并发症是适当的。

3. GERD 的内镜抗反流治疗　为了避免 GERD 患者长期需要药物治疗及手术治疗风险大的缺点，内镜医师在过去的几年中在内镜治疗 GERD 方面做出了不懈的努力，通过这种方法改善 LES 的屏障功能，发挥其治疗作用。

（1）胃镜下腔内折叠术：该方法是将一种缝合器安装在胃镜前端，于直视下在齿状线下缝合胃壁组织，形成褶皱，增加贲门口附近紧张度，延长腹内食管长度及形成皱褶，以阻挡胃肠内容物的反流。包括黏膜折叠方法或全层折叠方法。

（2）食管下端注射法：指内镜直视下环贲门口或食管下括约肌肌层注射无活性低黏度膨胀物质，增加 LES 的功能。

（3）内镜下射频治疗：该方法是将射频治疗针经活检孔道送达齿状线附近，刺入食管下端的肌层进行热烧灼，使肌层"纤维化"，增加食管下端张力。

内镜治疗 GERD 的安全性及可能性已经多中心研究所证明，且显示大部分患者可终止药物治疗，但目前仍缺乏严格的大样本多中心对照研究。

4. GERD 的外科手术治疗　对 GERD 患者行外科手术治疗时，必须掌握严格的适应证，主要包括：①需长期用药维持，且用药后症状仍然严重者。②出现严重并发症，如出血、穿孔、狭窄等，经药物或内镜治疗无效者。③伴有严重的食管外并发症，如反复并发肺炎、反复发作的难以控制的哮喘、咽喉炎，经药物或内镜治疗无效者。④疑有恶变倾向的 BE。⑤严重的胃食管反流而不愿终生服药者。⑥仅对大剂量质子泵抑制剂起效的年轻患者，如有严重并发症（出血、狭窄、BE）。

临床应用过的抗反流手术方法较多。目前治疗 GERD 的手术常用 Nissen 胃底折叠术、Belsey 胃底部分折叠术。各种抗反流手术治疗的效果均应通过食管 24 小时的 pH 测定、内镜及临床表现进行综合评价。

近十几年来，腹腔镜抗反流手术得到了长足的发展。腹腔镜胃底折叠术是治疗 GERD 疗效确切的方法，是治疗 GERD 的主要选择之一，尤其对于年轻、药物治疗效果不佳、伴有裂孔疝的患者。与常规开放手术相比较，腹腔镜手术具有创伤小、术后疼痛轻和患者恢复快的优点，特别适用于年老体弱、心肺不佳的患者。但最近的研究显示，术后并发症高达 30%，包括吞咽困难、不能打嗝、腹泻及肛门排气等。约 62% 的患者在接受抗反流手术 10 年后仍需服用 PPI 治疗。因此，内科医师在建议 GERD 患者行腹腔镜胃底折叠术前应注意这些并发症，严格选择患者。

5. 并发症的治疗

（1）食管狭窄的治疗：早期给予有效的药物治疗是预防 GERD 患者食管狭窄的重要手段。内镜扩张疗法是治疗食管狭窄所致吞咽困难的有效方法。扩张疗法所需食管扩张器有各型探条、气囊、水囊及汞橡胶扩张器等。常将食管直径扩张至 14 mm。患者行有效的扩张食管治疗后，应用 PPI 或 H_2RA 维持治疗，避免食管再次狭窄。手术是治疗食管狭窄的有效手段。常在抗反流术前或术中同时使用食管扩张疗法。

（2）BE 的治疗

1）药物治疗：长期 PPI 治疗不能缩短 BE 的病变长度，但可促进部分患者鳞状上皮再生，降低食管腺癌发生率。选择性 COX-2 抑制剂有助于减少患食管癌，尤其是腺癌的风险。

2）内镜治疗：目前常采用的内镜治疗方法有各种方式的内镜消融治疗和内镜下黏膜切除术等。适应证为伴有异型增生和黏膜内癌的 BE 患者，超声内镜检查有助于了解病变的深度，有助于治疗方式的选择。

3）手术治疗：对已证实有癌变的 BE 患者，原则上应手术治疗。手术方法同食管癌切除术，胃肠道重建多用残胃或结肠，少数用空肠。

4）抗反流手术：包括外科手术和内镜下抗反流手术。虽然能在一定程度上改善 BE 患者的反流症状，但不能影响其自然病程，远期疗效有待证实。

八、护理评估

（一）健康史

询问患者症状出现的时间、频率和严重程度；了解患者饮食习惯如有无进食高脂食物、含咖啡因饮料等；有无烟酒嗜好；有无肥胖及其他疾病，是否服用对下食管括约肌压力有影响的药物等。

（二）身体评估

胃食管反流病的临床表现多样，轻重不一。

1. 反流症状　反酸、反食、嗳气等。常于餐后特别是饱餐后平卧时发生，有酸性液体或食物从胃及食管反流到口咽部。反酸常伴胃灼热，是胃食管反流病最常见的症状。

2. 反流物刺激食管引起的症状　胃灼热、胸痛、吞咽痛等。胃灼热是一种胸骨后发热、烧灼样不适，常于餐后（尤其是饱食或脂肪餐）1 小时出现，躯体前屈或用力屏气时加重，站立或坐位时或服用抗酸药物后可缓解。一般认为是由于酸性反流物刺激食管上皮下的感觉神经末梢所致。反流物也可刺激机械感受器引起食管痉挛性疼痛，严重者可放射到颈部、后背、胸部，有时酷似心绞痛症状。部分患者可有吞咽痛和吞咽困难，常为间歇性发作，系食管动力异常所致，晚期可呈持续性进行性加重，常提示食管狭窄。

3. 食管以外刺激的临床表现　如咽部异物感、咳嗽、咽喉痛、声音嘶哑等。部分患者以咳嗽、哮喘为主要症状，系因反流物吸入呼吸道、刺激支气管黏膜引起炎症和痉挛，或因反流物刺激食管黏膜感受器、通过迷走神经反射性引起支气管痉挛所致。

4. 并发症

（1）上消化道出血：由于食管黏膜炎症、糜烂和溃疡所致，多表现为黑便，呕血较少。

（2）食管狭窄：重度反流性食管炎可因食管黏膜糜烂、溃疡，使纤维组织增生，瘢痕形成致食管狭窄，患者表现为渐进性吞咽困难，尤以进食固体食物时明显。

（3）Barrett 食管：食管黏膜因受反流物的慢性刺激，食管与胃交界处的齿状线 2 cm 以上的鳞状上皮被化生的柱状上皮替代，称为 Barrett 食管，是食管腺癌的主要癌前病变。

（三）辅助检查

1. 内镜检查　内镜检查是诊断反流性食管炎的最准确方法，并能判断反流性食管炎的严重程度和有无并发症。内镜下可见食管下段黏膜充血、水肿、糜烂，伴有浅表性溃疡和渗出物，晚期可见瘢痕形成和狭窄。

2. 食管 X 线钡餐检查　可见食管蠕动变弱，食管下段黏膜皱襞粗乱，有时可见小龛影及狭窄现象；头低位时可显示胃内钡剂反流入食管。其对胃食管反流病诊断的敏感性及特异性均较内镜检查低。

3. 24 小时食管 pH 监测　有助于明确在生理活动状态下有无过多的胃食管反流，且有助于明确患者的症状是否与酸反流有关，也可以用来监测正在治疗中的患者酸反流的控制情况。目前常用的观察指标是 24 小时食管内 pH < 4 的百分比、pH < 4 的次数、持续 5 分钟以上的反流次数以及最长反流持续时间。胆汁反流可用 24 小时胆汁监测仪（Bilitec 2000）测定。

4. 食管内测压　正常人下食管括约肌压力 10 ~ 30 mmHg，下食管括约肌压力低于 10 mmHg 提示可能出现胃食管反流。

5. 质子泵抑制剂（PPI）试验性治疗　PPI 试验是应用较高剂量 PPI 在较短时间内对怀疑胃食管反流病的患者进行诊断性治疗。PPI 试验的敏感性与 pH 监测相似，可达 80%。

（四）心理 - 社会评估

重点评估患者的心理状况、工作及生活中的压力及其对生理心理状况的影响。如有无严重的焦虑或抑郁，对疾病知识的了解程度等。精神紧张、情绪变化和抑郁等均可影响食管动力和感觉功能，并影响患者对症状和疾病行为的感知能力，从而表现出焦虑、抑郁和躯体化精神症状。

九、护理措施

（一）指导患者改变不良生活方式和饮食习惯

1. 卧位时将床头抬高 10 ~ 20 cm，避免餐后平卧和睡前 2 小时进食。

2. 少量多餐，避免过饱；食物以高蛋白、高纤维、低脂肪、易消化为主，应细嚼慢咽；避免进食可使下食管括约肌压降低的食物，如高脂肪、巧克力、咖啡、浓茶等；戒烟酒。

3. 避免剧烈运动以及使腹压升高的因素，如肥胖、紧身衣、束腰带等。

4. 避免使用使下食管括约肌压降低的药物，如 β 肾上腺素能激动剂、α 肾上腺素能受体阻断剂、抗胆碱能制剂、钙离子通道阻滞剂、茶碱等。

（二）用药指导

抑制胃酸是胃食管反流病治疗的主要手段，根据医嘱给患者进行药物治疗，注意观察疗效及不良反应。常用药物有：

1. 抑制胃酸药物 质子泵抑制剂（如奥美拉唑 20 mg bid，兰索拉唑 30 mg qd，泮托拉唑 40 mg bid，雷贝拉唑 10 mg bid 或埃索美拉唑 40 mg bid）可有效抑制胃酸分泌，最快速地缓解症状。一天一次应用 PPI 的患者应该在早餐前服用，而睡前服用 PPI 可更好控制夜间酸分泌，通常疗程在 8 周以上，部分患者需要长期服药。也可选用 H_2 受体阻滞剂，如西咪替丁、雷尼替丁、法莫替丁等，疗程 8~12 周。适用于轻、中症患者。

2. 促动力药物 可增加下食管括约肌压力，改善食管蠕动功能，促进胃排空，减少胃食管反流，改善患者症状，可作为抑酸剂的辅助用药。常用药物有甲氧氯普胺或多潘立酮，餐前半小时服用，服药期间注意观察有无腹泻、便秘、腹痛、恶心等不良反应。

3. 黏膜保护剂 可以在食管黏膜表面形成保护性屏障，吸附胆盐和胆汁酸，阻止胃酸、胃蛋白酶的侵蚀，防止其对食管黏膜的进一步损伤。常用药物包括硫糖铝、铋剂、铝碳酸镁等。硫糖铝片需嚼碎后成糊状，餐前半小时用少量温开水冲服，但长期使用可抑制磷的吸收而致骨质疏松。

（三）手术治疗患者的护理

手术治疗的目的是使食管下段形成一个高压带，提高下食管括约肌的压力，阻止胃内容物的反流。适应证包括：①由于不良反应，患者不能耐受长期 PPI 治疗。②PPI 疗效不佳。③患者因不愿长期服药而要求手术。④并发出血、狭窄、Barrett 食管等。⑤反流引起严重呼吸道疾病等。通常采用胃底折叠术，近年来开展了腹腔镜下胃底折叠术和内镜下贲门黏膜缝扎术，均取得较好的近期疗效。

1. 术前护理 术前评估患者的生命体征和临床症状、营养状态、心理状态及患者对手术有关的知识和术后配合的知识的了解程度；讲解手术操作方法、各项检查目的、配合方法，使患者树立战胜疾病的信心，更好地配合治疗。

2. 术后护理 指导患者深呼吸、有效咳嗽，避免呼吸道并发症；密切观察病情，若观察到胸骨后及上腹部剧烈疼痛、发热等情况，考虑手术并发症的可能，应及时与医师联系。

（四）心理护理

关心体贴患者，告知疾病与治疗有关知识，消除患者紧张情绪，避免一些加重本病的刺激因素，使患者主动配合治疗，保持情绪稳定。

（刘　静）

第六节　胃及十二指肠溃疡护理

胃、十二指肠局限性圆形或椭圆形的全层黏膜缺损，称为胃十二指肠溃疡。因溃疡的形成与胃酸－蛋白酶的消化作用有关，也称为消化性溃疡。纤维内镜技术的不断完善、新型制酸剂和抗幽门螺杆菌（HP）药物的应用使得溃疡病诊断和治疗发生了很大改变。外科治疗主要用于急性穿孔、出血、幽门梗阻或药物治疗无效的溃疡患者以及胃溃疡恶性变等情况。

一、胃及十二指肠解剖生理概要

（一）胃的解剖

1. 胃的位置和分区　胃位于食管和十二指肠之间，上端与食管相连的入口部位称贲门，距离门齿约 40 cm，下端与十二指肠相连接的出口为幽门。腹段食管与胃大弯的交角称贲门切迹，该切迹的黏膜面形成贲门皱襞，有防止胃内容物向食管逆流的作用。幽门部环状肌增厚，浆膜面可见一环形浅沟，幽门前静脉沿此沟的腹侧面下行，是术中区分胃幽门与十二指肠的解剖标志。将胃小弯和胃大弯各作三等份，再连接各对应点可将胃分为三个区域，上 1/3 为贲门胃底部 U（upper）区；中 1/3 是胃体部 M（middle）区，下 1/3 即幽门部 L（lower）区。

2. 胃的韧带　胃与周围器官有韧带相连接，包括胃膈韧带、肝胃韧带、脾胃韧带、胃结肠韧带和胃胰韧带，胃凭借韧带固定于上腹部。

3. 胃的血管　胃的动脉血供丰富，来源于腹腔动脉。胃小弯动脉弓供血胃小弯。胃大弯的动脉弓供血胃大弯。胃短动脉供血胃底。胃后动脉分布于胃体上部与胃底的后壁。胃有丰富的黏膜下血管丛，静脉回流汇集到门静脉系统。胃的静脉与同名动脉伴行，胃短静脉、胃网膜左静脉均回流入脾静脉；胃网膜右静脉则回流入肠系膜上静脉；胃左静脉（即冠状静脉）的血液可直接注入门静脉或汇入脾静脉；胃右静脉直接注入门静脉。

4. 胃的淋巴引流　胃黏膜下淋巴管网丰富，并经贲门与食管、经幽门与十二指肠交通。胃周淋巴结，沿胃的主要动脉及其分支分布，淋巴管回流逆动脉血流方向走行，经多个淋巴结逐步向动脉根部聚集。胃周共有 16 组淋巴结。按淋巴的主要引流方向可分为以下四群：①腹腔淋巴结群，引流胃小弯上部淋巴液。②幽门上淋巴结群，引流胃小弯下部淋巴液。③幽门下淋巴结群，引流胃大弯右侧淋巴液。④胰脾淋巴结群，引流胃大弯上部淋巴液。

5. 胃的神经　胃受自主神经支配，支配胃的运动神经包括交感神经与副交感神经。胃的交感神经主要抑制胃的分泌和运动并传出痛觉；胃的副交感神经主要促进胃的分泌和运动。交感神经与副交感神经纤维共同在肌层间和黏膜下层组成神经网，以协调胃的分泌和运动功能。

6. 胃壁的结构　胃壁从外向内分为浆膜层、肌层、黏膜下层和黏膜层。胃壁肌层外层是沿长轴分布的纵行肌层，内层由环状走向的肌层构成。胃壁肌层由平滑肌构成，环行肌纤维在贲门和幽门处增厚形成贲门和幽门括约肌。黏膜下层为疏松结缔组织，血管、淋巴管及神经丛丰富。由于黏膜下层的存在，使黏膜层与肌层之间有一定的活动度，因而在手术时黏膜层可以自肌层剥离开。

（二）胃的生理

胃具有运动和分泌两大功能，通过其接纳、储藏食物，将食物与胃液研磨、搅拌、混匀，初步消化，形成食糜并逐步分次排入十二指肠为其主要的生理功能。此外，胃黏膜还有吸收某些物质的功能。

（三）十二指肠的解剖和生理

十二指肠是幽门和十二指肠悬韧带（Treitz 韧带）之间的小肠，长约 25 cm，呈 C 形，是小肠最粗和最固定的部分。十二指肠分为四部分：①球部，长约 4~5 cm，属腹膜间位，活动度大，黏膜平整光滑，球部是十二指肠溃疡好发部位。胆总管、胃十二指肠动脉和门静脉在球部后方通过。②降部，与球部呈锐角下行，固定于后腹壁，腹膜外位，仅前外侧有腹膜遮盖，内侧与胰头紧密相连，胆总管和胰管开口于此部中下 1/3 交界处内侧肠壁的十二指肠乳头，距幽门 8～10 cm，距门齿约 75 cm。从降部起十二指肠黏膜呈环形皱襞。③水平部，自降部向左走行，长约 10 cm，完全固定于腹后壁，属腹膜外位，横部末端的前方有肠系膜上动、静脉跨越下行。④升部，先向上行，然后急转向下、向前，与空肠相接，形成十二指肠空肠曲，由十二指肠悬韧带（Treitz 韧带）固定于后腹壁，此韧带是十二指肠空肠分界的解剖标志。整个十二指肠环抱在胰头周围。十二指肠的血供来自胰十二指肠上动脉和胰十二指肠下动脉，两者分别起源于胃十二指肠动脉与肠系膜上动脉。胰十二指肠上、下动脉的分支在胰腺前后吻合成动脉弓。

十二指肠接受胃内食糜以及胆汁、胰液。十二指肠黏膜内有 Brunner 腺，分泌的十二指肠液含有多种消化酶如蛋白酶、脂肪酶、蔗糖酶、麦芽糖酶等。十二指肠黏膜内的内分泌细胞能够分泌胃泌素、抑胃肽、胆囊收缩素、促胰液素等肠道激素。

二、胃及十二指肠溃疡急性穿孔

急性穿孔（acute perforation）是胃十二指肠溃疡严重并发症，为常见的外科急腹症。起病急、病情重、变化快，需要紧急处理，若诊治不当可危及生命。近来溃疡穿孔的发生率呈上升趋势，发病年龄渐趋高龄化。十二指肠溃疡穿孔男性患者较多，胃溃疡穿孔则多见于老年妇女。

（一）病因和病理

90% 的十二指肠溃疡穿孔发生在球部前壁，而胃溃疡穿孔 60% 发生在胃小弯，40% 分布于胃窦及其他各部。急性穿孔后，有强烈刺激性的胃酸、胆汁、胰液等消化液和食物溢入腹腔，引起化学性腹膜炎。导致剧烈的腹痛和大量腹腔渗出液，约 6～8 小时后细菌开始繁殖并逐渐转变为化脓性腹膜炎。病原菌以大肠埃希菌、链球菌为多见。由于强烈的化学刺激、细胞外液的丢失以及细菌毒素吸收等因素，患者可出现休克。胃十二指肠后壁溃疡，可穿透全层并与周围组织包裹，形成慢性穿透性溃疡。

（二）临床表现

多数患者既往有溃疡病史，穿孔前数日溃疡病症状加剧。情绪波动、过度疲劳、刺激性饮食或服用皮质激素药物等常为诱发因素。

1. 症状　穿孔多在夜间空腹或饱食后突然发生，表现为骤起上腹部刀割样剧痛，迅速波及全腹，患者疼痛难忍，可有面色苍白、出冷汗、脉搏细速、血压下降等表现。常伴恶心、呕吐。当胃内容物沿右结肠旁沟向下流注时，可出现右下腹痛，疼痛也可放射至肩部。当腹腔有大量渗出液稀释漏出的消化液时，腹痛可略有减轻。由于继发细菌感染，出现化脓性腹膜炎，腹痛可再次加重。偶尔可见溃疡穿孔和溃疡出血同时发生。溃疡穿孔后病情的严重程度与患者的年龄、全身情况、穿孔部位、穿孔大小和时间以及是否空腹穿孔密切有关。

2. 体征　体检时患者表情痛苦，仰卧微屈膝，不愿移动，腹式呼吸减弱或消失；全腹压痛、反跳痛，腹肌紧张呈"板样"强直，尤以右上腹最明显。叩诊肝浊音界缩小或消失，可有移动性浊音；听诊肠鸣音消失或明显减弱。患者有发热，实验室检查示白细胞计数增加，血清淀粉酶轻度升高。在站立位 X 线检查时，80% 的患者可见膈下新月状游离气体影。

（三）治疗原则

1. 非手术治疗　适用于一般情况好，症状体征较轻的空腹穿孔患者；穿孔超过 24 小时，腹膜炎已局限者；或是经水溶性造影剂行胃十二指肠造影检查证实穿孔已封闭的患者。经非手术治疗不适用于伴有出血、幽门梗阻、疑有癌变等情况的穿孔患者。治疗措施主要包括：①持续胃肠减压，减少胃肠内容物继续外漏。②输液以维持水、电解质平衡并给予营养支持。③全身应用抗生素控制感染。④经静脉给予 H_2 受体阻断剂或质子泵拮抗剂等制酸药物。非手术治疗 6 ~ 8 小时后病情仍继续加重，应立即转手术治疗。经非手术治疗少数患者可出现膈下或腹腔脓肿。痊愈的患者应胃镜检查排除胃癌，根治幽门螺旋杆菌感染并采用制酸剂治疗。

2. 手术治疗

（1）单纯穿孔缝合术：单纯穿孔修补缝合术的优点是操作简便，手术时间短，安全性高。一般认为：穿孔时间超出 8 小时，腹腔内感染及炎症水肿严重，有大量脓性渗出液；以往无溃疡病史或有溃疡病史未经正规内科治疗，无出血、梗阻并发症，特别是十二指肠溃疡患者；有其他系统器质性疾病不能耐受急诊彻底性溃疡手术，为单纯穿孔缝合术的适应证。穿孔修补通常采用经腹手术，穿孔以丝线间断横向缝合，再用大网膜覆盖，或以网膜补片修补；也可经腹腔镜行穿孔缝合大网膜覆盖修补。对于所有的胃溃疡穿孔患者，需做活检或术中快速病理检查除外胃癌，若为恶性病变，应行根治性手术。单纯穿孔缝合术术后溃疡病仍需内科治疗，HP 感染阳性者需要抗 HP 治疗，部分患者因溃疡未愈仍需行彻底性溃疡手术。

（2）彻底性溃疡手术：优点是一次手术同时解决了穿孔和溃疡两个问题，如果患者一般情况良好，穿孔在 8 小时内或超过 8 小时，腹腔污染不严重；慢性溃疡病特别是胃溃疡患者，曾行内科治疗，或治疗期间穿孔；十二指肠溃疡穿孔修补术后再穿孔，有幽门梗阻或出血史者可行彻底性溃疡手术。手术方法包括胃大部切除术外，对十二指肠溃疡穿孔可选用穿孔缝合术加高选择性迷走神经切断术或选择性迷走神经切断术加胃窦切除术。

胃溃疡常用的手术方式是远端胃大部切除术（图 7-2），胃肠道重建以胃十二指肠吻合的 Billroth Ⅰ 式（图 7-3）为宜。Ⅰ型胃溃疡通常采用远端胃大部切除术，胃的切除范围在 50% 左右，行胃十二指肠吻合；Ⅱ、Ⅲ型胃溃疡宜采用远端胃大部切除加迷走神经干切断术，行 Billroth Ⅰ 式吻合，如十二指肠炎症明显或是有严重瘢痕形成，则可行 Billroth Ⅱ 式胃空肠吻合；Ⅳ型，即高位小弯溃疡处理困难。根据溃疡所在部位的不同可采用切除溃疡的远端胃大部切除术，可行 Billroth Ⅱ 式（图 7-4）胃空肠吻合，为防止反流性食管炎也可行 Roux-en-Y 胃空肠吻合。溃疡位置过高可以采用旷置溃疡的远端胃大部切除术或近端胃大部切除术治疗。术前或术中应对溃疡做多处活检以排除恶性溃疡的可能。对溃疡恶变病例，应行胃癌根治术。

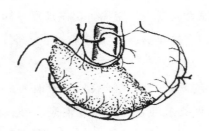

图 7-2　胃大部切除范围

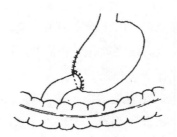

图 7-3　Billroth Ⅰ式胃切除示意图

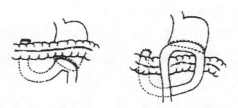

A.结肠后胃肠吻合；　B.结肠前胃空肠吻合

图 7 - 4　Billroth Ⅱ式胃切除术

三、胃及十二指肠溃疡大出血

胃十二指肠溃疡患者有大量呕血、柏油样黑便，引起红细胞、血红蛋白和血细胞比容明显下降，脉率加快，血压下降，出现为休克前期症状或休克状态，称为溃疡大出血。胃十二指肠溃疡出血，是上消化道大出血中最常见的原因，约占50%以上。

（一）病因和病理

溃疡基底部的血管壁被侵蚀并导致破裂出血。胃溃疡大出血好发于胃小弯，出血源自胃左、右动脉及其分支。十二指肠溃疡大出血好发于球部后壁，出血源自胰十二指肠上动脉或胃十二指肠动脉及其分支。大出血后血容量减少、血压降低、血流缓慢、可在血管破裂处形成凝血块而暂时止血。由于胃肠道蠕动和胃十二指肠内容物与溃疡病灶的接触，暂时停止的出血部位可能再次出血。

（二）临床表现

胃十二指肠溃疡大出血的临床表现取决于出血量和出血速度。患者的主要症状是呕血和解柏油样黑便，多数患者只有黑便而无呕血，迅猛的出血则为大量呕血与紫黑血便。呕血前常有恶心，便血前后可有心悸、眼前发黑、乏力、全身疲软，甚至出现晕厥。患者过去多有典型溃疡病史，近期可有服用阿司匹林等情况。如出血速度缓慢则血压、脉搏改变不明显。短期内失血量超过800 mL，可出现休克症状。患者焦虑不安、四肢湿冷、脉搏细速、呼吸急促、血压下降。如血细胞比容在30%以下，出血量已超过1 000 mL。大出血通常指的是每分钟出血量超过1 mL且速度较快的出血。患者可呈贫血貌、面色苍白，脉搏增快；腹部体征不明显，腹部稍胀，上腹部可有轻度压痛，肠鸣音亢进。腹痛严重的患者应注意有无伴发溃疡穿孔。大量出血早期，由于血液浓缩，血象变化不大，以后红细胞计数、血红蛋白值、血细胞比容均呈进行性下降。

（三）治疗原则

治疗原则是补充血容量防治失血性休克，尽快明确出血部位并采取有效止血措施。

1. 补充血容量　建立可靠畅通的静脉通道，快速滴注平衡盐液，作输血配型试验。同时严密观察血压、脉搏、尿量和周围循环状况，并判断失血量指导补液。失血量达全身总血量的20%时，应输注羟乙基淀粉、右旋糖酐或其他血浆代用品，用量在1 000 mL左右。出血量较大时可输注浓缩红细胞，也可输全血，并维持血细胞比容不低于30%。输入液体中晶体与胶体之比以3∶1为宜。监测生命体征，测定中心静脉压、尿量，维持循环功能稳定和良好呼吸、肾功能十分重要。

2. 留置鼻胃管　用生理盐水冲洗胃腔，清除血凝块，直至胃液变清，持续低负压吸引，动态观察出血情况。可经胃管注入200 mL含8 mg去甲肾上腺素的生理盐水溶液，每4～6小时一次。

3. 急诊纤维胃镜检查　可明确出血病灶，还可同时施行内镜下电凝、激光灼凝、注射或喷洒药物等局部止血措施。检查前必须纠正患者的低血容量状态。

4. 止血、制酸、生长抑素等药物的应用　经静脉或肌注巴曲酶；静脉给予 H_2 受体阻滞剂（西咪替丁等）或质子泵抑制剂（奥美拉唑等）；静脉应用生长抑素（善宁、施他宁等）。

5. 急症手术止血　多数胃十二指肠溃疡大出血，可经非手术治疗止血，约 10% 的患者需急症手术止血。手术指征为：①出血速度快，短期内发生休克，或较短时间内（6~8 小时）需要输入较大量血液（>800 mL）方能维持血压和血细胞比容者。②年龄在 60 岁以上伴动脉硬化症者自行止血机会较小，对再出血耐受性差，应及早手术。③近期发生过类似的大出血或合并穿孔或幽门梗阻。④正在进行药物治疗的胃十二指肠溃疡患者发生大出血，表明溃疡侵蚀性大，非手术治疗难以止血。⑤纤维胃镜检查发现动脉搏动性出血，或溃疡底部血管显露再出血危险很大。急诊手术应争取在出血 48 小时内进行，反复止血无效，拖延时间越长危险越大。胃溃疡较十二指肠溃疡再出血概率高 3 倍，应争取及早手术。

四、胃及十二指肠溃疡瘢痕性幽门梗阻

胃、十二指肠溃疡患者因幽门管、幽门溃疡或十二指肠球部溃疡反复发作形成瘢痕狭窄，合并幽门痉挛水肿可以造成幽门梗阻（pyloric obstruction）。

（一）病因和病理

溃疡引起幽门梗阻的机制有痉挛、炎症水肿和瘢痕三种，前两种情况是暂时的、可逆性的，在炎症消退、痉挛缓解后幽门恢复通畅。瘢痕造成的梗阻是永久性的，需要手术方能解除。瘢痕性幽门梗阻是由于溃疡愈合过程中瘢痕收缩所致，最初是部分性梗阻，由于同时存在痉挛或是水肿使部分性梗阻渐趋完全性。初期，为克服幽门狭窄，胃蠕动增强，胃壁肌层肥厚，胃轻度扩大。后期，胃代偿功能减退，失去张力，胃高度扩大，蠕动消失。胃内容物滞留，使胃泌素分泌增加，使胃酸分泌亢进，胃黏膜呈糜烂、充血、水肿和溃疡。由于胃内容物不能进入十二指肠，因吸收不良患者有贫血、营养障碍；呕吐引起的水、电解质丢失，导致脱水、低钾低氯性碱中毒。

（二）临床表现

腹痛与反复呕吐是幽门梗阻的主要表现。早期，患者有上腹部膨胀不适、阵发性胃收缩痛，伴有嗳气、恶心与呕吐。呕吐多在下午或夜间发生，量大一次可达 1 000~2 000 mL，呕吐物含大量宿食有腐败酸臭味，但不含胆汁。呕吐后自觉胃部饱胀改善，故患者常自行诱发呕吐以减轻症状。患者常有少尿、便秘、贫血等慢性消耗表现。体检时，患者营养不良性消瘦、皮肤干燥、弹性消失、上腹部隆起可见胃型和蠕动波、上腹部可闻及振水声。

（三）治疗原则

怀疑幽门梗阻患者可先行盐水负荷试验，空腹情况下置胃管，注入生理盐水 700 mL，30 分钟后经胃管回吸，回收液体超过 350 mL 提示幽门梗阻。经过一周包括胃肠减压、全肠外营养以及静脉给予制酸药物的治疗后，重复盐水负荷试验。如幽门痉挛水肿明显改善，可以继续保守治疗；如无改善则应考虑手术。瘢痕性梗阻是外科手术治疗的绝对适应证。术前需要充分准备，包括禁食，留置鼻胃管以温生理盐水洗胃，直至洗出液澄清。纠正贫血与低蛋白血症，改善营养状况；维持水、电解质平衡，纠正脱水、低钾低氯性碱中毒。手术目的在于解除梗阻，消除病因。术式以胃大部切除为主，也可行迷走神经干阻断术加胃窦部切除术。如老年患者、全身情况极差或合并其他严重内科疾病者可行胃空肠吻合加迷走神经切断术治疗。

五、护理

（一）护理评估

1. 术前评估

（1）健康史：了解患者的年龄、性别、职业及饮食习惯等；了解患者发病过程、治疗及用药情况，特别是非甾体类抗炎药加阿司匹林、吲哚美辛，以及肾上腺皮质激素、胆汁酸盐等。了解患者既往是否有溃疡病史及胃手术病史等。

（2）身体状况：了解患者是否有上消化道症状；评估患者腹痛的性质、程度、是否周期性发作；是否有呕血、黑便等症状；是否有腹部刺激征、程度及范围。患者的生命体征是否平稳、有无感染或休克的表现。便血前后是否有心悸、头晕、目眩甚至晕厥。患者是否有恶心、呕吐及发生的时间，了解呕吐物的性质。患者是否有水、电解质失衡及营养不良。

（3）心理-社会状况：了解患者对疾病的态度；情绪是否稳定；对疾病、检查、治疗及护理是否配合；对医院环境是否适应；对手术是否接受及程度；是否了解康复知识及掌握程度。了解家属及亲友的心理状态；家庭经济承受能力等。

2. 术后评估

（1）了解患者麻醉方式、手术方法，术中出血量、补液量及性质，放置引流管位置、数量、目的，麻醉及手术经过是否顺利。

（2）了解生命体征、切口、胃肠减压及引流情况；肠蠕动恢复及进食情况；是否发生并发症。

（3）了解患者术后各种不适的心理反应。患者和家属是否配合术后治疗、护理、饮食、活动及相关的康复知识的掌握情况。

（二）护理问题

1. 恐惧、焦虑　与疾病知识缺乏、环境改变及担心手术有关。

2. 疼痛　与胃十二指肠黏膜受侵蚀或胃肠内容物对腹膜的刺激及手术创伤有关。

3. 营养失调：低于机体需要量　与摄入不足及消耗增加有关。

4. 有体液不足的危险　与禁食、穿孔后大量腹腔渗出液、幽门梗阻患者呕吐而致水、电解质丢失等有关。

5. 潜在并发症　出血、感染、吻合口破裂或瘘、术后梗阻、倾倒综合征等。

（三）护理目标

1. 患者恐惧（焦虑）减轻或缓解。

2. 疼痛减轻或缓解。

3. 营养状况得到改善。

4. 体液维持平衡。

5. 并发症得到预防、及时发现与处理。

（四）护理措施

1. 术前护理

（1）一般护理：急症患者立即禁食、禁饮；择期手术患者给予高蛋白、高热量、富含维生素、易消化、无刺激的食物；穿孔患者取半卧位；休克患者取休克体位。

（2）病情观察：密切监测生命体征、腹痛、腹膜刺激征及肠鸣音等变化。若患者有休克症状，根据医嘱及时补充液体和应用抗生素，维持水、电解质平衡和抗感染治疗；做好急症手术前的准备工作。

（3）用药护理：严格遵医嘱使用解痉及抗酸的药物，减少胃酸分泌，并观察药物疗效，防止并发症的发生。

（4）溃疡大出血患者的护理：严密观察呕血、便血情况，并判断记录出血量；监测生命体征变化，观察有无口渴、四肢发冷、尿少等循环血量不足的表现；患者应取平卧位；禁食、禁饮；若患者过度紧张，应给予镇静剂；遵医嘱，及时输血、补液、应用止血药物，以纠正贫血和休克；同时，做好急症手术前的准备工作。

（5）幽门梗阻患者的护理：完全性梗阻患者禁食、禁饮，不完全性梗阻者，给予无渣半流质，以减少胃内容物潴留。遵医嘱输血补液，改善营养状况，纠正低氯、低钾性碱中毒。做好术前准备，术前3天，每晚用300~500 mL温生理盐水洗胃，以减轻胃壁水肿和炎症，以利于术后吻合口愈合。

（6）对拟行迷走神经切除术患者的护理：术前测定患者的胃酸，包括夜间12小时分泌量、最大分泌量及胰岛素试验分泌量，以供选择手术方法参考。

（7）术前准备：包括皮肤准备、药物敏感试验、术前插胃管、尿管等。

（8）心理护理：及时安慰患者，缓解其紧张、恐惧情绪，解释相关的疾病和手术的知识。

2. 术后护理

（1）患者术后取平卧位：严密监测生命体征，血压平稳后取低半卧位。卧床期间，协助患者翻身。若患者病情允许，鼓励患者早期活动，活动量因人而异。对年老体弱或病情较重者，活动量适当减少。

（2）术后禁食：待肠功能恢复、拔除胃管当日进食。注意维持水、电解质平衡；及时应用抗生素；准确记录24小时出入水量，以便保证合理补液；若患者营养状况差或贫血，应补充血浆或全血，以利于吻合口和切口的愈合。

（3）饮食饮水方法：患者拔除胃管当日可饮少量水或米汤，第2天进半量流质饮食，若患者无腹痛、腹胀等不适，第3天进全量流质，第4天可进半流质饮食，以稀饭为好，第10~14天可进软食。少进食牛奶、豆类等产气食物，忌生、冷、硬及刺激性食物。进食应少量多餐，循序渐进，每日5~6餐，逐渐减少进餐次数并增加每次进餐量，逐渐过渡为正常饮食。拔除胃管当日可少量饮水，每次4~5汤勺，每1~2小时一次。

（4）妥善固定胃肠减压管和引流管，保持通畅，尤其是胃管应保持负压状态。观察并记录胃管和引流管引流液体的颜色、性质和量。

（5）安全管理加强风险评估，根据需要给予保护措施及警示标识。

（6）并发症的观察和护理

1）吻合口出血常在术后24小时内发生，可从胃管不断吸出新鲜血液，患者有脉搏增快、血压下降等低血容量的表现。应立即报告医生，加快输液。遵医嘱应用止血药物和输新鲜血。若通过非手术治疗止血效果不佳或出血量大于500 mL/h，应行手术止血。

2）十二指肠残端破裂多发生于术后3~6天，是毕罗Ⅱ式胃切除术后早期最严重的并发症。原因一是患者术前营养不良未有效纠正；二是术中处理不当；三是术后胃管引流不畅。患者表现为突发上腹部剧痛，发热、腹膜刺激征及白细胞计数增加，腹腔穿刺可有胆汁样液体。一旦诊断，应立即手术治疗，并加强营养支持，局部引流。

3）吻合口破裂或瘘多发生于术后5~7天。贫血、水肿、低蛋白血症的患者更易发生。如患者出现高热、脉速、腹痛及弥漫性腹膜炎的表现，应及时通知医生。

4）胃排空障碍胃切除术后，患者出现上腹持续性饱胀、钝痛、伴呕吐含有食物和胆汁的胃液。X线上消化道造影检查显示：残胃扩张、无张力、蠕动波少而弱、胃肠吻合口通过欠佳。

多数患者经保守治疗而好转，包括禁食、胃肠减压，肠外营养，纠正低蛋白，维持水、电解质和酸碱平衡，应用促胃动力药物等。若患者经保守治疗，症状不改善，应考虑可能合并机械性梗阻。

5）术后梗阻主要原因有吻合口缝合组织内翻过多、肠系膜间隙处理不当、局部粘连和水肿所致。根据梗阻部位分吻合口梗阻、输入襻梗阻和输出襻梗阻，后两者见于毕罗Ⅱ式胃切除术后。

a. 输入襻梗阻：完全梗阻，表现为上腹部剧烈疼痛、频繁呕吐伴上腹部压痛，呕吐物量少，多不含胆汁，上腹部有时可扪及包块。急性完全性输入襻梗阻属于闭襻性肠梗阻易发生肠绞窄，病情不缓解者应行手术解除梗阻。慢性不完全性输入襻梗阻，也称"输入襻综合征"，表现为餐后半小时左右上腹胀痛或绞痛，伴大量呕吐，呕吐物为胆汁，几乎不含食物，呕吐后症状缓解消失。不完全性输入襻梗阻应采取保守治疗，包括禁食、胃肠减压、营养支持等方法。若无缓解，可行手术治疗。

b. 输出襻梗阻：进食后患者上腹部饱胀、呕吐含胆汁的胃内容物。若保守治疗无效，应行手术治疗。

c. 吻合口梗阻：吻合口过小或吻合口的胃壁或肠壁内翻太多，或因术后吻合口炎症水肿出现暂时性梗阻。若非手术治疗无效，应行手术解除梗阻。

6）倾倒综合征：根据症状出现的早晚而分两种类型。

a. 早期倾倒综合征：多于进食后 30 分钟内，患者出现心悸、心动过速、出汗、无力、面色苍白等表现，伴有恶心、呕吐、腹部绞痛、腹泻等消化道症状。多数患者经调整饮食后，症状能减轻或消失。处理方法：少量多餐，避免过甜、过咸、过浓流质食物，宜进食低碳水化合物、高蛋白饮食，进餐时限制饮水，进餐后平卧 10~20 分钟。饮食调整后症状不缓解，应用生长抑素治疗。手术治疗应慎重。

b. 晚期倾倒综合征：又称低血糖综合征。患者表现为餐后 2~4 小时出现头晕、心慌、无力、出冷汗、脉细弱甚至晕厥，也可导致虚脱。处理方法：饮食调整、食物中加入果胶延缓碳水化合物吸收等，症状即可缓解。症状严重者，可应用生长抑素奥曲肽 0.1 mg 皮下注射，每日 3 次，能改善症状。

7）碱性反流性胃炎患者表现为上腹或胸骨后烧灼痛、呕吐胆汁样液体及体重减轻。抑酸剂治疗无效，较顽固。一般应用胃黏膜保护剂、胃动力药及胆汁酸结合药物。症状严重者，应考虑手术治疗。

8）溃疡复发患者再次出现溃疡病症状、腹痛、出血等症状。可采取保守治疗，无效者可再次手术。

9）营养性并发症：患者表现为体重减轻、营养不良、贫血等症状。患者应调节饮食，给予高蛋白、低脂饮食，补充铁剂和丰富的维生素。饮食调整结合药物治疗，营养状况可改善。

10）残胃癌：胃十二指肠溃疡患者行胃大部切除术后 5 年以上，残留胃发生的原发癌，好发于术后 20~25 年。患者表现为上腹部疼痛不适、进食后饱胀、消瘦、贫血等症状，纤维胃镜可明确诊断。

（五）护理评价

1. 恐惧（焦虑）是否减轻或缓解，情绪是否稳定。

2. 疼痛是否减轻或缓解，睡眠状况是否改善。

3. 营养状况是否改善，体重是否稳定或增加，低蛋白血症及贫血是否得到纠正。

4. 水、电解质是否维持平衡，生命体征是否平稳，皮肤弹性是否良好。

5. 术后并发症是否得到预防，是否及时发现和处理并发症。

（六）健康指导

1. 告诉患者术后一年内胃容量受限，饮食应定时，定量，少量多餐，营养丰富，逐步过渡为正常饮食。少食腌、熏制食品，避免进食过冷、过硬、过烫、过辣及油煎炸的食物。

2. 告知患者注意休息、避免过劳，保持乐观的情绪，同时劝告患者放弃喝酒、吸烟等对身体有危害性的不良习惯。

3. 遵医嘱指导患者服用药物时间、方法、剂量及药物不良反应。避免服用对胃黏膜有损害性的药物，如阿司匹林、吲哚美辛、皮质类固醇等药物。

4. 告知患者及家属有关手术后期可能出现的并发症，如有不适及时就诊。

（周美汐）

第七节　肠造口治疗护理

造口是指由消化系统或泌尿系统疾病引起的，需要通过外科手术治疗，对肠管进行分离，将肠管的一端引出到体表（肛门或尿道移至腹壁）形成一个开口，也就是通常说的人工尿道或人工肛门（图7-5）。

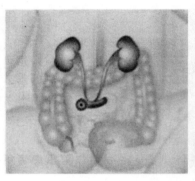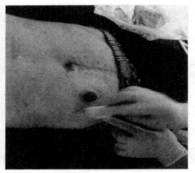

图7-5　尿路造口

一、概述

英国每年结肠造口患者约有10万人，回肠造口患者约有1万人，我国每年新增的肠造口患者约有10万人。肠造口术是临床常用的手术，是挽救、延续患者生命的重要手段，但造口改变了患者原有的排便方式，严重影响其生活质量，因此针对肠造口的护理显得尤为重要。

（一）造口分类

根据肠造口术的目的可以分为结肠造口和尿路造口；根据用途可以分为永久性肠造口和暂时性肠造口；根据造口的形式可以分为单腔造口和双腔（袢式）造口；根据造口控制性分为节制性肠造口和非节制性肠造口。

（二）肠造口定位

主要目的便于自我护理，预防并发症的发生，尊重患者的生活习惯，避免不必要的因素影响患者的生活质量。

造口定位时间通常选在手术前 24～48 小时，但不能超过 72 小时。因为如果过早定位，由于淋浴、穿衣等会影响标志的清晰度；如果术晨定位，时间会太匆忙。

Turnbull 提出了造口定位的 5 个原则：①造口位置通常应位于脐下。②造口位置应位于腹直肌内。③造口位置应位于皮下脂肪最高处。④造口位置应远离瘢痕、皱褶、皮肤凹陷、骨性突出等部位。⑤造口位置能被患者看见、触及（图 7-6）。

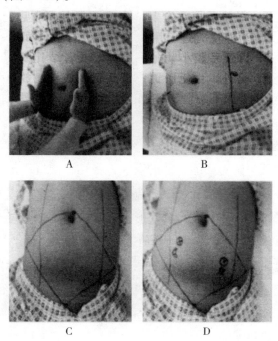

图 7-6 造口定位

A. 找腹直肌；B. 标腹直肌；C. 标菱形区；D. 综合分析

避开瘢痕处，方便患者操作

总之，理想的造口位置应位于脐下方皮下脂肪最高处的腹直肌内；患者自己能看见并且能触及，操作起来比较方便；但要远离瘢痕、褶皱、皮肤凹陷、骨隆突处；患者坐、立、躺、弯腰、行走、左右倾斜均感到舒适；周围皮肤无皱褶。

二、造口相关的疾病及造口种类

（一）常见疾病

1. 结直肠恶性肿瘤 低位直肠癌、结直肠吻合口瘘、直肠癌姑息性切除。

2. 炎症性肠病 顽固性溃疡性结肠炎、中毒性结肠炎、中毒性巨结肠、持续结肠大出血、不典型增生和癌变、因缩窄致急性结肠梗阻。

3. 肠梗阻 梗阻病变复杂，解除病因困难，或患者全身情况差，不允许行复杂手术，多用于急性结肠梗阻。

4. 大肠穿孔 左半结肠穿孔、穿孔大、腹腔污染严重。

5. 家族性腺瘤性息肉病 全结肠切除预防性造口。

6. 先天性疾病 高位直肠肛门闭锁、巨结肠中病变部位肠段太长。

7. 新生儿坏死性小肠结肠炎 病变范围大、患儿全身情况差。

8. **膀胱癌** 肿瘤较大，非全膀胱切除不能达到根治目的、反复发作的高度恶性肿瘤、肿瘤侵犯两侧输尿管开口、肿瘤发生于膀胱颈和后尿道。

（二）造口种类

1. 结肠造口 包括乙状结肠造口和横结肠造口。

（1）乙状结肠造口：是最常见的造口手术，以乙状结肠单腔造口为多见，是永久性造口。单腔造口是把肠道切断，近端拉出腹腔，在腹壁上缝合形成一个末端功能性单腔造口。造口位于左下腹，脐与左侧髂前上棘连线的内1/3处，左侧腹直肌下端。理想的乙状结肠造口为圆形，造口直径为 2～3 cm，开口位于圆心，黏膜高出皮肤 0.5～1 cm，造口有活动余地，黏膜颜色为红色，似口唇，湿润有光泽，与周围皮肤紧密愈合。乙状结肠造口排泄物为软便或成形大便，便于护理，有异味。皮肤并发症少，晚期并发症多见。部分患者术后有便意感，可灌洗。

（2）横结肠造口：横结肠袢式（双腔）造口是暂时性造口。袢式造口是腹部做一切口，整段肠袢被拉出腹腔，用支撑棒做支撑预防肠管回缩，并沿肠管行横切，使近端形成一个具有排泄功能的开口，远段则没有排泄功能，造口外观仍为一个肠造口。造口位置选在右上腹以脐部和肋缘分别作一水平线，两线之间腹直肌处。理想的横结肠袢式造口为椭圆形，造口双腔开口在同一水平面，均高出皮肤，尤其造口近端开口需高出皮肤 1～2 cm，造口有活动余地，黏膜颜色为红色，似口唇，湿润有光泽，与周围皮肤紧密愈合。横结肠袢式造口排泄物为稀便或软便，一般无异味。排泄物量偏多。对皮肤有刺激性，容易发生造口周围皮炎。因横结肠肠管粗，双腔造口黏膜体积大，造口直径大。造口位于上腹部，容易影响衣服的穿戴，隐蔽性差，体位改变时周围皮肤容易出现皱褶，造口袋粘贴有困难，造口袋使用时间短，渗漏现象明显。有些患者造口偏大，需用特殊底板造口袋，如大口径的底板。

2. 回肠造口 回肠造口以回肠袢式（双腔）造口为多见，回肠袢式造口是暂时性造口。造口位于右下腹，脐与右侧髂前上棘连线的内1/3处，右侧腹直肌下端。理想的回肠袢式造口为椭圆形，造口双腔开口在同一水平面，均高出皮肤，尤其造口近端开口需高出皮肤 1～2 cm，造口有活动余地，黏膜颜色为红色，似口唇，湿润有光泽，与周围皮肤紧密愈合。回肠袢式造口排泄物为水便或稀便，无异味。排泄物量多，排泄物中含有大量消化酶，对周围皮肤有腐蚀作用，容易发生皮炎。回肠肠管细，造口小，同样是袢式造口，回肠袢式造口比横结肠袢式造口护理方便。

三、造口术前护理

（一）造口术前评估

1. 生活自理能力 患者术前的生活自理能力好坏，直接决定患者术后的自我护理能力。生活自理能力强的患者，术后能很快学会自我护理，他们希望自己能尽快掌握造口护理方法，减少对他人的麻烦。生活自理能力差的患者，依赖性比较强，往往需要有人帮助护理造口，因此对此类患者应帮助确定护理人选，以便对其进行指导。

2. 视力 患者的视力好坏影响造口袋的更换和观察。对视力差者，术后可选择透明的造口袋，以便观察排泄物的情况和造口袋的粘贴，底板可选择固定规格裁剪好的或事先有家人准备若干个裁剪好的底板，底板的内圈可稍偏大。

3. 手的功能 患者手指功能是否健全、手的灵活性，将直接影响自我护理。造口护理需要手的配合，术前了解患者是否有影响手的功能的疾病，如卒中后肢体偏瘫、强制性关节炎、帕金森病、外伤后遗症等。对手灵活性差的患者，可选择使用相对简单的一件式造口袋，开口式造口袋的夹子比较灵活，方便操作。

4. 体型　患者的特殊体型对自我护理有一定的影响，尤其是肥胖者，膨隆的腹部易挡住患者的视线，对这类患者术前定位时要注意，造口位置应偏上，定在腹部最膨隆的地方，患者能自己看见自己的造口，便于自我护理。

5. 皮肤情况　目前使用的造口袋以粘贴式为主，要使造口袋粘贴牢靠，使用时间长，造口周围的皮肤是否平整（如皮肤褶皱、瘢痕等），是否完整（如破损等），有无全身性皮肤病（如银屑病、过敏性皮炎）。选择平整的皮肤，有全身性皮肤病时可转诊给皮肤科医生，协助治疗。过敏性体质患者应术前做皮肤贴布试验（通过在皮肤上贴常规使用的造口袋底板来确认过敏、临时刺激、剥离反应的皮肤检查方法）。可在患者腹部贴 1 块 2 cm×2 cm 大小的造口底板，48 小时后剥离，并在刚刚剥离后、1 小时后、24 小时后的 3 个时段进行判断。皮肤贴布试验的结果判定：刚刚剥离后、1 小时后、24 小时后均无皮肤变化者为阴性；刚刚剥离后发红，1 小时后消失则为剥离反应阳性；刚刚剥离后、1 小时后发红，24 小时后消失则为一时性刺激；刚刚剥离后、1 小时后、24 小时后不消失或严重则为变态反应。实施皮肤贴布试验时的注意事项是禁止洗澡，禁止剧烈体力活动，以免过度出汗。剥离反应阳性和一时性刺激可谨慎使用原产品底板，变态反应时应更换造口袋的品牌，继续行皮肤贴布试验。

6. 教育水平或程度　患者接受教育的程度不同，术后对康复的要求有差异，在康复指导中的接受能力也不同。对教育程度高者，要想到各个细小的环节，预计今后可能出现的问题，可用文字性的材料来补充指导内容。对教育程度低，尤其老年患者要用最简便的方法来指导造口护理，使患者便于掌握。

7. 文化背景　患者的文化背景不同会有不同的生活习惯，要充分尊重个人信仰和风俗习惯，如印度人喜欢将造口定在左边，伊斯兰教信徒认为腰围以上是清洁的，腰围以下是脏的，造口应定在腰围以下。

8. 职业特点　对于年轻患者要考虑到患者术后的康复和回归社会，尊重其社会角色，根据其职业特点选择合适的造口位置。

9. 家庭　如果患者术前生活不能自理、视力障碍、手功能障碍、过度肥胖，术前应确定一名家庭成员作为其造口护理的支持者，负责其术后的造口护理。让患者自己决定由谁做其护理者，对确定者进行指导。只要有可能，一个近亲如配偶、父母或子女在术前和术后的护理阶段能够陪伴在患者左右都是十分重要的。他们对患者而言是一个重要的资源，对患者造口术后能否适应并重拾生活的信心将起决定性作用。

（二）心理护理

造口术后患者失去了对排便的控制，这种失控严重影响到患者的自尊心，尽管这种影响的程度还取决于文化背景的教养。当一个人获得了对大小便的控制能力和自主能力后就进入了充分自信时期。失去了大小便的自主能力后会觉得羞耻和不自信。所以一旦患者知道其将接受造口手术时，会产生不同程度的心理创伤。术前应安排造口治疗师与患者进行必要和充分的沟通，使其在良好的状态下接受手术。

（三）造口术前定位

1. 术前定位的目的

（1）便于自我护理：只要患者生活能自理，造口护理最终要由患者自己承担，永久性造口患者更是如此。造口位置要方便患者自我护理，如果患者无法直接看到自己的造口，自我护理将无法实现。

（2）便于造口用品使用：由于肠造口处没有括约肌，患者术后无法控制粪便的排放，临床上用造口袋来收集粪便，达到人为管理排泄物目的。尤其回肠造口者需长期使用造口用品，选择一个合适的位置能便于造口用品的使用，延长造口袋的使用时间，减少费用，减轻患者经济负担。

（3）预防并发症的发生：永久性造口随着造口术后时间的延长，造口并发症发生率会上升，其中造口旁疝、造口脱垂等与造口位置有关的并发症更为明显，选择合适的造口位置可预防并发症的发生。

（4）尊重患者生活习惯：造口不应该改变患者的生活习惯，造口者最终要像正常人一样生活，回归社会，术前定位应尊重患者意愿，在不影响治疗的前提下，以患者需要而定位。

2. 定位的依据　肠造口的位置依据疾病、手术方式、患者个体差异而决定。疾病不同、手术方式不同、造口位置不同；疾病相同、手术方式不同、造口位置不同。造口治疗师应对患者情况有充分的了解，明确治疗方案，有的放矢地定位。患者个体差异如性别、身高、体型、手术次数、文化背景、职业等，决定选择造口位置有差异。造口位置应因人而异，合适为准。

3. 标准造口位置的选取原则

（1）患者看清楚造口：患者取不同体位时都能看清楚造口，尤其是半卧位、坐位、站立位。造口作为患者身体的一个部分，需每天呵护它，假如肥胖的患者造口位置太低，隆起的腹部挡住视线，就无法看到造口。即便患者术后体力恢复，生活基本自理，患者仍无法自我护理造口。造口护理问题将困扰患者，造口护理的任务靠家人来完成，对永久性造口患者而言，给家庭增加了负担。假如患者借助镜子看清自己造口后再护理，自我护理的难度大。总之，患者看清楚造口是其参与自我护理的关键。

（2）造口周围皮肤平整：造口位于平整皮肤中，皮肤健康，无凹陷、瘢痕、皱褶、骨性突起。造口处排泄物收集方式是粘贴造口袋，造口袋通过有黏性的底板，能较长时间地固定于身体的同一位置。若皮肤不健康，有脱屑、感染等，会使底板黏性受影响；而皮肤不平整，底板不能紧贴皮肤，粪水易渗漏。避开不健康和不平整的皮肤是延长造口袋使用时间的关键。

（3）造口位于腹直肌处：造口开口于何处更为合适、科学，应该着眼于手术后并发症的预防。造口是人为在腹壁上开一个口，它形成了一个腹壁薄弱处，随着术后时间的延长，再加上因有腹内压增高的情况，如慢性咳嗽（慢性支气管炎）、排尿困难（如包茎、前列腺肥大、膀胱结石等）、重体力劳动、经常抬举重物、腹水等，年龄增长腹部肌肉薄弱，腹腔内活动度大的内脏如小肠、大网膜通过造口的薄弱处突向体外，形成造口旁疝。造口旁疝是造口常见并发症之一，随着患者生存期的延长，造口旁疝的发生率有上升趋势，造口开口于腹直肌处可预防造口旁疝的发生。

腹直肌位于腹前壁正中线的两旁，居腹直肌鞘中，为上宽下窄的带形腹肌，起自耻骨联合和耻骨嵴，肌束向上止于胸骨剑突和第5～7肋软骨的前面。腹直肌与深层的腹外斜肌、腹内斜肌、腹横肌共同组成腹前外侧肌群，它的作用是保护腹腔脏器及维持腹内压，保护腹腔脏器位置的固定。造口位于腹直肌处使造口平时处于微微关闭状态，可预防造口脱垂、外界异物进入造口。

（4）不影响患者生活习惯：生活中每个人穿衣服习惯不一样，男性的裤腰带往往扎在平脐或脐以下，女性的裤腰带扎在脐上。肥胖者喜欢穿宽松的衣服，瘦者喜欢穿紧身衣服。体力劳动者经常弯腰，造口位置宜低一点；久坐者造口位置宜高一点；上肢功能不全或丧失者的造口位置应适合患者的需要；脊柱侧凸者的造口位置应在凸侧；坐轮椅者的造口位置宜高一点，以便患者能看到造口，二胡演奏员造口宜放在右下腹。为使造口不影响系腰带，以裤腰带下方为最适宜。定位时应尊重患者的要求，以不改变患者的生活习惯为度。

4. 术前定位的意义

（1）不同体位皮肤皱褶的差异：人在平卧位时腹部皮肤皱褶最少，有些其他体位会出现的皱褶，在平卧时不一定出现。术前定位时造口治疗师可让患者改变体位，仔细观察腹部皮肤情况，避免造口在皮肤皱褶处。坐位、弯腰时腹部皮肤皱褶最多，平卧位时认为最理想的造口位置的皮肤区域，不等于其他体位时该皮肤区域平整。

（2）开腹后解剖结构改变：传统的造口位置是在术中确定的，当腹腔打开后，腹部的解剖结构发生改变，术中造口理想位置与关闭腹腔后造口位置差异比较大，术中皮肤暴露有限，造口与切口、切口与底板的关系都难以确定。

（3）可避免术中与造口者交流障碍：若手术用全身麻醉，麻醉后患者意识完全丧失，操作者无法听取患者对造口位置的要求。一切都盲目进行，一旦手术结束，造口位置不易更改，不良的造口位置将长期影响患者生活。

5. 定位方法

（1）预计造口位置：术前洗澡后，患者取平卧位，暴露腹部皮肤。回肠造口或横结肠造口时操作者站在患者右侧，乙状结肠造口时操作者站在患者左侧。腹部造口位置区域为脐向左、右髂前上棘画连线，再由左、右髂前上棘向耻骨画连线联合形成的菱形区为最佳造口位置区。以乙状结肠造口为例，操作者用右手示指和拇指，示指放于脐与左髂前上棘连线上，左手示指放于左髂前上棘，拇指也放于脐与左髂前上棘上，将脐与左髂前上棘连线三等分，取脐与髂前上棘连线中上 1/3 交界处为预计造口位置。

预计造口位置可适合任何患者，但是预计造口位置不等同于实际造口位置。预计造口位置因人而异，经过调整后才是实际造口位置。

（2）实际造口位置：确定预计造口位置后，操作者右手放于患者背后，协助患者抬头看自己脚尖。操作者左手放于预计造口位置处，能摸到一条纵形收缩肌肉，该肌肉即为腹直肌。确定预计造口位置在腹直肌上后，用一个直径为 2.0 cm 的圆形红色粘贴纸，贴于预计造口处，这个红色粘贴纸假设为造口。再让患者取半卧位、坐位、站立位、下蹲位等不同体位观察自己的造口，以能看清楚造口为原则。操作者此时要观察造口与不同体位的关系，调整粘贴纸的位置。为了明确造口与周围皮肤、解剖标志之间关系，用 10 cm×10 cm 造口底板模型观察底板与脐、切口、皮肤皱褶、髂前上棘、腰带的关系。在观察过程中上下左右调整粘贴纸的位置。确定造口位置后再让患者平卧抬头看脚尖，进一步明确调整后造口与腹直肌的关系。如造口仍在腹直肌处，粘贴纸的位置即为实际造口位置。如造口不在腹直肌上，造口位置还需调整。

（3）造口标记：造口位置确定后，用耐擦、耐水的油性记号笔描出粘贴纸的形状，撕去粘贴纸，记号笔涂抹粘贴纸圆形，再用皮肤保护膜喷洒在圆形标记处，以确保圆形标记术前保留完好，术中使用时圆形完整、清晰。而单纯用记号笔标记造口位置，如果患者还需术前洗澡，或者术中皮肤消毒后，造口位置标记有可能颜色变浅，甚至标记不清楚。使用皮肤保护膜后，局部防水达 72 小时，常规洗澡、清洗时记号笔标记都不会受影响，标记后 24 小时内使用图形清晰。此方法简单、实用、无痛苦。定位后需记录在病历和护理病历内。

6. 造口定位的注意事项

（1）造口定位应在肠道准备之前，因为排空粪便后患者腹部的外形会发生变化。

（2）造口定位一般由造口治疗师或有经验的护士执行，定位前应主动向医生了解患者病情，了解患者和家人对疾病治疗和转归掌握程度。确定造口位置是患者、造口治疗师、医生之间紧密合作的过程，有任何违背常规原则的位置标记都要记录在患者的病历中，这样做可以使参与者都知道偏差的原因。如果因为外科手术的原因不能满足患者造口位置的需求时，应该向患者解释清楚。

（3）造口应避开陈旧的瘢痕、皮肤皱褶、脐、腰部、髂骨、耻骨、手术切口、肋骨、腹直肌外、慢性皮肤病、现有疝的部位。

（4）坐轮椅、安装义肢的患者，需按日常生活需要坐在轮椅或穿戴义肢后再定位。

（5）在急诊手术或剖腹探查手术时，造口的位置要方便手术者操作，可同时定2个或2个以上的位置，由手术者视术中情况选择，避免术中盲目定位，也避免术前所定的位置给手术者术中操作带来难度。

（6）患者需同时做肠造口和尿路造口时，两个造口位置不应在同一平面上。在右侧腹直肌处尿路造口应该略高；在左侧腹直肌处肠造口稍低一点，两个造口之间留有底板粘贴的空间。回肠和结肠双造口时，回肠造口应偏上。

（7）肥胖患者脂肪组织容易形成皱褶，不易发现造口，因此肥胖患者的腹部造口应定于腹部隆起之上，但不能放在最隆起处，以方便患者能够看见造口。

（8）造口位置确定后，患者可试戴造口袋。造口治疗师将患者选择的造口袋按常规更换造口袋方法示范给患者和家人看，造口袋贴于实际造口位置。造口袋内装有100 mL的清水，以增加患者对造口真实感。24小时后造口治疗师了解患者对造口的感受，并适当调整造口位置。

四、造口术后护理

造口术后评估：造口患者术后，除了常规护理外还需要评估造口的功能及周围皮肤情况，评估造口一般在术后24小时内进行。

1. 造口的颜色　造口颜色即为正常肠黏膜的颜色，呈红色或粉红色，表面光滑且湿润，黏膜富有弹性，当造口黏膜苍白、暗红色、黑色，应进一步观察。如果患者术前肠镜检查提示有结肠黑变病，行结肠造口后造口黏膜为黑色。术后14天内黏膜水肿是正常现象，造口变得肿胀、发亮、呈半透明，水肿一般自然消退。

2. 造口形状及大小　回肠单腔造口圆形、大小为1.5~2.0 cm；回肠袢式造口椭圆形、短轴为1.5~2.0 cm、长轴为2.0~3.0 cm；乙状结肠单腔造口圆形、大小为2.0~3.0 cm；横结肠袢式造口椭圆形、短轴为2.0~3.0 cm、长轴为3.0~4.0 cm。造口底板的裁剪应根据造口大小和形状来决定，造口的大小用底板测量板测量造口的基底部，圆形测直径、椭圆形测长轴和短轴、不规则图形时用图形表示。造口大小在术后4~8周内会有所变化。袢式造口支撑棒去除后应重新评估。

3. 造口高度　造口高度记录为突出、平坦、回缩、脱垂等。乙状结肠造口高出皮肤0.5~1.0 cm；回肠造口高出皮肤1~2 cm；横结肠造口高出皮肤1~2 cm。适宜的造口高度便于造口袋的粘贴，可预防排泄物对造口边缘皮肤的刺激。若造口回缩，贴上造口袋后，其开口处与造口底板齐平，排泄物易渗漏到底板下，排泄物刺激皮肤，造成皮肤损伤。反之造口脱垂，黏膜外露过多，造口底板对黏膜的摩擦易引起黏膜的糜烂和坏死。

4. 造口位置　造口位于右上腹、右下腹、左上腹、左下腹、中上腹、脐部、切口上等。

5. 造口类型　根据手术记录确认造口类型，乙状结肠单腔造口、回肠单腔造口、回肠袢式造口、横结肠袢式造口等。

6. 造口周围皮肤　造口黏膜与周围皮肤经缝合后，皮肤与黏膜紧密愈合。外露缝线术后7~10天拆除。周围皮肤应健康、完整，是正常皮肤。对毛发稠密的患者，粘贴造口袋前应将周围皮肤的毛发剪除。

7. 造口功能　回肠造口术后24小时内恢复功能，术后早期会排出大量小肠液，排出液量可达2～3L。当排出液量大于1 000 mL时称为高排量造口，此时应监测患者水电平衡。术后2～8周小肠分泌物会下降到500～800 mL/d，患者进食后可补充纤维素达到每天最大排出量不超过1L。结肠造口2～3天恢复，先排气后排便。早期时为液体状，随着时间的推移，肠道吸收逐渐增加，排出量减少，大便性质变得更黏稠。远段结肠造口比近端结肠造口的排出量黏稠且量少。

五、造口术后常见护理问题

（一）粪水性皮肤炎

1. 相关因素　①造口位置不理想。②回肠造口平坦或回缩导致没有一个适当的乳头突起。③底板内圈裁剪不合适。④底板粘贴后过早改变体位。⑤底板粘贴时间过长。⑥回肠流出液中蛋白酶的腐蚀作用。⑦结肠造口粪便中的高浓度细菌。

2. 临床表现　①造口周围粪水经常接触处皮肤发红。②表皮破溃、渗液明显。③疼痛。④造口袋渗漏。

3. 护理措施

（1）提倡造口术前定位，选择理想的造口位置，避免造口周围皮肤不平引起粪水的渗漏。

（2）理想的造口黏膜能高出皮肤，尤其回肠造口者。对造口回缩者可选择凸面底板，以抬高造口基地便于排泄物的收集，减少渗漏现象。

（3）底板内圈的大小应合适，一般直径大于造口1～2 mm，内圈过大使造口周围的皮肤外露，外露皮肤易受粪水刺激。可常规使用防漏膏，尤其是回肠造口者，可弥补内圈过大的不足。

（4）对造口平坦后周围皮肤不平者，造口袋粘贴后应保持体位不变10～15分钟，并用自己的手轻轻地按压在底板处，使其在体温的作用下与皮肤粘贴得更牢，避免因体位的改变而使底板内圈与皮肤分离，造成粪水即刻渗漏至皮肤。

（5）造口底板使用时间不宜超过7天。

（二）过敏性皮肤炎

1. 相关因素　患者对肠造口用品内各类成分过敏，包括底板、造口袋、防漏膏、护肤粉、夹子、腰带、皮肤清洗剂等，其中造口底板过敏者最多见。

2. 临床表现　身体局部接触某种致敏物质后，表现为皮肤红斑及水疱，皮疹的部位仅限于过敏原接触部位。自觉症状包括局部皮肤瘙痒及烧灼感。

3. 护理措施

（1）询问过敏史，并明确过敏原。

（2）更换造口用品的品牌。

（3）局部可外涂类固醇药物，在粘贴底板前将皮肤清洗干净，然后涂类固醇软膏，保留15～20分钟，再用清水洗干净，擦干后贴袋。

（4）必要时口服抗组胺药物可缓解瘙痒症状。

（5）严重过敏者或治疗无效者应转诊皮肤科。

（三）毛囊炎

1. 相关因素　①毛发稠密。②更换底板时，粘贴部位的毛发被底板黏胶连根拔起。③毛发未能完全拔起，但毛发根部被松动，细菌易侵入。④夏季，底板粘贴时间过长。

2. 临床表现　毛囊损伤，受金黄色葡萄球菌感染所致，毛囊周围点状红斑脓疱。

3. 护理措施

（1）用剪刀剪除或电动刀剃除毛发。

（2）底板粘贴时间不宜过长，一般不超过7天。

（3）毛发不要用手拔除，也不宜使用一般剃刀或脱毛剂，因为一般剃刀可造成皮肤上的微小擦伤，易在擦伤的基础上并发感染，脱毛剂可引起变态反应。

（4）严重感染者需进行细菌培养和药物敏感性试验。

（四）造口处肿瘤

1. 相关因素　①大肠多源发癌。②肿瘤转移。③溃疡性结肠炎、家族性腺瘤性息肉病等引起的造口皮肤与黏膜交界处的肿瘤。

2. 临床表现　①造口旁逐渐肿大。②造口部疼痛。③出血。④溃疡。⑤严重者伴有造口狭窄。

3. 护理措施

（1）使用质地软的底板，建议使用一件式造口袋。

（2）造口处出血时，用纱布压迫止血，止血后涂洒护肤粉。

（3）减少底板的更换次数，以防损伤出血。

（4）建议使用带有碳片的造口袋，可减轻肿瘤坏死的臭味。

（5）治疗前行组织学检查。

（6）放射线照射可使肿瘤变少，减轻局部症状。

（7）肿瘤严重阻塞者，可行造口重建手术。

（五）造口周围静脉曲张

1. 相关因素　①肝病患者门静脉高压通过肠系膜静脉丛和腹壁静脉丛的各级高压静脉丛之间的相互作用形成，进行肠造口术后，并发造口旁门—体静脉分流，分流发生在肠系膜静脉与腹壁静脉之间，形成造口旁静脉曲张。②大便干结，摩擦刺激。③剧烈活动。常见肝硬化、结肠肿瘤肝转移者。

2. 临床表现　无痛性皮肤黏膜交界处反复出血，造口周围静脉的曲张和造口黏膜增大，皮肤呈紫蓝色，黏膜颜色暗红。

3. 护理措施

（1）出血时让患者平卧可减低门脉压力，减轻出血。

（2）用蘸有0.1%肾上腺素溶液的纱布按压出血点。

（3）保持大便通畅，减少摩擦刺激。

（4）更换或清洗造口袋时动作要轻柔，最大限度地减少创伤。

（5）避免使用硬质底板，底板内圈的直径应偏大，减少黏膜蠕动时的摩擦。

（6）避免剧烈活动，减少长时间的站立。

（7）内科保肝治疗。

（8）严重出血者可选择手术，如门体静脉分流术、造口移位术等。

（六）造口旁疝

1. 相关因素　①造口位于腹直肌外。②腹壁筋膜开口太大。③腹壁肌肉薄弱，如肥胖、老年、营养不良、多次手术等患者。④持续腹内压增高，如慢性咳嗽、经常抬举重物、尿路梗阻、便秘等。

2. 临床表现　①造口周围不适或胀痛。②造口旁有肿块。③肿块在站立时出现，平卧时肿块可消失或缩小。④用手按肿块并嘱患者咳嗽有膨胀性冲击感。⑤可扪及造口旁缺损。

3. 护理措施

（1）永久性造口患者应定时自查造口两侧腹部是否对称。

（2）使用造口腹带的注意事项：下床前佩戴使用；腹带先垫于腰部；造口袋从造口圈开口处拖出；腹带的松紧以不影响呼吸为佳；腹带过紧，患者感觉胸闷时，可平卧将腹带松动；佩戴腹带前尽可能使旁疝完全还纳；因腹部有压迫感，故进食及餐后1小时内可暂时去掉腹带，以减轻患者的不适感。

（3）腹部松弛者术后应预防性使用造口腹带：加强腹肌锻炼，嘱患者均匀地做收缩腹肌动作，随着呼吸，吸气时收紧腹肌，然后稍停顿，呼气时放松腹肌。每一个动作要慢，2次/天，每次30分钟。平时注意收腹。

（4）控制慢性咳嗽，当咳嗽时，要嘱患者用手按压造口处，减轻咳嗽时腹壁的震动。

（5）避免肥胖和过度消瘦。

（6）限制剧烈活动及抬举重物。

（7）解除尿路梗阻及保持大便通畅。

（8）发生造口旁疝后造口灌洗者应停止灌洗。

（9）凡有嵌顿、绞窄、梗阻、穿孔者，应手术治疗。

（七）造口狭窄

1. 相关因素　①手术时皮肤或腹壁内肌肉层开口太小。②造口术后黏膜缺血、坏死、回缩，皮肤黏膜分离后肉芽组织增生，瘢痕收缩。③局部肿瘤复发。④二期愈合后瘢痕组织收缩。

2. 临床表现　①肠腔或造口腔的缩窄或紧缩，狭窄可发生在皮肤或筋膜水平。浅度狭窄者外观皮肤因开口缩小而看不见黏膜；深度狭窄者外观看起来像正常。②指检时肠管周围组织紧缩，手指难于进入。③造口狭窄时排泄物排空不畅、粪便变细、严重者有部分肠梗阻症状。

3. 护理措施

（1）用充分润滑的手指仔细探查。

（2）小指能通过者可采用手指扩张法：戴手套后小指涂液状石蜡，轻轻插入造口内，插入深度为2～3 cm，保留5～10分钟，每天1次。用手指扩张时避免出血、疼痛。忌用锐器扩张。

（3）饮食上少食粗纤维食物，保持大便通畅。

（4）造口狭窄合并肠梗阻时，应禁食后急诊就医。

（5）对黏膜缺血、坏死、回缩、皮肤黏膜分离者术后应定时随访，可行预防性造口扩张，每次换造口袋时扩张一次。

（6）当小指无法通过时，可考虑手术治疗。

（八）造口回缩

1. 相关因素　①造口黏膜缺血性坏死后，坏死黏膜脱落肠管回缩。②肠管游离不充分，外翻肠管长度不够。③造口处缝线固定不牢或缝线过早脱落。④袢式造口支撑棒过早拔除。⑤术后体重猛增，造口周围脂肪组织过多。

2. 临床表现　造口开口平齐或低于造口周围皮肤水平，当粪便稀软时，尤其是回肠造口者，容易引起排泄物渗漏，导致造口周围皮肤损伤。

3. 护理措施

（1）回肠造口回缩者可选用凸面底板加腰带固定，以抬高造口基底部，使黏膜被动抬高。

（2）皮肤损伤者用皮肤保护膜、护肤粉、防漏膏，保护皮肤不受排泄物的刺激。

（3）结肠回缩者可选用灌洗的方法。

（4）过度肥胖者可减轻体重。

（5）必要时用手指扩张预防造口狭窄的发生。

（九）造口水肿

1. 相关因素　①腹壁及皮肤开口过小。②腹带过紧。③腹壁没有按层次缝合。④支撑棒压力过大。⑤低蛋白血症。⑥造口袋底板内圈裁剪过小。

2. 临床表现　①组织静脉回流障碍，引起细胞组织间隙渗出。②造口肿大、淡粉红色、半透明、质地结实。③回肠造口水肿会出现肠液分泌过多。④结肠造口水肿会出现便秘。

3. 护理措施

（1）术后轻度水肿时注意卧床休息即可。

（2）严重水肿用50%硫酸镁溶液或3%氯化钠溶液湿敷，改用二件式造口袋，每天3次湿敷。

（3）术后早期造口袋底板的内圈要稍大。

（4）腹带使用时不宜过紧，造口不能完全扎在腹带内。

（5）更换造口袋时常规检查支撑棒的情况。

（6）密切观察黏膜的颜色，避免缺血坏死。

（十）造口皮肤黏膜分离

1. 相关因素　①造口黏膜的缺血坏死。②造口黏膜缝线脱落。③腹内压过高。④伤口感染。⑤营养不良。⑥糖尿病。⑦长期服用类固醇药物。

2. 临床表现　①造口黏膜与腹壁皮肤的缝合处的组织愈合不良，使皮肤与黏膜分离形成伤口。②根据分离的程度可分为部分分离和完全分离。③根据分离的深浅分为浅层分离和深层分离。④当完全深层分离时可出现腹膜炎症状。

3. 护理措施

（1）清洗伤口后，评估伤口。

（2）逐步去除黄色腐肉和坏死组织。

（3）部分、浅层分离，擦干创面后洒护肤粉，再涂防漏膏后贴造口袋。

（4）完全、深层分离，伤口用藻酸盐敷料充填伤口，再用防漏膏或水胶体敷料覆盖伤口，贴造口袋。

（5）完全分离合并造口回缩者，选用凸面底板加腹带固定。

（6）避免腹内压增高。

（7）饮食和药物控制血糖，并监测血糖的变化。

（8）造口底板一般每2天更换1次，渗液多者需每天更换1次。

（9）皮肤黏膜分离处愈合后，指导定期用手指扩张，预防造口狭窄。

（十一）造口脱垂

1. 相关因素　①腹壁肌肉薄弱。②腹壁肌层开口过大。③腹部长期用力，造成腹内压过大。④结肠太松弛。

2. 临床表现　①肠管全层经造口处突出体外，突出长度不等。②单腔造口和袢式造口均可发生，以袢式造口多见。③突出的肠管黏膜可出现水肿、出血、溃疡、嵌顿等症状。

3. 护理措施

（1）选择一件式造口袋，口袋的大小以能容纳脱垂的肠管为准。

（2）底板内圈裁剪合适，其大小以突出肠管最大的直径为准。

（3）对结肠造口者，排泄物排空时可用腹带或束裤加以支持固定。

（4）教会患者自行回纳脱垂的肠管，嘱患者戴手套，平卧放松，用生理盐水纱布盖在造口黏膜部位，顺势缓慢将造口推回腹腔内。

（5）避免剧烈活动。

（6）脱垂的黏膜有糜烂、坏死或脱垂伴旁疝时，应选择手术治疗。

六、造口灌洗

造口灌洗，将定量的温水经造口注入结肠，通过结肠反射性收缩，将粪便和液体从造口排出的操作过程。造口灌洗的目的是使造口者在两次灌洗间隙期之间没有粪便和气体排出。造口术后，因为不能控制粪便排出，给患者的生活带来诸多不便，造口灌洗可以人为地控制粪便的排出，已被部分患者和医护人员接受。造口灌洗的优点：能人为控制排便；减少肠造口异味；减少造口用品的费用；灌洗后排气少；皮肤并发症少；自我感觉良好，心理问题少。造口灌洗的缺点：操作耗时，需要 45～60 分钟；需要在单独的盥洗室内进行。

（一）概述

1. 造口灌洗选择与要求　永久性乙状结肠单腔造口者最适合造口灌洗；其次是对造口用品过敏或造口位置不当，不适合用造口袋者；大便排空没有规律者；造口者需肠道准备者。要求本人有意愿进行灌洗、精神正常、生活能自理、有单独卫生间。

2. 不宜行造口灌洗　有以下情况不宜行造口灌洗：①有并发症的患者，如狭窄、旁疝、脱垂。②肠道炎性疾病。③暂时性造口和双腔造口者。④结肠中残余肿瘤者。⑤精神不健全者。⑥生活不能自理者。⑦结肠憩室者。

3. 造口灌洗专用设施及物品　①储水的容器，带有一个可控的阀门的轮子。②圆锥体灌洗头。③集粪袋。④腰带。⑤固定环。⑥夹子。

（二）操作步骤及护理措施

1. 将水袋、导管、灌洗头等安装好。

2. 关闭控制阀。

3. 用约 38 ℃的温水 500～1 200 mL，水的量根据个人情况各不相同，以患者可以控制为准。

4. 水袋用挂钩悬吊在与头水平的高度，不管患者是坐位还是立位。

5. 取下造口袋，腰带固定集粪袋，集粪袋末端放在马桶内。

6. 用手指涂液状石蜡后插入造口内，再将灌洗头涂液状石蜡排尽空气后放入造口内。一手打开控制阀，另一手将灌洗头固定在造口处。

7. 液体灌入的时间为 5 分钟，水灌完后，灌洗头按压片刻，腹痛明显时将灌洗头拿走。

8. 5 ~ 10 分钟后粪便第 1 次排出，量多。再过 10 ~ 15 分钟后第 2 次排出，至有气体排出。灌洗全过程约 40 ~ 60 分钟。

9. 灌洗完后，用清水冲洗集粪袋，卸下腰带和集粪袋，粘贴造口袋。

（三）注意事项

1. 第 1 周灌洗每天要进行，灌洗后用造口袋。

2. 操作适应过程需 3 个月。

3. 有便秘习惯者，可每 2 天灌洗 1 次。

4. 若灌洗效果不满意，24 小时内不要重复进行。

5. 灌洗应定时进行。

6. 放入造口器具前，用手指插入造口，既可扩张造口，又可指示器具插入的方向。

7. 若患者处于脱水状态，灌洗液会自结肠吸收，应增加灌洗液。

8. 有肠绞痛、肠痉挛时应暂停灌洗，缓解后再灌。

9. 使用控制阀使液体灌入速度先慢后快。

10. 温度太热易烫伤，太冷可能会造成腹痛。

11. 一般用温水，禁用肥皂水，体弱者用生理盐水。

12. 进水量：灌水至右下腹饱胀不适为止；两次灌洗之间无粪便排出。长期灌洗者进水量 800 mL/次，不宜超过 1 200 mL。

13. 造口患者灌洗：袢式造口可先近端后远端，或先造口后原肛门；单腔造口可口服泻药。

七、康复与健康教育

（一）造口护理指导步骤

1. 术后 1 ~ 2 天　①观察和评估造口及周围皮肤。②排放排泄物或更换造口袋。③指导患者及家人观看换袋过程。

2. 术后 3 ~ 4 天　①指导患者及家人观看换袋过程。②鼓励患者观看和触摸造口。

3. 术后 5 ~ 8 天　①指导患者及家人参与换袋过程。②介绍防止造口袋渗漏的方法。

4. 术后 9 ~ 10 天　①评估患者及家人换袋技能，并给予纠正。②提供生活指导。③为患者选择造口用品提供专业意见。

（二）造口袋更换方法

撕除底板→清洁皮肤及造口→评估造口及皮肤→测量造口大小→裁剪底板→抹干皮肤→洒护肤粉→涂防漏膏→撕粘贴纸→贴底板→扣造口袋→夹夹子。

患者希望家人能参与造口护理。所以我们建议在患者学习造口知识并受训时，患者的家人应该观看并参与造口更换的操作。调查证明，出院后那些对造口护理技术掌握很好的患者，往往是那些得到家人无限支持者。而要给患者这样的支持，家人也必须掌握造口护理的相关知识。

（三）造口术后的生活指导

肠造口手术后患者将面临新的排便方式，大部分患者术后早期会不习惯，甚至产生困惑。他们需要更多的专业指导，以帮助他们尽快恢复正常人一样的生活。

1. 衣着　患者术后避免穿紧身衣，以免压迫造口黏膜，引起黏膜的损伤及排泄物的排出。腰带不宜扎在造口上，建议穿高腰、宽松的衣裤或背带裤。

2. 饮食　造口术后患者的胃肠道消化吸收功能是健全的，所以患者手术前可以吃的东西术后一样可以吃。除了患者伴有糖尿病、肾病、痛风、胃病、心血管疾病等需要特别注意限制饮食外，造口术后平时饮食只要略加注意就可以。在正常饮食的基础上应注意以下几点。

（1）注意饮食卫生：选择新鲜食品，忌油腻，防止发生腹泻时给造口护理带来不便。

（2）定量进食：防止暴饮暴食，粪便量与进食量有一定关系。

（3）少进易产气的食物：进食易产气的食品后，肠道产气过多，气体在造口袋内积聚会使造口袋膨胀而影响患者的外表形象，与他人一起时，造口排气的响声会使患者尴尬而产生自卑。易产气的食品有豆类、红薯、萝卜、卷心菜、韭菜、洋葱、土豆、黄瓜、巧克力、碳酸饮料、啤酒等。

（4）有些行为也能使肠道内气体增多：如嚼口香糖、吸烟、进食时说话等。

（5）少进易产生异味的食物：异味的产生通常来自脂肪痢或是肠道的细菌将某些特殊的食物发酵，产生酸性且令人不适的气味。产生异味的食物有洋葱、大蒜、蒜头、蒜薹、玉米、鱼类、蛋类、芦笋、卷心菜、花椰菜、香辛类的调味品等。如果患者使用的造口袋不具备防臭功能，应少吃产生异味的食物。酸奶、脱脂奶、含叶绿素高的绿叶蔬菜有助于控制粪臭。

（6）必要时控制粗纤维食物：粗纤维食物能促进肠蠕动，增加粪便量。对便秘者建议多食粗纤维食物，能帮助粪便的形成，减轻排便困难。外出活动者少食粗纤维食物，可减少粪便排放或造口袋更换，造口狭窄者少食粗纤维食物，可避免造口梗阻。含粗纤维较多的食物有玉米、芹菜、红薯、梨、南瓜、卷心菜、莴笋、绿豆芽、叶类蔬菜、贝类海鲜等。进食粗纤维食物后多饮水可避免粪便硬结。

（7）在尝试某种新的食物时，一次进食不宜多，无不良反应时，下次可多吃。

（8）回肠造口者应每天饮水量不少于2 000 mL，避免进食难消化的食物，如种子类食物、芹菜、玉米、蘑菇等。避免服胶囊类药物。

3. 沐浴　患者术后忌洗盆浴，提倡洗淋浴。患者术后体力恢复、伤口愈合后即可沐浴。初次沐浴者应选择在更换造口袋之前。检查造口袋粘贴是否牢靠，排空造口袋内排泄物，在底板的上、左、右侧贴防水胶布。沐浴时禁用热水龙头直接冲在造口袋上，水温不宜过高，为了避免视觉刺激，沐浴时可在造口袋处扎一个小围兜。使用一件式造口袋者，沐浴后用软布擦干造口袋外的水；使用二件式造口袋者，沐浴后更换一个干净造口袋。乙状结肠造口者沐浴时可不戴造口袋直接沐浴，或佩戴造口浴帽。回肠造口者沐浴时一定要佩戴造口袋。

4. 锻炼和运动　造口术后不妨碍适当的锻炼和运动，早期建议从散步开始，逐渐增加活动量。避免屏气、举重、剧烈活动。活动时可佩戴造口腹带，预防造口旁疝的发生。

5. 工作　造口术后随着体力的恢复，患者已掌握自我护理的方法，患者可恢复原来的工作。如果是肿瘤患者，放疗和化疗结束后再工作。工作中避免持续抬举重物，术后1年内避免重体力劳动。

6. 旅游　患者术后体力恢复后，可以外出旅游。初次旅游时应选择近距离的地方，以后逐步增加行程；选择使用方便的一件式造口袋；携带比平时较多数量的造口袋；造口用品应放在随身行李中；自备一瓶水可在意外时冲洗用；外出前将造口袋排空；每到一个地方应处理造口袋；造口灌洗者可继续灌洗；旅途中注意饮食卫生，防止腹泻。

7. 性生活　患者术后3~6个月，体力恢复后，可以享受正常性生活。患者术后由于排便习惯和形体的改变，部分患者常常认为自己不正常，从而拒绝性生活，拒绝配偶的要求，造成家庭的不稳定，自身内分泌的失调，不利于身心康复。造口者性生活前应检查造口袋的密闭性，排空或更换造口袋。结肠灌洗者，应先行灌洗，再贴造口袋。可选择不透明、迷你、有颜色图案的造口袋。可用腹带约束造口袋，防止造口袋脱落，增加安全感。必要时可喷洒香水，减少异味。鼓励患者在性交过程中尝试各种不同姿势，选择最舒适、最合适他们的方式。因手术引起的性功能障碍者应从速就医。

（四）造口用品的选择

选择合适的造口用品可减少造口袋的渗漏，延长造口袋的使用时间，降低费用，减少并发症的发生，增加舒适度，有利于康复。造口用品的选择不仅要依据患者的造口位置、造口形状大小、术后时间的长短、排泄物的性状、造口周围皮肤情况、生活自理能力状况、经济状况等综合因素，尚需注意以下几点。

1. 造口袋的外观、形状、大小必须满足患者的需要。

2. 造口袋应容易佩戴及更换。

3. 造口袋的材料应足够柔软，避免产生令人不愉快的噪声。

4. 价格合理，患者基本能承受。

5. 造口底板对皮肤友好，没有刺激性，其粘贴时间应至少保持24小时以上。

6. 根据患者并发症情况，选择特殊类型的造口袋和附件。

7. 常用造口用品的特性

（1）闭口式造口袋：适用于乙状结肠造口后期患者，大便成形，量不多，每天更换1~2次即可。

（2）开口式造口袋：适用于所有造口，造口袋下端有个夹子闭合开口，可以随时打开排空，造口袋更换时间取决于排泄物的性状及数量。

（3）一件式造口袋：底板与袋子连为一体，底板与袋子需一起更换。一件式造口袋使用方便，比较经济。患者年老，视力和手灵活性欠佳，可选择一件式造口袋。缺点是贴在身上时间长后有异味，粪便排放和清洗麻烦。

（4）二件式造口袋：底板与造口袋单独包装，利用卡环连接在一起。底板使用时间的长短取决于排泄物的性状、底板溶解的程度。备2个造口袋可轮流更换使用，清洗后晾干备用。二件式的底板对皮肤保护功能全。缺点是价格比较高。

（5）透明造口袋：造口袋透明便于观察造口，适用于手术早期、视力差的患者。

（6）不透明造口袋：造口袋不透明可隐藏排泄物，减少视觉刺激，适用于恢复期、年轻患者。

（7）防漏膏：用来充填造口周围皮肤不平或皱褶，弥补剪得不合适的底板造口圈，保护皮肤不受粪水的刺激，延长底板的使用时间，减少皮炎的发生。

（8）护肤粉：粉剂性的水胶体敷料，当造口周围皮肤有破损时，可吸收渗液形成凝胶，在凝胶上涂防漏膏便于底板的粘贴，保护皮肤，促进破损的皮肤愈合。使用护肤粉时不可过多，否则影响底板的黏性。

（9）碳片：用来吸收臭味及使造口袋内的气体能经其小孔排出袋外。有些造口袋本身已有碳片的装置；若造口袋没有碳片，可在袋外的左上或右上方刺 2～3 个小孔，然后贴上碳片。碳片的功能可维持 12～24 小时。在肠蠕动未恢复之前结肠造口不可以用有碳片的造口袋，因气体排出后无法及时了解肠蠕动恢复情况。

（五）造口门诊

由于绝大多数造口者是门诊患者，所以由造口治疗师开设的造口门诊能为院外患者提供服务。造口治疗师是目前国际上已有的临床专科护士之一，工作独立性强，能提供常规医护工作未能提供或未能全面、系统、连续提供的专业护理。造口门诊的职责：确保从事造口护理的延续性；造口护理质量的记录、评估、存档；患者及家属关于专业知识的咨询；各种造口并发症的处理；充分利用专业和经济资源；致力于专业发展；与基层社区紧密协作；和产品制造商、经销商和相关组织保持联系；负责培训工作并确保培训的质量。

（李思桐）

第八节　肛肠病手术护理

一、术前护理

从患者入院到手术前的这段时间称为手术前期，手术前期的护理工作是以提高患者手术的耐受力、减少术后并发症为目的。护理内容包括患者身心两个方面的准备。

（一）术前心理护理

手术前的心理状态与手术的适应能力有密切关系，因手术带来的心理问题对手术预后有直接影响，对手术估计不足可能使患者不能很好地适应。因此应充分做好术前的心理准备，减少患者的焦虑和紧张。

1. 入院时热情接待患者和家属，认真做好入院介绍。

2. 术前应关心患者，多与患者沟通，鼓励患者表达自己的想法及期望了解的信息，耐心听取患者的意见，尽量满足其合理要求。

3. 向患者介绍术前处理的程序和意义：介绍手术方法，阐明手术的重要性和必要性，对手术的安全性做适当的解释，并对手术前的一些特殊要求详细交代清楚，取得患者合作。

4. 向患者介绍麻醉方式、麻醉后的反应及注意事项，告之伤口疼痛是必然的、暂时的。介绍可能留置的引流管、氧气管、导尿管的目的和意义。

5. 介绍手术医生的水平和经验，在患者面前建立手术医生的威信，增加患者的安全感和战胜疾病的信心。教会患者如何正确回答医生的提问，如何配合手术。

6. 组织术后患者交流，从同类患者中获取有益信息。

（二）术前一般护理

1. 术前应详细了解病史，做好护理体检，定时监测生命体征。

2. 术前常规检查　两便常规、血常规、电解质、肝肾功能、胸部 X 线摄片、心电图，较大手术及年老体弱者应做血型测定、交叉配血试验及肺功能检查。

3. 术前应了解患者有无药物过敏史，并做好药物过敏试验。

4. 术前应了解有无咳嗽、发热、腹泻、月经来潮等情况，如有上述情况发生，应及时与医生联系。有吸烟习惯的患者入院后应劝其停止吸烟。

5. 指导练习各种手术卧位及练习卧床排尿。指导患者学会正确的深呼吸、咳嗽、咳痰、翻身及肢体运动的方法并训练。

6. 对病情较重的，如严重感染、剧烈疼痛、大出血、贫血等患者应适当限制活动，减少体力消耗。

7. 促进休息和睡眠　保持安静、整洁的环境，解除心理压力，使患者舒适，必要时遵医嘱给予镇静剂。

8. 备好术中所需药品及物品，按医嘱给予手术前用药。术日晨测量体温、脉搏、呼吸、血压，进手术室前排空膀胱，护理人员携带病历夹，护送患者进手术室。

（三）术前皮肤护理

1. 术前患者应常规洗澡、洗头、更衣，修剪指甲及去除皮肤污垢。

2. 术前 1 天应剃去手术区切口周围 15～20 cm 范围内毛发，然后用肥皂水冲洗干净，腹部手术区用 75% 乙醇擦拭，盖上无菌敷料。肛门周围手术前应用温水或 1/5 000 高锰酸钾水坐浴，局部有严重感染者，如巨型尖锐湿疣、脓腔瘘管，除坐浴外，还应局部使用甲硝唑、过氧化氢溶液冲洗，然后用聚维酮碘消毒（近年来，有资料认为可以不剔除毛发，仅在手术区域将过长毛发剪除，并于术前晚用 75% 乙醇擦拭术区皮肤即可）。

（四）术前肠道准备

1. 术前抗菌药物的使用　以前多采用口服不吸收性抗生素如庆大霉素、甲硝唑、链霉素等，Wren 等认为，术前口服非吸收性抗生素会导致难辨芽孢杆菌的感染率增加，可能是该类抗生素影响了肠道正常菌群环境，故不推荐。合理的抗生素给药方法是术前 0.5～2 小时，单次静脉给予长效广谱抗生素，以保证手术时切口渗出的血液和组织液中有较高的浓度，从而达到最佳效果。

2. 肠道清洁　方法很多，根据医嘱选择一种或几种合用。

（1）灌肠法

1）清洁灌肠法：使用灌肠筒及一次性肛管，通过反复灌入液体，促进粪便排出，达到清洁肠道的目的。常用溶液为 0.11%～0.12% 肥皂水、生理盐水或清水。

2）磷酸钠盐灌肠剂：该灌肠剂集药液和灌肠器为一体，其活性成分磷酸钠盐在肠道内形成高渗环境，吸收肠管水分，刺激肠管蠕动亢进，同时通过渗透作用使大便软化后排出，从而得到较为理想的灌肠效果。

3）肠道水疗机的使用：肠道水疗法是通过仪器控制一定的压力、温度，经过过滤、消毒的温水注入肠道，并通过水疗师的腹部按摩，帮助患者清除结直肠内积存的粪便和气体，作用于整个结肠达到增强肠蠕动、恢复结肠功能的效果。

（2）口服全肠道清洁法

1）20% 甘露醇：甘露醇是一种低聚糖，口服后不易吸收，其高渗液增加肠腔内水分，软化粪便，增大肠内容物体积，刺激肠壁，促进肠蠕动从而达到清洁肠道的作用。在术前 1 天晚上 6 时口服 20% 甘露醇 250 mL 加生理盐水 800 mL，再服温开水 500～1 000 mL。

2）50% 硫酸镁：术前 1 天口服 50% 硫酸镁 50 mL 加 5% 葡萄糖氯化钠注射液 500 mL。期间鼓励患者多饮水。

3）磷酸钠盐口服液：于手术前 1 天下午口服，再饮水 1 000 mL。

4）一般电解质液：Hecilit 提出用电解质全胃肠道灌洗液行手术前肠道准备，现仍广泛用于临床。心肾功能不全、有肠梗阻迹象者不宜采用此法。

5）复方聚乙二醇电解质散：其规格为 A、B、C 各 1 包。A 包含氯化钾 0.74 g、磷酸氢钠 1.68 g，B 包含氯化钠 1.46 g、磷酸钠 5.68 g，C 包含聚乙二醇 4000 60 g。各取 1 包加温开水配成 2 000 mL 溶液，首次口服 1 000 mL，以后每 15 分钟口服 250 mL，直至服完。

6）中药口服给药法：①番泻叶 15 g 加热水 1 000 mL 泡服。②蓖麻油。③中药煎剂，大黄制剂、芒硝制剂等。

（五）术前饮食护理

1. 术前应保持胃肠道空虚，以减少麻醉时引起呕吐和术后肠胀气。如手术为局部麻醉或低位骶管麻醉，术前则无须禁食。蛛网膜下腔阻滞麻醉和骶管麻醉，手术当日应禁食。肛门手术当日晨起进少渣软食，七分饱为宜，暂忌豆制品、奶制品、含糖类食品、蔬菜和水果，以免术后肠胀气，增加不适。

2. 结直肠较大手术者，术前 3 天进无渣半流质，术前 1 ~ 2 天改全流质饮食，术前 12 小时禁食，6 ~ 8 小时禁饮。

（六）术前造口定位

如行造口手术，需在术前进行造口定位，一般由造口治疗师、手术医师、患者共同完成。

1. 定位目的　便于自我护理，便于造口用品使用，预防并发症发生，尊重患者生活习惯。

2. 标准造口位置的特点　患者能看见并且手能触及造口；造口周围皮肤平整，远离瘢痕、皱褶、皮肤凹陷、骨隆起处；造口位于腹直肌处；不影响患者的生活习惯。

3. 定位方法　预计造口位置，做好定位位置的标记。

二、术后护理

由于手术创伤的刺激，人体会产生一系列的应激反应，这种变化将持续到手术结束后的一段时间。在术后必须给予适当的护理，以尽可能减轻患者的痛苦和不适，预防并发症的发生，使患者顺利康复。

（一）准备床位

患者由手术室返回病房前，护士应根据麻醉和手术的要求备好舒适的床位，术后由护士护送至床旁，并向责任护士交代手术经过及应注意的问题。

（二）休息

1. 卧位　全身麻醉未清醒患者应去枕平卧，头偏向一侧。蛛网膜下腔阻滞麻醉、硬膜外麻醉患者低枕平卧 6 小时。肛门病术后平卧约 2 小时，后改为自动体位。血压平稳后，可采取半卧位，使膈肌下降有利呼吸，也有利于腹腔积液流向盆腔，减少毒素吸收并使感染局限。

2. 休息及活动时间　一般肛门手术后平卧 2 小时，即可下床做日常生活护理。

结直肠手术患者，应鼓励患者早期下床活动。下床活动时应有护士或家属陪同，特别是临厕时，由于体位改变，应注意防止患者昏厥而摔伤；不能下床的患者应鼓励或协助其翻身，每 2 ~ 3 小时一次。同时，鼓励患者深呼吸和有效咳嗽，必要时叩击背部，以利痰液排出。

结扎痔核残端脱落期，应适当卧床休息，避免剧烈运动，以防止出血。

术后早期适当的活动可促进机体功能恢复，防止肺部感染，促进血液循环，防止血栓形成，防止腹胀便秘，防止尿潴留的发生，但应注意患者的耐受力，凡血压不稳定、有严重感染、出血及衰竭患者则不宜过早下床活动。

（三）观察病情

1. 生命体征观察 术后应定时监测体温、血压、呼吸、脉搏。大手术后每 15~30 分钟监测 1 次，普通手术每 4 小时监测 1 次，直至平稳。术后体温通常略有升高，约至 38 ℃，是由于组织破坏，分解产物吸收，局部渗液及血肿吸收后出现的反应，称为吸收热和手术热，一般 2~3 天后可恢复，无须处理。

2. 全身和局部情况观察 术后应注意观察患者面色、表情，观察伤口有无出血、渗血、渗液，敷料有无脱落，伤口渗血、渗液较多者应及时更换敷料，肛门术后常需塔形敷料加压包扎 24 小时，防止水肿与出血。如渗血过多，湿透敷料，或患者出现腹胀、口渴、面色苍白、出虚汗、脉细数等情况，提示可能有内出血发生，应立即通知医生，并做好手术止血准备。

（四）饮食护理

一般肛门部手术后无须禁食，24 小时内可进少渣软食（如稀饭、面条、馒头、蒸蛋）。吃七分饱，暂忌奶制品、豆制品、含糖较多食品、蔬菜、水果。24 小时后恢复正常饮食。适当增加营养丰富及含粗纤维较多的食物，并应注意粗纤维最好切细，同时与含油脂的食物合用（如芹菜、豆芽、竹笋、白菜、韭菜、鱼汤、肉汤等），但应忌辛辣刺激食品。痔疮手术后暂忌用当归炖鸡。术后小便排出顺畅前，应适当限制饮水及补液量，以防止尿潴留的发生，椎管内麻醉术后 6 小时禁食、禁水。结直肠手术肠蠕动恢复后可进全流质，后逐步进半流质，术后 2 周或根据情况改为普食。施行人工肛门术者可较早进流质和普食。

（五）排便护理

一般肛门部手术后 24 小时内患者应控制排便，以防肛门局部水肿，以后保持每日 1 次大便。为保持术后大便通畅，术后 24 小时可给予润肠通便药物口服。对有排便困难，便意明显而不能排出者，可用开塞露塞肛，帮助排便。对便次频繁，质稀量少，坠胀明显者，应给予清热凉血、润肠通便的中药灌肠。对指诊有干硬大便嵌塞中间，周围有稀便流出者，应先行指挖干硬大便，再给予灌肠，可明显减轻坠胀。

（六）各种导管护理

1. 导尿管的护理 密切观察尿量及尿色，若每小时小于 50 mL，应通知医师。每次放尿液不超过 1 000 mL，如尿量 1 000 mL，夹闭尿管，待 1 小时后再引流出膀胱中的残余尿。训练患者定时排尿，定时开放导尿管。在病情允许的情况下鼓励患者多饮水，有利于细菌和毒素的排出。每日 2 次用碘伏或氯己定液棉球擦拭尿道口，同时应尽早拔出导尿管，肛管直肠癌导尿管的拔出应在手术 1 周之后。

2. 引流管的护理 下床活动前将引流管固定好，防止脱落。术后应保持引流管通畅，并注意引流液的颜色、性状和数量。如发生吻合口漏，则可引出黄绿色食粪质的黏稠液体，味腥，日渐量多，易堵塞引流管腔，导致引流不畅而发生盆腔脓肿，应每日冲洗引流管 1 次。方法是先用 0.9% 生理盐水 20 mL，再用 20% 甲硝唑注射液冲洗，注意不可用力过猛。引流管一般术后 2 周拔除。

（七）肠造口的护理

1. 评估患者全身情况、手术名称、造口部位，观察记录造口黏膜颜色，造口形状及大小，造口袋有无渗漏，造口周围皮肤情况，造口底板渗漏溶解的部位与方向，造口术后第1次排气排便时间，排泄物的色、质、量及气味。正常肠造口黏膜颜色为红色或粉红色，类似正常人嘴唇的颜色，表面光滑湿润。

2. 观察并询问患者有无腹胀、腹痛，发现异常及时处理，预防并发造口出血、坏死、感染、回缩、水肿、狭窄、皮肤黏膜分离、脱垂、粪水性皮炎等并发症的发生。

3. 根据造口情况及患者的经济条件随时调整合适的造口护理用品。

4. 严格执行更换造口袋的操作程序

（1）用物准备：造口用品（造口袋、造口测量尺、造口剪刀、护肤粉、防漏膏、皮肤保护膜）、一次性手套、旧报纸或垃圾袋、纸巾或棉签、干纱布、温盐水或温开水等。

（2）做好心理辅导：消除患者及家属对造口的恐惧心理，鼓励他们认真观看、参与造口护理全过程。

（3）撕去旧造口袋：撕旧造口袋时要一只手按压皮肤，一只手轻揭造口袋，自上而下慢慢将底板撕除，如撕除困难则可用湿纱布浸润底板再撕造口袋。

（4）观察造口黏膜、周围皮肤、排泄物、造口底板渗漏部位与方向等情况。

（5）清洗造口及周围皮肤：将棉签或纸巾湿润后由外向内轻轻擦洗造口，动作要轻，造口清洗后，也用同样的方法清洗造口周围的皮肤，然后用纸巾或干纱布吸干皮肤上的水分。

（6）处理皮肤及造口上的异常情况。

（7）粘贴造口袋：造口底板裁剪大小应以造口的大小和形状为标准，再加上0.2 cm左右，裁剪大小合适后用手指将底板的造口圈磨光，以防裁剪不整齐的边缘损伤了造口黏膜。粘贴上造口袋后先轻轻按压造口边上的底板，减少渗漏机会，根据患者的体位决定造口袋的开口方向。

（8）整理用物并详细记录。

（八）热坐浴

坐浴是肛门术后最常用的一种简单方便、疗效较好的治疗方法。坐浴能降低痛觉神经末梢的兴奋性，改善血液循环，减轻局部水肿，缓解疼痛，清洁伤口，软化瘢痕，促进伤口愈合。一般肛门术后第1次排便结束，即可开始坐浴。常用坐浴液有淡盐温开水、1/5 000 高锰酸钾溶液、中药苦参汤药液。苦参汤具有清热除湿、杀虫止痒、软化瘢痕之功效。

坐浴方法是：先将盆具消毒，然后将坐浴盆盛满1/2 药液放入坐浴架上，将整个会阴部浸泡在药液中，时间为15～20分钟。水温应保持在40～50 ℃，也可用先熏后坐的方法。在坐浴的过程中，应及时添加热药液以保持水温，并注意观察患者有无心悸乏力、出虚汗、眩晕等情况，如有异常应立即停止坐浴。

（九）肛门术后换药

目的是观察伤口变化，保持引流通畅，控制局部感染，促进伤口愈合。肛门及其周围手术常留有开放性伤口，由于部位特殊，又有大便通过，常有感染。因此，每次便后均需及时换药。换药方法如下。

1. 做好换药前准备 换药时要求室内空气清洁，光线充足，温度适宜，并每日行紫外线消毒一次。换药前换药者应先洗手，戴好口罩、帽子，穿工作服。换药前必须向患者做好解释，取得患者合作，对换药时有可能引起剧烈疼痛的伤口，可先用0.5%的丁卡因做表面麻醉后再换药。换药时应使患者姿势舒适，伤口暴露充分，臀部及伤口下方应垫橡胶单及一次性治疗巾。换药前应常规清洗坐浴。

2. 换药操作 先用手揭去外层敷料，再用一把无菌镊取下内层敷料。用无菌镊夹聚维酮碘棉球消毒创面周围皮肤，再用生理盐水棉球沾吸创面（不可涂搽），对瘘管术后伤口较深的创面，应先用3%过氧化氢溶液接冲洗针头，再用甲硝唑注射液或生理盐水冲洗干净，然后用氯己定（洗必泰）液消毒创面及肛缘。

一般痔病手术后可于肛内用油膏注射器注入消炎生肌、止痛止血的痔疮膏，再用清热消炎、生肌化瘀的复方紫草油纱夹具有消炎、止痛、消肿的黄连消炎膏上药。肛瘘的引流切口可用紫草油纱条或百伤愈纱条轻放入伤口中，不可填塞过紧，以便引流。表浅的肛瘘伤口可使用藻酸盐敷料吸收渗液，促进肉芽生长。挂线切割的胶线，每次换药时应适当收紧1次，以利瘘管切割，对疼痛明显忍耐性较差者，可用吲哚美辛栓（消炎痛栓）塞肛（心动过速者忌用）。大便排出较困难者，可用复方角菜酸酯乳膏（太宁栓）或美辛唑酮红古豆醇酯栓（痔疮宁栓），有利于排便。

拆线：切口止血缝线，可于术后第1次排便后换药时拆除。痔核结扎线于术后7～14天随痔核坏死组织一起自行脱落，不必拆除。一般无菌手术切口缝线7～10天拆除。整形手术张力过大时，可于术后7天开始间断拆线，11天左右拆完，小儿手术后拆线时间可提前。

对肉芽生长过度的创面，可用无菌手术剪将其剪平，用棉球压迫止血后再上云南白药或止血粉。对肉芽水肿者可用5%～10%氯化钠溶液湿敷。生长较缓慢的伤口，可用生肌散上药，对后期生长较缓慢伤口还可用皮粘散上药。

3. 换药注意事项 换药时应先换无菌伤口，后换污染或感染伤口。传染性伤口应由专人换药。

换药时应严格遵守无菌操作原则，每次换药后需洗手，后再换另一人，并应更换无菌治疗巾，防止交叉感染。

对特殊伤口用过的敷料及废弃物应做焚烧处理。用过的器械应单独浸泡消毒，再清洁后严密消毒。

（宋丽杰）

第八章

泌尿外科疾病的护理

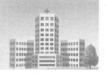

第一节 单纯肾切除术的护理

1. 相关解剖知识 见图 8 - 1 ~ 图 8 - 3。

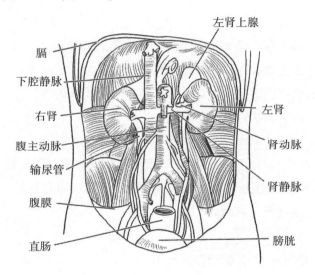

图 8 - 1 肾及其邻近器官

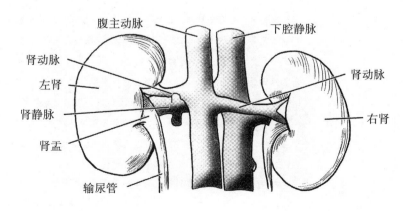

图 8 - 2 肾后面观

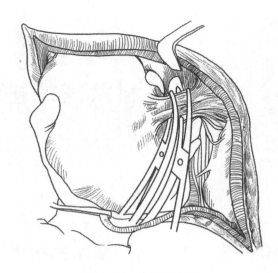

图 8 - 3　处理肾血管

2. 适应证

（1）肾脏严重碎裂，尤其是贯通性火器伤，大量出血无法控制者。

（2）严重肾蒂损伤或肾血管破裂无法修补或重建者。

（3）肾损伤后肾内血管已有广泛血栓形成，肾脏血循环严重障碍者。

（4）肾盂撕裂或输尿管断裂无法修补或吻合者。

（5）肾脏损伤后感染、坏死及继发性大出血。

（6）肾损伤的晚期并发症，如肾盂输尿管狭窄及肾积水并发顽固肾盂肾炎、脓肾、经久不愈的尿瘘、瘢痕肾、萎缩肾并发肾性高血压或肾无功能，合并肾结石无法保留肾脏者。

3. 麻醉方式　全身麻醉或硬膜外麻醉。

4. 手术体位　侧卧位。

5. 手术切口　经第 11 肋间或第 12 肋切口。

6. 手术步骤及护理操作配合

手术步骤	护理操作配合
1. 手术野皮肤常规消毒，铺单	递擦皮钳夹小纱布蘸碘酒、乙醇消毒皮肤，铺治疗巾，贴手术膜，铺腹口
2. 切开皮肤，皮下组织	切口两旁各置一块干纱布，递22号刀、有齿镊切开皮肤，电刀切开皮下组织，电凝止血或中弯止血钳钳夹，1号丝线结扎
3. 切开肌层	递电刀逐层切开背阔肌、下后锯肌、腹外斜肌、腹内斜肌、腹膜肌，中弯止血钳止血，1号、4号丝线结扎或电刀止血，递长无齿镊、组织剪剪开腰背筋膜
4. 切开肾周筋膜	递湿纱布推开腹膜外的肾周脂肪，弯剪剪开肾周筋膜，递自动牵开器撑开切口
5. 游离肾脏	术者洗手，依次递S拉钩、长弯剪、大弯止血钳、长无齿镊，分离肾周脂肪囊，显露肾脏，递大弯止血钳止血，钳带4号丝线结扎
6. 游离并切断输尿管	递长无齿镊、长弯剪、直角钳游离输尿管上段。8号普通尿管牵引提起输尿管做远端游离，递直角钳或中弯止血钳钳夹，周围垫以盐水纱布保护切口，切断并钳带7号丝线双重结扎输尿管，必要时6×17圆针4号丝线缝扎
7. 肾蒂的处理	递钳带"花生米"钝性推开肾蒂脂肪组织，递大肾蒂钳钳夹肾蒂远端，近端置2把小肾蒂钳，10号刀切断，取出肾脏，递钳带10号丝线双重结扎肾蒂或递9×28圆针、7号丝线缝扎

手术步骤	护理操作配合
8. 放置引流管	检查冲洗伤口取出自动牵开器，递11号刀、中弯止血钳于肾床处放置橡胶管引流，巡回护士摇平腰桥及手术床，清点器械、纱布、纱垫、缝针
9. 依层缝合伤口	递11×24圆针、7号丝线间断缝合或可吸收缝线连续缝合腰背筋膜，11×24圆针、7号丝线间断缝合腹内斜肌，腹外斜肌，背阔肌，递9×28圆针、1号丝线间断缝合皮下组织，再次清点器械、纱布、纱垫、缝针
10. 缝合皮肤，覆盖切口	递乙醇棉球消毒切口皮肤，9×28角针、1号丝线间断缝合皮肤，纱布棉垫覆盖，包扎伤口

（盛亚楠）

第二节　肾部分切除术的护理

1. 相关解剖知识　见图8-4～图8-9。

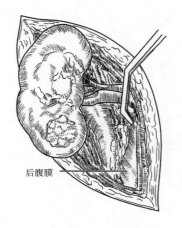

图8-4　心耳钳阻断肾蒂血管

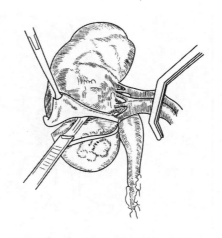

图8-5　剥离肾包膜，切除病变部分

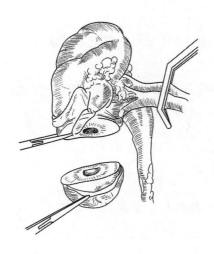

图8-6　结扎切面血管

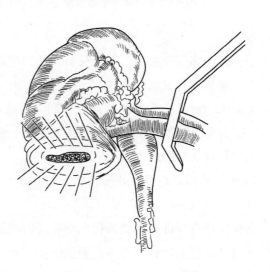

图8-7　缝合肾盂或肾盏

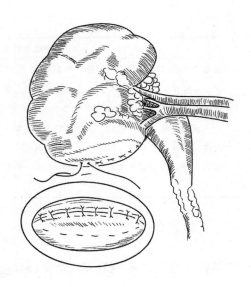

图 8 - 8 缝合肾包膜

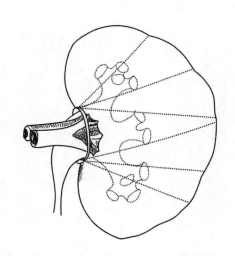

图 8 - 9 切除范围根据病变的范围和血管肾盂肾盏呈扇状分布的特点

2. 适应证

（1）位于一极的多发性结石，不能从肾盂切口钳取，且存在明显的局部复发因素者。

（2）肾脏一极损伤且无法修补者。

（3）肾脏形态学异常并发结石，常需要同时切除一部分并发结石的、有严重病变的肾脏，如先天性重复肾部分积水无功能者做半肾切除、先天性肾小盏憩室做憩室切除等。

（4）肾脏局限性良性肿瘤患者。

（5）≤4 cm 无转移的肾恶性肿瘤患者。

3. 禁忌证

（1）孤立肾癌已有局部或远处转移或切除肾组织过多不能维持生命者。

（2）严重出血、严重贫血、身体营养状况极差者。

4. 麻醉方式　采用硬膜外阻滞麻醉或全身麻醉。

5. 手术体位　健侧卧位。

6. 手术切口　经第 11 肋间或第 12 肋下缘切口。

7. 手术步骤及护理操作配合

手术步骤	护理操作配合
1. 手术野皮肤消毒、铺巾	递擦皮钳夹小纱布蘸碘酒、乙醇消毒皮肤，铺治疗巾，贴手术膜，铺腹口
2. 切开皮肤及皮下组织	切口两旁各置一块干纱布，递22号刀、有齿镊切开皮肤及皮下组织，中弯止血钳止血，1号丝线结扎或电凝止血
3. 切开肌层	递止血镊止血、1号丝线结扎
4. 切开肾周围筋膜	递湿纱布推开腹膜外的肾周脂肪，剪刀剪开肾周筋膜，递自动拉钩
5. 分离肾脏周围组织	递无齿镊、组织剪分离肾周围组织，显露肾脏病变区，输尿管用皮筋提起，分离肾蒂周围组织，细长弯止血钳钳夹止血，钳带1号或4号丝线结扎
6. 切除肾脏病变部分	递无损伤止血钳夹住肾蒂，10号刀切开肾包膜，刀柄钝性分离至正常组织，切除肾脏病变部分，出血点钳夹止血
7. 止血	递圆针1-0号可吸收线逐一缝扎肾实质断面出血点，备热盐水并观察出血情况
8. 缝合肾盂或肾盏断面	递3-0号可吸收线缝合肾盂或肾盏断端，间断或连续缝合。松开夹住肾蒂的无损伤止血钳
9. 覆盖断面	递圆针1-0号可吸收线间断缝合肾包膜，若肾包膜碎裂无法覆盖，可游离一块脂肪覆盖或不覆盖
10. 检查冲洗伤口	清点器械、纱布、纱垫、缝针，取出自动拉钩，放置橡胶引流管，摇平腰桥及手术床
11. 依层缝合伤口	逐层关闭腹腔或腰部切口
12. 缝合皮肤，覆盖敷料	递乙醇棉球消毒切口皮肤，9×28角针、1号丝线间断缝合皮肤，纱布棉垫覆盖，包扎伤口

（翟珊珊）

第三节　肾切开取石术的护理

1. **相关解剖知识**　见图8-10~图8-13。

2. **适应证**

（1）肾盏结石，结石大于肾盏颈部不能经肾盂切开取石者。

（2）嵌顿于肾盂、肾盏的鹿角形结石，不能经肾窦内肾盂切开取石者。

3. **手术切口**　经第11肋间或第12肋下缘切口。

4. **手术体位**　侧卧位。

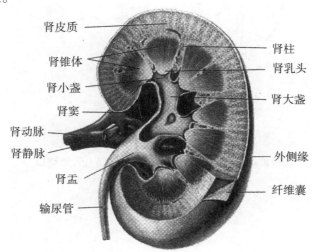

图8-10　右肾冠状面观图

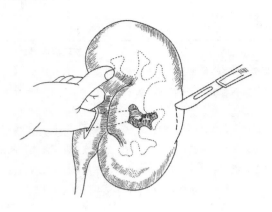

图 8 – 11　肾盂肾皮质切口，手指探查结石

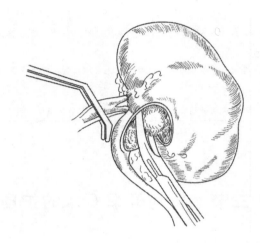

图 8 – 12　取出结石

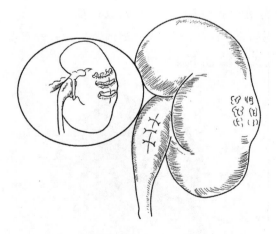

图 8 – 13　用游离脂肪覆盖肾切口缝合肾盂切口

5. 手术步骤及护理操作配合

手术步骤	护理操作配合
1. 手术野皮肤常规消毒，铺单	递擦皮钳夹小纱布蘸碘酒、乙醇消毒皮肤，铺治疗巾，贴手术膜，铺腹口
2. 切开皮肤，皮下组织	切口两旁各置一块干纱布，递22号刀、有齿镊切开皮肤，电刀切开皮下组织，电凝止血或止血管钳钳夹，1号丝线结扎
3. 切开肌层	递10号刀、有齿镊逐层切开背阔肌、下后锯肌、腹外斜肌、腹内斜肌、腹膜肌，中弯血管钳止血，1号或4号丝线结扎或电刀边切边凝，递长无齿镊、组织剪剪开腰背筋膜
4. 切开肾周筋膜	递湿纱布推开腹膜外的肾周脂肪，剪刀剪开肾周筋膜，撕开扩大，递自动牵开器撑开切口
5. 游离肾脏	递长无齿镊、组织剪，分离肾周围脂肪囊，显露输尿管上段及肾蒂，长弯止血钳止血，钳带4号丝线结扎
6. 肾脏血流阻断	递阻断钳暂时阻断血流，记录时间，定时开放，阻断时间不超过15分钟
7. 取出结石	确定结石位置，递11号刀切开，取石钳取出结石，备生理盐水反复冲洗
8. 缝合肾盂、肾盏	递4-0号可吸收线缝合肾盏，2-0号可吸收线缝合肾实质及包膜，取下阻断钳，检查肾血流情况，有渗血者按常规行肾造口或肾盂造口
9. 检查，冲洗伤口	清点器械、纱布、纱垫、缝针，生理盐水冲洗伤口
10. 逐层缝合切口	放置引流，常规关闭切口
11. 覆盖切口	递纱布，敷料包扎伤口

（张娜娜）

第四节　肾盂成形术的护理

1. 适应证　肾盂输尿管连接部严重狭窄，狭窄部神经肌肉发育不良，肾盂扩张明显，输尿管狭窄段不过长者。

2. 麻醉方式　联合麻醉或全身麻醉。

3. 手术切口　腰部切口或前腹部切口，腹膜外径路（侧卧位为例）。

4. 手术体位　侧卧位或平卧位。

5. 手术步骤及护理操作配合

手术步骤	护理操作配合
1. 手术野皮肤常规消毒、铺单	递擦皮钳夹小纱布，蘸碘酒、乙醇消毒皮肤，递无菌单，贴手术膜，铺腹口
2. 切开皮肤、皮下组织	切口边缘各置一干纱布，递22号刀、有齿镊切开皮肤；递电刀切开皮肤及皮下组织，中弯止血钳钳夹止血、电凝或1号丝线结扎
3. 切开肌肉各层	递22号刀或电刀切开腹外斜肌、背阔肌，递中弯止血钳钳夹，电凝止血；再次切开下后锯肌、内斜肌，止血后递中弯止血钳撑开腹横肌与肋间肌交界处，直达腰背筋膜；递22号刀切开腰背筋膜，钳夹湿纱布推开腹膜
4. 打开肾周筋膜	递S拉钩、湿纱布推开肾周筋膜及肾周脂肪；递长镊子、10号刀切开肾周筋膜，牵开、推上胸膜反折
5. 游离肾脏及肾盂输尿管	递直角钳分离，钳带1号或4号丝线结扎；递普通尿管提起输尿管
6. 切除狭窄的肾盂输尿管连接部	递直角钳钳夹输尿管，10号刀切断，剪除狭窄段，放置输尿管支架管及肾盂引流管；递3-0号可吸收线将输尿管与肾盂间断缝合
7. 固定支架管及肾盂引流管	递3-0号可吸收线固定支架管及肾盂引流管

手术步骤	护理操作配合
8. 检查、冲洗伤口	清点器械、纱布、纱垫、缝针，生理盐水冲洗伤口
9. 依次缝合切口	放置引流，常规依层关闭切口
10. 覆盖伤口	覆盖纱布、棉垫，包扎伤口

（曹丽勤）

第五节　肾盂切开取石术的护理

1. 相应解剖知识　见图 8 – 14 ~ 图 8 – 17。

2. 适应证　肾盂结石或肾盏结石直径小于肾盏颈的宽度。

3. 麻醉方式　硬膜外麻醉或全身麻醉。

4. 手术体位　平卧位、稍向前倾斜，升腰桥。

5. 手术切口　腰部斜切口。

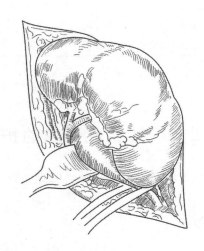

图 8 – 14　暴露肾盂

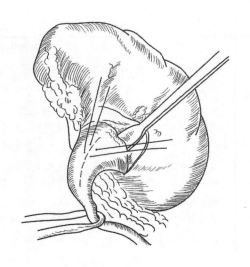

图 8 – 15　切开肾盂

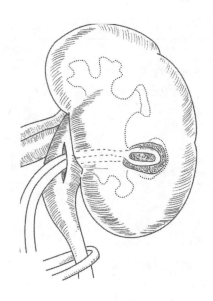

图 8 - 16　用取石钳取出结石

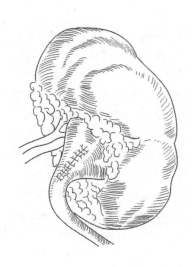

图 8 - 17　缝合肾盂切口

6. 手术步骤及护理操作配合

手术步骤	护理操作配合
1. 手术野皮肤常规消毒，铺单	递擦皮钳夹小纱布蘸碘酒、乙醇消毒皮肤，铺治疗巾，贴手术膜，铺腹口
2. 切开皮肤，皮下组织	切口两旁各置一块干纱布，递 22 号刀、有齿镊切开皮肤，电刀切开皮下组织，电凝止血或止血钳钳夹，1 号丝线结扎
3. 切开肌层	递 22 号刀、有齿镊逐层切开背阔肌、下后锯肌、腹外斜肌、腹内斜肌、腹膜肌，中弯止血钳止血，1 号或 4 号丝线结扎或电刀边切边凝，递长无齿、组织剪剪开腰背筋膜
4. 切开肾周筋膜	递湿纱布推开腹膜外脂肪，剪开肾周筋膜，递自动牵开器撑开切口
5. 游离肾周围脂肪组织	钝性分离肾周脂肪，备尿管将输尿管提起，向上分离；递长镊、长弯止血钳、组织剪分离肾盂，长弯止血钳止血，钳带 1 号或 4 号丝线结扎
6. 游离输尿管上段切开肾盂	递肾盂拉钩，显露肾盂，两侧用 6×17 圆针、1 号丝线做牵引，蚊氏钳固定，递尖刀切开肾盂

手术步骤	护理操作配合
7. 取出结石	递取石钳轻柔取出结石，妥善保存；递10号尿管生理盐水冲洗肾盂，8号导尿管向输尿管下段插入，检查是否通畅；递4-0号或5-0号可吸收线间断缝合肾盂切口中，必要时T形管造口
8. 检查冲洗伤口	清点器械、纱布、纱垫、缝针，生理盐水冲洗
9. 依层缝合伤口	常规逐层关闭各层
10. 覆盖敷料	备敷料常规包扎伤口

7. 手术切口

（1）腰部切口，包括胸腹联合切口。

（2）腹部切口，包括沿肋缘下斜切口，腹直肌切口。

8. 手术步骤及护理操作配合

手术步骤	护理操作配合
（一）腰部入路	
1. 手术野皮肤常规消毒，铺单	递擦皮钳夹小纱布，蘸碘酒、乙醇消毒皮肤，铺无菌巾，贴手术膜，铺置中单、大单
2. 切开皮肤、皮下组织	切口两侧各置一块干纱布，递22号刀、有齿镊切开皮肤，小弯血管钳止血，电凝或1号丝线结扎
3. 切开肌肉各层	递电刀切开腹外斜肌、背阔肌，递中弯止血钳电凝止血，再次切开下后锯肌、内斜肌，递中弯止血钳撑开腹横肌与肋间肌交界处，直达腰背筋膜，递22号刀切开腰背筋膜，钳夹"花生米"或盐水纱布推开腹膜
4. 打开肾周筋膜	递腹部拉钩或S拉钩，盐水纱布推开肾周脂肪，递长无齿镊或大弯止血钳，递10号刀切开肾周筋膜，牵开，推上胸膜反折
5. 显露、游离肾脏及输尿管	递腹部拉钩牵开腹壁；递大弯止血钳及长无齿镊分离肾脏；递直角钳、普通尿管提起输尿管，2把大弯或中弯止血钳夹输尿管切断，钳带4号丝线结扎，向上游离输尿管至肾蒂，钳带1号丝线结扎
6. 切下肾脏及肿瘤，处理肾蒂	递3把肾蒂钳钳夹肾蒂，递10号刀或组织剪切下肾脏及周围脂肪整块移走，肾蒂残端递钳带10号丝线双重结扎或9×28圆针，7号丝线缝扎
7. 缝合伤口	清点器械、纱布、纱垫、缝针，巡回护士摇平手术床。递11×24圆针、7号丝线间断缝合或可吸收线连续缝合筋膜及肌肉，递9×28圆针、1号丝线间断缝合皮下组织，再次清点器械、纱布、纱垫、缝针，递乙醇棉球消毒切口皮肤，9×28角针、1号丝线间断缝合皮肤，纱布棉垫覆盖，包扎伤口
（二）腹部入路	
1. 消毒，铺单	患者仰卧，患侧腰背部垫一软垫，使手术部位抬高，递擦皮钳夹小纱布，蘸碘酒、乙醇消毒皮肤，铺无菌巾，贴手术膜，铺腹口
2. 切开皮肤及皮下组织	递22号刀切开皮肤，电刀切开皮下组织，电凝或钳夹止血
3. 切开肌层进腹腔	递电刀切开腹直肌前鞘、腹外斜肌、腹直肌、腹内斜肌、递中弯止血钳提夹腹膜，10号刀切开，弯剪扩大切口
4. 显露、游离肾脏及输尿管	递盐水纱垫覆盖保护腹内脏器，拉钩牵开，递10号刀切开侧腹膜，腹部自动牵开器及盐水纱垫牵开腹壁；递大弯止血钳及长无齿镊分离肾脏；递直角钳、普通尿管提起输尿管，2把大弯或中弯止血钳夹输尿管切断，钳带4号丝线结扎，向上游离输尿管至肾蒂，钳带1号丝线结扎

手术步骤	护理操作配合
5. 切下肾脏及肿瘤,处理肾蒂	递3把肾蒂钳钳夹肾蒂,递10号刀或组织剪切下肾脏及周围脂肪整块移走,肾蒂残端递钳带10号丝线双重结扎或9×28圆针、7号丝线缝扎
6. 关闭伤口	递生理盐水冲洗,递11号刀、中弯止血钳放置引流管,9×28角针、4号丝线固定;清点纱布、纱垫、器械,递6×17圆针、1号丝线缝合侧腹膜,0号可吸收线缝腹膜,11×24圆针、7号丝线缝合肌层,9×28圆针、1号丝线缝合皮下组织,乙醇棉球消毒皮肤,9×28角针、1号丝线缝合皮肤
7. 包扎伤口	递纱布棉垫覆盖切口,接引流袋

（曹丽勤）

第六节　根治性肾切除术的护理

1. 相关解剖知识　见图8-18,图8-19。

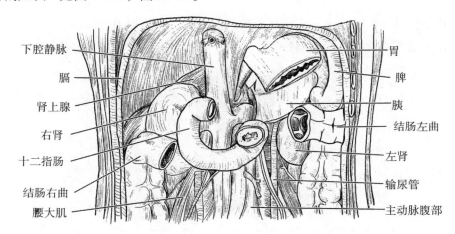

图8-18　肾的位置和毗邻（前面观）

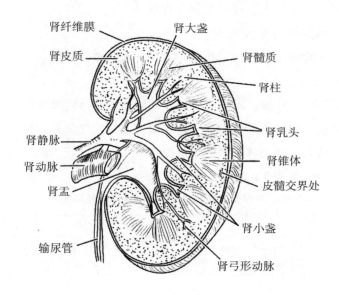

图8-19　右肾冠状切面（后面观）

2. 适应证　肾脏恶性肿瘤患者。

3. 禁忌证

（1）晚期肿瘤患者，恶病质者。

（2）多器官功能严重疾病，全身营养状况极差者。

（3）有严重出血倾向者和血液病者。

4. 麻醉方式　硬膜外阻滞麻醉或全麻。

5. 手术体位　健侧卧位。

（曹丽勤）

第七节　前列腺手术的护理

一、概述

前列腺（seminal vesicle）形如栗，质坚实。上部为前列腺底，与膀胱颈邻接，前部有尿道穿入，后部则有双侧射精管向前下穿入，下端尖细，为前列腺尖，与尿生殖膈上面接触，两侧有前列腺提肌绕过，尿道从尖穿出。尖与底之间为前列腺（图 8 - 20）。

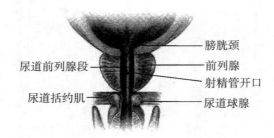

图 8 - 20　前列腺直面观

尿道前列腺段——
尿道括约肌——
——膀胱颈
——前列腺
——射精管开口
——尿道球腺

二、耻骨上前列腺摘除术

1. 适应证　前列腺增生引起的明显膀胱颈梗阻症状或出现并发症。

2. 麻醉方式　硬膜外麻醉或全身麻醉。

3. 手术体位　一般采用仰卧位，骶尾部垫一小方枕，膝处垫一方枕。

4. 术前准备

（1）患者准备：术前膀胱镜检查，术晨患者需要灌肠、清洁会阴部皮肤。

（2）物品准备：脾肾包、膀胱小件、双腔气囊导尿管或三腔气囊导尿管、1:5 000 呋喃西林液或生理盐水，1 - 0、3 - 0 号可吸收缝线，各型号的尿道探条。

5. 手术方法及手术配合　见表 8 - 1。

表 8 - 1　耻骨上前列腺摘除术手术方法及手术配合

手术方法	手术配合
1. 手术野皮肤消毒	使用 1% 或 0.5% 活力碘消毒皮肤 3 次，上至脐平行线，下至大腿上 1/3，两侧至腋中线
2. 下腹正中切口	用有齿镊、23 号刀切开皮肤及皮下组织，干纱布垫止血，电刀止血或用止血钳钳夹，3 - 0 号丝线结扎出血点

手术方法	手术配合
3. 切开膀胱	用无齿镊、23号刀切开膀胱前壁，组织钳提夹边缘，吸引器吸尽膀胱内液体
4. 探查膀胱	用S形拉钩2个、止血垫2块拉开膀胱切口，检查膀胱颈及其他部位有无肿瘤、结石、憩室等
5. 摘除前列腺	
（1）剥离前列腺	用23号刀沿膀胱颈后唇弧形切开，用手钝性分离前列腺包膜，吸引器吸尽切口内血液，电凝止血
（2）剜除前列腺	术者一手捏住前列腺，一手用组织剪紧贴前列腺尖部尿道剪断尿道黏膜，取出标本
6. 缝合前列腺窝	用热盐水纱布垫填塞前列腺窝5分钟，10×20圆针、0号可吸收线贯穿缝扎前列腺窝
7. 楔形切除膀胱颈下唇并缝合	用有齿长镊、10号刀切开，3-0号可吸收线间断缝合膀胱颈部黏膜和前列腺包膜，收紧膀胱颈
8. 放置气囊导尿管	用三腔气囊导尿管由尿道插入注气囊并稍向尿道侧牵引，以压迫前列腺窝止血
9. 放置造瘘管、缝合膀胱	0号带针可吸收线间断缝合膀胱
10. 关闭切口	

（曹丽勤）

第八节　尿道手术的护理

一、概述

男性尿道（male urethra）有排尿和排精的功能，起于膀胱的尿道内口，止于阴茎的尿道外口，长16～22 cm，管径为0.5～0.7 cm。男性尿道分为三个部分，即前列腺部、膜部及海绵体部（图8-21）。女性尿道只有排尿功能，直而短，长4～5 cm。起于尿道内口，行向前下方，穿过尿生殖膈，开口于阴道前庭的尿道外口（图8-21）。通过尿生殖膈时，尿道和阴道周围有尿道阴道括约肌环绕，此肌为骨骼肌，可控制排尿（图8-22）。

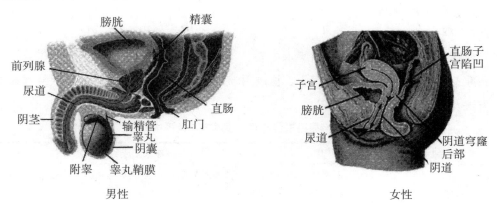

图8-21　尿道口直面观

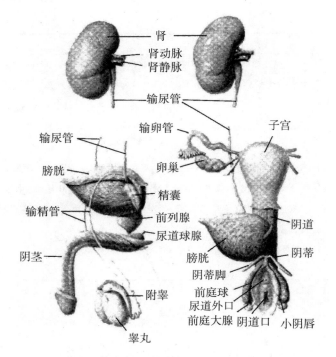

肾
肾动脉
肾静脉
输尿管
输尿管
膀胱
输精管
阴茎
附睾
睾丸
输卵管
子宫
卵巢
精囊
前列腺
尿道球腺
膀胱
阴蒂脚
前庭球
尿道外口
前庭大腺　阴道口
阴道
阴蒂
小阴唇

图8-22　泌尿生殖系统概观

二、尿道损伤修复术

以尿道球部损伤为例。

1. 手术适应证

（1）伤后排尿困难、尿管不能插入膀胱。

（2）伤后会阴部有尿外渗或较大血肿，局部未发生感染。

2. 麻醉方式　硬膜外麻醉或全身麻醉。

3. 手术体位　膀胱截石位。

4. 术前准备

（1）患者准备：逆行尿道造影、清洁手术皮肤。

（2）物品准备：尿道包、金属尿道探子、橡皮引流条、3-0号与5-0号可吸收缝线、亚甲蓝。

5. 手术方法及手术配合　见表8-2。

表8-2　尿道损伤修复术手术方法及手术配合

手术方法	手术配合
1. 手术野皮肤消毒	使用1%及0.5%活力碘消毒皮肤黏膜3次。消毒范围：耻骨联合、肛门周围及臀、会阴、大腿上1/3内侧
2. 手术切口	会阴切口
3. 行会阴部倒"U"形切口，显露尿道球海绵体肌	用11号刀切开皮肤、皮下组织和深筋膜，电凝止血
4. 清除血肿，切开球海绵体肌，显露尿道损伤部位	用吸引器吸除血肿，11号刀纵行切开，静脉拉钩牵开切口，暴露尿道受伤部位
5. 寻找尿道断端	用无齿镊夹显影纱布擦拭，置入导尿管，显露两断端，如尿道全层断裂，注射亚甲蓝稀释液注入膀胱，显露近端

手术方法	手术配合
6. 分离尿道断端，修整残端	用单齿镊、止血钳夹尿道组织，2-0号丝线结扎
7. 放置气囊导尿管做支架，尿道两断端行端端吻合	放置导尿管支撑，组织钳夹住两断端对合，5-0号可吸收缝线间断缝合，行尿道端端吻合。注水检查渗漏情况
8. 缝合球海绵体肌	6×14圆针、2-0号丝线间断缝合海绵体肌白膜
9. 冲洗创口，放置皮片引流	用洗创器吸取生理盐水冲洗，放置皮片引流
10. 缝合会阴部切口	用无齿镊、3-0号可吸收缝线缝合伤口

三、包皮岛状瓣尿道成形术

1. 手术适应证　阴茎型尿道下裂。
2. 麻醉方式　硬膜外麻醉或全身麻醉。
3. 手术体位　仰卧位。
4. 术前准备

（1）患者准备：术前预防使用抗生素、清洁会阴部皮肤。

（2）物品准备：尿道包、金属尿道探子、记号笔、6-0可吸收缝线、显微器械、凡士林。

5. 手术方法及手术配合　见表8-3。

表8-3　包皮岛状瓣尿道瓣成形术手术方法及手术配合

手术方法	手术配合
1. 手术切口	阴茎切口
2. 手术野皮肤消毒	使用0.5%活力碘消毒皮肤黏膜3次。消毒范围：平脐部、会阴至大腿上1/3
3. 矫正阴茎下曲	
（1）阴茎头缝牵引线	用6×17角针、2-0号丝线缝合，蚊式止血钳牵引
（2）切开阴茎皮肤	用15号刀切开，弯蚊式止血钳夹住，3-0号丝线结扎止血或电凝止血
（3）牵开两侧皮瓣	用6×17角针、2-0号丝线缝合，蚊式止血钳或组织钳牵引
（4）分离、切开阴茎筋膜	用显微镊及显微剪分离、剪断
（5）横断浅面尿道板	用15号刀切断，电凝止血
（6）游离末段尿道1~2cm	整形齿镊、15号刀游离
（7）剪开阴茎两侧筋膜及皮下组织，使阴茎完全伸直	用显微镊、显微弯剪剪开，显微钳钳夹，3-0号丝线结扎止血
（8）分离阴茎背侧筋膜	用显微镊、显微弯剪分离
4. 制包皮瓣，切开包皮达皮下层	用显微镊、15号刀片截取，4×12角针、4-0号丝线缝合牵引张开
5. 分离阴茎浅筋膜浅面，形成包皮岛	用显微器械分离，组织钳牵开皮瓣
6. 包绕硅胶管缝合包皮，形成管状	用显微镊、角针、6-0号可吸收针间断缝合多孔硅胶管
7. 旋转皮管至阴茎腹侧，固定于阴茎体白膜两侧	用显微镊、蚊式止血钳旋转，圆针、6-0号可吸收线间断缝合
8. 分离阴茎头皮下隧道，切开远侧皮肤，形成新尿道造口	用组织钳夹持，显微弯剪锐性分离，15号刀切开。干显影纱布止血
9. 将新尿道末端穿过隧道	用蚊式止血钳引出
10. 皮管近端与尿道断端斜形端端吻合	用显微弯剪修剪，显微镊、圆针、6-0号可吸收线间断缝合
11. 转移并缝合阴茎皮瓣	
（1）纵行切开包皮背侧	用组织钳2把牵开、显微弯剪剪开

手术方法	手术配合
（2）冠状沟创缘及两侧皮瓣缝合	用显微齿镊、圆针、6－0号可吸收线间断缝合
（3）侧切阴茎基部皮瓣，并交错缝合，形成阴茎阴囊交界	用显微镊、显微弯剪剪开，圆针、6－0号可吸收线间断缝合
（4）新尿道末端与皮缘缝合	用显微齿镊、角针、6－0号可吸收线间断缝合
12. 加压包裹阴茎并固定	用优拓覆盖创面，5×12圆针、3－0号丝线固定数针，纱布包裹

四、膀胱颈 TVT 吊带术

1. 手术适应证　压力性尿失禁伴尿道括约肌内在功能失常。

2. 麻醉方式　硬膜外麻醉或全身麻醉。

3. 手术体位　膀胱截石位。

4. 术前准备

（1）患者准备：术前加强盆底肌肉锻炼，保持会阴部皮肤清洁干净。

（2）物品准备：阑尾包、阴式小件、TVT悬吊带、2－0号可吸收缝线、18F三腔气囊导尿管、液状石蜡、20 mL注射器、碘仿纱条。

5. 手术方法与手术配合　见表8－4。

表8－4　膀胱颈 TVT 吊带术手术方法及手术配合

手术方法	手术配合
1. 手术切口	会阴切口
2. 手术野皮肤消毒	使用1%及0.5%活力碘消毒皮肤黏膜3次。消毒范围：耻骨联合、会阴至大腿上1/3内侧
3. 牵开、固定小阴唇	用无齿镊、9×28角针、2－0号丝线缝合，甲状腺拉钩牵开显露术野
4. "A"形切开阴道前壁	用长无齿镊、15号刀切开
5. 分离尿道骨盆韧带达耻骨后间隙	徒手钝性分离，中弯止血钳夹住牵拉
6. 游离膀胱颈及尿道	用组织钳提夹创缘，解剖剪游离
7. 悬吊缝合类"A"形切口后部梯形状壁瓣两侧	用长镊、6×14圆针、3－0号丝线缝合悬吊线
8. 经耻骨上缘切一小口达腹直肌前鞘表面	用10号刀切开，中弯血管钳分离，甲状腺拉钩牵开显露
9. 经耻骨上切口插入带孔克氏针达阴道切口处，引导悬吊线于腹壁外并结扎	用TVT悬吊带
10. 缝合阴道壁	用长镊、圆针、2－0号可吸收线连续缝合
11. 经尿道留置气囊导尿管，经耻骨上膀胱穿刺造瘘	用18F三腔气囊导尿管、液状石蜡、20 mL注射器抽吸盐水，膀胱穿刺针，胶管引流，9×28角针、2－0号丝线固定
12. 覆盖切口	活力碘棉球消毒，碘仿纱条填塞阴道，用纱布覆盖切口

五、专科护理

1. 护理评估

（1）评估患者对手术创伤、疾病转归的认知程度。

（2）评估患者精神状态。

（3）评估患者价值观。

2. 常见护理诊断/问题

（1）组织完整性受损：与手术创伤有关。

（2）有精神困扰的危险：与手术创伤、疾病转归认知不足（怀疑性功能障碍）有关。

（3）有自尊紊乱的危险：与感觉功能性障碍悲哀有关。

3. 护理措施

（1）心理护理及卫生宣教：针对患者的精神状态、认知程度、人生观、价值观耐心做好心理护理及卫生宣教。护理中注意保护患者隐私，手术中不针对患者手术窃窃私语，以免造成患者心理负担。

（2）尿道手术体位选择：女性患者尿道手术均选择截石位；男性前尿道手术患者取平卧位，男性后尿道手术患者取膀胱截石位。小儿尿道手术，选择"人"字体位，患儿平卧，两腿外展分开呈"人"字形，膝下用无菌治疗巾包裹，无菌弹力绷带缠绕，两腿保持无菌置于手术无菌区。

（3）膀胱截石位尿道手术会阴部冲洗护理：会阴部手术手术区皮肤消毒前，需对会阴部进行初步清洁消毒，即会阴冲洗——先用稀释抑菌型洗手液（20倍水稀释）100 mL 擦洗，然后用无菌生理盐水300 mL 冲净，再用0.1%活力碘溶液擦洗会阴部及阴道（女性患者）。

（曹丽勤）

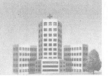

第九章 儿科疾病护理

第一节 新生儿、早产儿的特点及护理

一、正常新生儿特点和护理

（一）概述

正常新生儿从出生后脐带结扎开始到28天前的一段时间称为新生儿期。大多数新生儿是足月分娩，即胎龄满37~42周，出生体重在2500~4000 g，无任何畸形和疾病的活产婴儿。

（二）生理特点

1. 呼吸系统　新生儿鼻腔发育尚未成熟，几乎无下鼻道。鼻黏膜富于血管及淋巴管，故轻微炎症时便使原已狭窄的鼻腔更为狭窄，而引起呼吸困难、拒乳及烦躁。胎儿娩出时，由于产道的挤压、缺氧、二氧化碳潴留和环境温度的改变等多种刺激，兴奋了呼吸中枢，引出呼吸动作。娩出后两肺逐渐膨胀，血氧饱和度3小时内达 >90%。由于新生儿胸廓几乎呈圆桶形，肋间肌较薄弱，呼吸运动主要靠膈肌的升降，所以呈腹式呼吸。加以呼吸中枢调节功能不够完善，新生儿的呼吸较表浅，节律不匀，频率较快（40~45次/分）。

2. 循环系统　胎儿在母体内靠胎盘进行气体和营养物质的交换。胎儿娩出后，肺部膨胀，脐循环中断，血液循环发生了重大变化。肺血管阻力降低，左心房的进血量增多，压力增高，致使卵圆孔功能性关闭。同时，由于肺动脉血氧含量升高，动脉导管收缩而功能性关闭，促使体循环与肺循环分开。一般脐血管在血流停止后6~8周完全闭合，动脉导管大多于出生后3个月完成解剖上闭合。新生儿的心率较快，一般为120~140次/分，熟睡时可减至70次/分，哭闹时可达180次/分，均属正常范围。新生儿的血压平均为70/50 mmHg。

3. 泌尿系统　新生儿肾脏在出生时已具有与成人数量相同的肾单位，但组织学上尚未成熟。肾小球立方上皮细胞较多，而血管较少，滤过面积不足，按体表面积计算仅为成人的1/4~1/2。肾小管短而发育不良，回吸收及分泌功能有限，一般仅能维持正常的代谢。由于尿浓缩功能差，排出同样溶质所需水分，新生儿比成人多2~3倍。正常足月新生儿93%于生后24小时内开始排尿，出生后数日，因液体摄入量少，每日排尿仅4~5次；1周后进水量增多，而膀胱容量小，每日排尿可达20次。

4. 血液系统　新生儿血容量的多或少与脐带结扎的时间有关。若推迟结扎脐带5分钟，血容量可从78 mL/kg增至126 mL/kg。血象也随断脐早晚而有差别，延迟断脐者红细胞及血红蛋白含量均较高。出生时胎儿血红蛋白占70%~80%，出生5周后下降为55%。白细胞计数在第1天平均为18×10⁹/L，第3天开始明显下降，第5天接近婴儿值。第1天中性粒细胞67%±9%，淋巴细胞18%±8%，单核细胞7%±3%，中性粒细胞逐渐下降，淋巴细胞和单核细胞上升，第1周末两者几乎相等。

5. 消化系统　新生儿的口腔黏膜柔嫩，唾液腺分泌量较少（一般要生后4个月才达成人水平），唾液中分泌型免疫球蛋白A含量甚微。因此，生后头3个月婴儿的口腔黏膜相当干燥，容易发生口腔炎与鹅口疮（白色念珠菌感染）。临床上表现为在齿龈边缘的黏膜上可见到米粒样黄白色突起，这是上皮细胞堆积或黏液腺潴留肿胀所致，俗称"马牙"。可自行消失，切忌擦拭、挑割，以防糜烂，感染，甚至引起败血症。新生儿胃呈横位，肌层发育差，贲门较松弛，而幽门括约肌相对较发达，加之胃容量小（初生时为30~35 mL，2周时为60~70 mL，1个月时为90~105 mL），故易发生溢乳或呕吐。新生儿胃解脂酶含量较低，但母乳含有解脂酶；胃酸酸度较低，与酪蛋白宜在低酸度中消化相适应，故新生儿对乳类特别是人乳消化良好。新生儿肠道的蠕动较快，出生时咽下的空气2小时内就能在回肠见到，3~4小时到达直肠。其肠道相对的较成人长，与身长之比为1∶6（成人为1∶4）；肠系膜相对也较长，肠壁肌层薄，易有蠕动功能紊乱，而引起呕吐、腹胀，甚或发生肠扭转、肠套叠。新生儿绝大多数在生后12小时内开始排出黏稠、黑色或墨绿色的胎便，系胎儿肠黏液腺的分泌物、脱落的上皮细胞、胆汁、吞入的羊水或产道血液等混合物。生后3~4天转为黄色粪便。若生后24小时未排便，应检查有无消化道先天畸形。

6. 酶系统　新生儿肝内葡萄糖醛酰转移酶不足，多数新生儿生后第2天开始表现不同程度的生理性黄疸。此酶的不足还使新生儿不能对多种药物进行代谢处理，产生过量现象。

7. 体温调节　新生儿的体温调节中枢功能不够完善，出生后环境温度低于宫内温度，其体温可因能量的丧失而下降。一般1小时内可下降2~3℃，然后逐渐回升并波动在36~37.2℃。新生儿对寒冷的反应与成人不同，受冷时不发生颤抖反应，而依赖棕色脂肪产热。棕色脂肪分布在中心动脉（主动脉弓、颈动脉）附近、两肩胛间、眼眶后及周围等。受冷时，通过去甲肾上腺素的调节，棕色脂肪细胞发挥直接产热的功能。新生儿皮下脂肪薄弱，体表面积相对较大（新生儿体重为成人的1/20，体表面积为1/6），容易散热；新生儿汗腺发育不完善，体内水分不足时容易发热，因而宜给新生儿一合适的环境温度（即所谓中性温度）。在此环境温度中，机体只需最低的新陈代谢率，耗氧最少，蒸发散热量最小，而能维持正常的核心温度。不同出生体重、不同日龄的新生儿，其所需的中性温度是不同的（表9-1）。

表9-1　不同出生体重健康新生儿的中性温度

出生体重（kg）	中性温度			
	35 ℃	34 ℃	33 ℃	32 ℃
1.0	出生10天内	10天后	3周后	5周后
1.5		出生10天内	10天后	4周后
2.0		出生2天	2天后	3周后
>2.5			出生2天	2周后

8. 神经系统　新生儿的脑相对较大，其重量占体重的10%~12%（成人仅占2%）。脑沟和脑回未完全形成，而脑干及脊髓的发育较完善，所以新生儿有不自主和不协调的动作。大脑皮质兴奋性低，易疲劳，觉醒时间一昼夜仅2~3小时，除吃奶、大小便外，都处于睡眠状况。

9. 内分泌　出生后腺垂体已经具有一定功能，神经垂体分泌不足。甲状腺功能良好，碘吸收率为20%，2~3天增至较高水平。甲状旁腺常有暂时性功能不足。出生时皮质醇较高，肾上腺髓质分泌和存储的激素以去甲肾上腺素为主。

10. 免疫系统　人类免疫系统的发生发育起始于胚胎早期，T 淋巴细胞的发育在胚胎 6 周时胸腺已形成，但其产生的 IL－2 活性较低，因而不能发挥细胞免疫的防御反应，较易被一些病毒和真菌侵袭而引起感染。B 淋巴细胞的发育早在胚胎 7.5 周，IgG 来自母体，出生时达到正常人水平，起到了保护新生儿、减少感染的作用。但母体来的抗体并不全面，因而新生儿期感染这些病原体的机会仍较多。在新生儿非特异性免疫反应中，C3、C4 等补体含量仅为成人含量的一半左右，因而容易导致感染扩散而成为败血症。

11. 代谢　新生儿代谢较成人高，新生儿生后不久即能维持蛋白代谢的正氮平衡。由于胎儿糖原储备不多，早期未补给者在出生后 12 小时内糖原就可消耗殆尽，易发生低血糖。新生儿体内含水量占体重的 65%～75% 或更高，之后逐渐减少。出生数天内婴儿由于丢失较多细胞外液的水分，可以导致出生体重下降 4%～7%，称为"生理性体重减轻"，但不应 <10%。新生儿每日不显性失水为 21～30 mL/kg，尿量为 25～65 mL/kg，出生后头几天内需水量为 50～100 mL/（kg·d）。新生儿血钾也较高，但不出现症状。

附：新生儿行为能力

1. 视觉　新生儿在觉醒状态时能注视物体和移动眼睛，头追随物体移动的方向，这是中枢神经系统完整性的最好预示因素之一。眼电图证明，新生儿目光追随物体时，眼睛有共轭功能。动力检影镜显示新生儿最优视焦距为 19 cm。新生儿调节视焦距能力差，只有距眼 19 cm 左右的物体易看清。这种视焦距调节能力至 4 个月左右达到成人水平。34 周早产儿视觉功能和足月儿相似。除了分娩过程中母亲用药、新生儿一时性代谢紊乱、饥饿或过亮外，新生儿不能觉醒或不能引出视觉反应者，预后可能不良。

2. 听觉　如在新生儿耳旁柔声呼叫或说话，觉醒状态的新生儿会慢慢转过头和眼睛寻找发声的方向，有时也会用眼睛寻找声源。但声音频率太高、强度过失时，新生儿的头反而离开声源或用哭声表示拒绝这种干扰。我国正常新生儿 153 次测定结果显示，98.9% 的新生儿有视觉和（或）听觉的定向能力。

3. 嗅觉、味觉和触觉　新生儿 5 天时能区别自己母亲的奶垫和其他乳母奶垫的气味。出生后第 1 天对不同浓度的糖溶液吸吮的强度和量不同，这说明新生儿出生后不久就有嗅觉和味觉功能。新生儿对触觉也很敏感，如果你用手按放在哭着的新生儿腹部或握住他的双手，可使他平静。这就是新生儿利用触觉得到安慰的表现。

4. 习惯形成　睡眠状态的新生儿均有对连续光和声反复刺激反应减弱的能力，这说明新生儿具备了对刺激的反应。短期记忆和区别两种不同刺激的功能，可以认为这是一种简单形式的学习。

5. 与成人相互作用　新生儿已具有和成年人相互作用的能力。我国新生儿行为神经科研协作组医生对 714 名新生儿 2 142 人次测查中，90% 以上新生儿能追随移动和说着话的人脸。新生儿哭是引起成人反应的主要方式，以使其要求得到满足。此外，新生儿的表情如注视、微笑和皱眉也可引起母亲的反应。

（三）护理评估

1. 现病史

（1）胎龄：足月儿、早产儿或是过期产儿。

（2）体重：正常出生体重、低出生体重、巨大儿。

（3）外观：头部、皮肤、头面部（包括颅骨、眼、鼻、口腔、耳）、颈部、胸部、腹部、生殖器、肛门、脊柱和四肢。

（4）各系统生理功能：呼吸、循环、泌尿、血液、消化、神经、内分泌、免疫等系统功能。

2. 健康史

（1）母亲妊娠史：母亲的健康状况，怀孕时有无感染，胎位、胎次及胎盘情况，单胎、双胎还是多胎，有无妊娠合并症等。

（2）母亲分娩史：分娩方式、胎盘及脐带情况等。

3. 心理社会因素　母亲的情绪、家庭成员的态度、家庭经济情况、有无宗教信仰等。

（四）常见护理诊断/合作性问题

1. 体温调节无效　与体温调节中枢功能不完善、环境温度多变有关。

2. 有窒息的危险　与易呕吐、溢乳吸入及体位不当等有关。

3. 母乳喂养低效或无效　与母亲母乳不足、喂养姿势不当或知识缺乏有关。

4. 有感染的危险　与免疫功能低、外界病原体入侵有关。

（五）护理目标

1. 新生儿体温稳定。

2. 新生儿呼吸平稳，未出现窒息问题。

3. 新生儿能够接受母乳喂养。

4. 新生儿不发生感染。

（六）护理措施

1. 环境　应该为新生儿提供整洁、温暖、舒适的环境，尽早实施母婴24小时同室。使新生儿能够适应昼夜光线变化，但应避免光线直射婴儿眼睛。新生儿需注意保暖，出生后应立即将其全身轻轻擦干，用洁净温暖的棉毯包裹。室温宜 >23 ℃。新生儿体温应保持在36.5～37.5 ℃。生后第一天测体温 1 次/6 小时，稳定在 36.5 ℃左右时，可改为 1 次 16～12 小时。若体温 <36 ℃或 >38 ℃时，应查找原因并进行处理。

2. 产后应尽早母婴皮肤接触　让新生儿勤吸吮，次数最好每天不少于 12 次。

3. 皮肤护理　出生不久的新生儿，在脐带未脱落前，避免盆浴，而采用干洗法为新生儿擦身。宜用无刺激性的婴儿专用香皂，浴后要用干软的毛巾将身上的水吸干，并可在皮肤皱褶处涂少许香粉。每次换尿布后一定要用温热毛巾将臀部擦干净，有时因尿液刺激臀部可使皮肤发红，可涂少许无菌植物油。

4. 五官的护理　应注意面部及外耳道口、鼻孔等处的清洁，但勿挖外耳道及鼻腔。由于口腔黏膜细嫩、血管丰富，极易擦伤而引起感染，故不可经常用劲擦洗口腔，更不可用针去挑"马牙"，以防细菌由此处进入体内而引起败血症。

5. 哺乳和喂养

（1）出生后母乳喂养越早越好，一般为出生后半小时左右。如果母乳暂时无分泌乳汁，也要尽量让新生儿吮吸乳头，以促进乳汁分泌，增进母婴的感情，利于母体因分娩造成的产后伤口的愈合。

（2）母乳喂养时应采取"竖抱位"，即头部略抬起的喂奶方式。母乳喂奶前应先洗手并将乳头清洗干净；母亲如有呼吸道疾病，喂养时应戴口罩；如乳头有破裂（皲裂）或炎症，请示医生后根据具体情况进行处理。如果有条件的医院应建立人乳库，采集母亲的乳汁进行喂养。供乳者应健康，无慢性疾病及传染病，采集的乳汁需经巴氏消毒处理。在 4 ℃冷藏可保存 24 小时，冷冻可保存 3 个月。

（3）哺乳时先吸吮一侧乳房，吸空后再换另一侧，以防残奶淤积在乳房内。如一侧乳房一次喂饱后仍有多余的乳汁，最好使用母乳泵将奶吸出（放置于冰箱内储存），以促进乳房的正常泌乳并避免乳汁淤积或继发感染。

（4）人工喂养时，奶嘴洞大小应适中并注意奶的温度；奶嘴喂奶时，尽量不要让宝宝吸进空气，以免吐奶；喂完后可轻拍宝宝背部，以免积气。此外，要对奶瓶、奶嘴严格煮沸消毒。

（5）喂养按需进行，一般情况下 3 小时左右喂一次，每次以吃饱为原则，即宝宝吃奶后不哭不吵，且体重正常增长。喂养后体位放置于右侧卧位，促进胃排空，同时避免反流的奶汁吸入气道导致窒息。

（6）喂奶量的多少是按照由少到多增加的原则。如果宝宝食欲减退，伴有吐奶，或大小便异常，应及时就诊检查。

6. 预防感染 新生儿常规接种乙型肝炎疫苗，24 小时始接种卡介苗。护理新生儿时，要注意卫生，在每次护理前均应洗手，以防手上玷污的细菌带到新生儿的皮肤上发生感染。如护理人员患有传染性疾病或为带菌者，则不能接触新生儿，以防新生儿受染。如新生儿发生传染病时，必须严格隔离治疗，接触者隔离观察。产母休息室在哺乳时间应禁止探视，以减少新生儿感染的机会。

7. 健康教育 使父母了解疾病的病因及表现、预后等，取得父母的配合，做好父母及家庭成员的安慰工作。

（七）护理评价

1. 新生儿体温稳定。

2. 新生儿呼吸平稳，未出现窒息问题。

3. 能够对新生儿进行母乳喂养。

4. 新生儿未发生感染。

二、早产儿的特点和护理

（一）概述

WHO 定义早产儿的概念是指胎龄 <38 周出生的新生儿，而出生体重 <2 500 g 的婴儿统称为低出生体重儿。此外，将出生体重在 1 000～1 499 g 的早产儿称为极低出生体重儿，出生体重 <1 000 g 者称为超低出生体重儿。若综合考虑胎龄和出生体重因素，则早产儿出生体重在相同胎龄平均体重的第 10 至第 90 百分位的称为适于胎龄早产儿，早产儿出生体重大于第 90 百分位或小于第 10 百分位则分别称为大于胎龄早产儿和小于胎龄早产儿。我国早产儿的发生率为 5%～10%，死亡率为 12.7%～20.8%。体重越低死亡率越高，尤以 <1 000 g 者死亡率更高。

关于发生早产的原因至今仍有许多不明之处，综合临床，大部分早产原因为：妊娠高血压综合征；

胎膜早破、胎盘早剥或前置胎盘；母亲患急性传染病或慢性疾病，如心脏病、糖尿病、贫血；子宫疾患；以及母体急性或慢性中毒、情感波动或过劳、意外受伤等。

（二）生理解剖特点

1. 外表　早产儿头大，头长为身长的1/3，囟门宽大，颅缝可分开，头发短呈短绒样，哭声轻，颈肌软弱，四肢肌张力低下，皮肤红嫩，胎毛多，耳壳软，乳腺结节不能触到，乳晕不清，足底纹少，男婴睾丸未降或未全降，女婴大阴唇不能盖住小阴唇。

2. 呼吸系统　早产儿呼吸中枢更不成熟，呼吸不规则，常发生呼吸暂停。早产儿的肺发育不成熟，表面活性物质少，易发生肺透明膜病变。有宫内窘迫史的早产儿，易发生吸入性肺炎。

3. 消化系统　早产儿吞咽反射弱，容易呛奶而发生乳汁吸入。胃贲门括约肌松弛、容量小，易溢乳。早产儿以母乳喂养为宜，但需及时增加蛋白质。出生窒息缺氧可引起体内血液重新分布，致使小肠局部缺血，是造成坏死性小肠结肠炎的原因之一。

4. 神经系统　神经系统的功能和胎龄有密切关系，胎龄越小，反射越差。早产儿易发生缺氧，导致缺氧缺血性脑病。此外，由于早产儿脑室管膜下存在发达的胚胎生发层组织，因而易导致颅内出血。

5. 体温　早产儿的体温调节功能更差，棕色脂肪少，基础代谢低，产热少，而体表面积相对大，皮下脂肪少，易散热，汗腺发育不全和缺乏寒冷发抖反应。体温调节困难且不稳定，因此，早产儿的体温易随环境温度而变化。

6. 心血管系统　早产儿的动脉导管关闭常常延迟，常可导致心肺负荷增加，引起充血性心力衰竭、肾脏损害及坏死性小肠结肠炎。近年来，早产儿出现心律失常的比例较前增加。

7. 其他　早产儿肝脏不成熟，葡萄糖醛酰转换酶不足，因而对胆红素代谢不完全，生理性黄疸持续时间长且较重，常引起高胆红素血症；与足月儿相比，早产儿在出生后数天内外周血红细胞及血红蛋白下降更迅速，血小板数略低于足月儿，故早产儿易发生贫血和出血；早产儿肾小球和肾小管不成熟，处理水、电解质和酸性物质能力差，易发生代谢性酸中毒；早产儿体液免疫和细胞免疫均不成熟，缺乏来自母体的抗体，易发生感染；早产儿氧疗时间过长或浓度过高，常严重影响早产儿视网膜的血管形成，从而引起视网膜病变等。

（三）治疗要点

根据早产儿的孕周、体重，母亲产前、产时、产后情况以及生产方式等具体情况给予相应的治疗，如肺泡表面活性物质，使用无创通气及有创呼吸机、抗生素等治疗方法。

（四）护理评估

1. 现病史

（1）患儿的呼吸、体温、脉搏：注意呼吸是否规则，有无呼吸暂停发生；体温是否平稳，有无体温的突然波动。

（2）患儿的血压：以判断有无颅内出血，评估脉压差。患儿心前区是否闻及杂音，以判断有无动脉导管未闭。

（3）患儿体重增长情况：定期测量头围、身长。

（4）患儿的喂养情况：患儿纠正胎龄34周前尽量给予鼻饲喂养，34周后锻炼经口喂养，注意吸吮、吞咽与呼吸的协调性。观察患儿是否存在胃食管反流情况，喂养后有无呼吸暂停发生。

（5）二便情况：观察小便色、质、量，大便是否正常，有无腹胀、大便带血等坏死性小肠结肠炎的症状发生。

（6）四肢屈曲度、肌张力情况，头部受重力影响的程度等。

2. 健康史　母亲有无妊娠高血压综合征；胎膜早破、胎盘早剥或前置胎盘；母亲患急性传染病或慢性疾病，如心脏病、糖尿病、贫血；子宫疾患；母体急性或慢性中毒、情感波动或过劳、意外受伤等。

3. 辅助检查

（1）B 超：是否有颅内出血，并注意出血的程度。

（2）胆红素：有无发生黄疸及黄疸的程度。

（3）血常规：血红蛋白、血小板计数、C 反应蛋白等，监测患儿有无贫血或感染等发生。

（4）血气分析：以监测是否发生代谢性酸中毒。

（5）血培养：选择敏感的抗生素。

（6）肝、肾功能等。

4. 其他　心理社会因素。

（五）常见护理诊断

1. 家长知识缺乏　对早产儿的相关知识不了解。

2. 有感染的危险　与早产免疫系统功能不成熟有关。

3. 有出血的危险　与早产发育不成熟有关。

4. 体温不稳　与早产不能维持体温有关。

5. 舒适的改变　与早产发育不成熟有关。

6. 疼痛　与各种有创性操作有关。

7. 皮肤黏膜完整性受损　与早产儿的皮肤黏膜不成熟有关。

8. 有体液不足的危险　与早产儿的不显性失水增加有关。

（六）护理目标

1. 早产儿未发生颅内出血等。

2. 早产儿未发生低体温。

3. 早产儿未发生感染。

4. 早产儿未发生皮肤损伤。

5. 早产儿未发生体液失衡。

（七）护理措施

1. 维持体温稳定　早产儿室的温度应保持在 24～26 ℃，相对湿度为 55%～65%。早产儿由于体温中枢发育不完善，体温不稳定，应加强体温监测，每天 2～4 次。体温的维持应从娩出后即开始，立即擦干身上的羊水，并用干燥、预热的毛毯包裹，尽快放置暖箱或远红外辐射床。暖箱的合适温度见表 9 - 2，常用暖箱湿度见表 9 - 3。

表 9 – 2　常用暖箱温度 （℃）

体重（g）/日龄	<1 000	1 000 ~ 1 500	1 500 ~ 2 000	2 000 ~ 2 500	>2 500
0 ~ 6 小时	36.2 ~ 36.7	35.4 ~ 36.2	34.2 ~ 35.7	33.6 ~ 34.8	32.7 ~ 34.8
6 ~ 12 小时	36.0 ~ 36.7	35.4 ~ 36.2	34.1 ~ 35.7	33.0 ~ 34.8	32.0 ~ 34.8
12 ~ 24 小时	35.9 ~ 36.6	35.2 ~ 36.0	34.1 ~ 35.6	32.5 ~ 34.7	31.6 ~ 34.7
24 ~ 36 小时	35.9 ~ 36.5	35.1 ~ 35.9	34.0 ~ 35.5	32.3 ~ 34.7	31.2 ~ 34.4
36 ~ 48 小时	35.9 ~ 36.5	35.0 ~ 35.9	33.9 ~ 35.4	32.0 ~ 34.6	31.0 ~ 34.2
2 ~ 3 日	35.8 ~ 36.4	34.8 ~ 35.9	33.6 ~ 35.2	31.8 ~ 34.4	30.6 ~ 34.1
3 ~ 4 日	35.7 ~ 36.3	34.7 ~ 35.8	33.5 ~ 35.1	31.7 ~ 34.2	30.2 ~ 33.6
4 ~ 5 日	35.6 ~ 36.3	34.4 ~ 35.7	33.3 ~ 35.0	31.6 ~ 34.1	29.9 ~ 33.4
5 ~ 6 日	35.5 ~ 36.2	34.3 ~ 35.6	33.2 ~ 34.9	31.6 ~ 33.9	29.8 ~ 33.1
6 ~ 8 日	35.2 ~ 36.0	34.1 ~ 35.5	33.0 ~ 34.8	31.6 ~ 33.8	29.3 ~ 32.5
8 ~ 10 日	35.1 ~ 35.9	34.0 ~ 35.2	32.8 ~ 34.6	31.6 ~ 33.5	29.3 ~ 32.5
10 ~ 12 日	34.9 ~ 35.8	33.9 ~ 35.0	32.7 ~ 34.4	31.6 ~ 33.4	29.3 ~ 32.0
12 ~ 14 日	34.7 ~ 35.7	33.4 ~ 35.0	32.6 ~ 34.3	31.6 ~ 33.3	29.3 ~ 31.4
2 ~ 3 周	34.1 ~ 35.6	33.0 ~ 35.0	32.4 ~ 34.2	33.2 ~ 31.0	—
3 ~ 4 周	33.6 ~ 35.2	32.3 ~ 34.6	32.0 ~ 34.1	30.4 ~ 33.0	—
4 ~ 5 周	33.3 ~ 34.7	31.8 ~ 33.9	31.5 ~ 33.9	29.9 ~ 32.6	—
5 ~ 6 周	—	31.0 ~ 33.1	—	29.3 ~ 31.8	—

表 9 – 3　常用暖箱湿度 （%）

日龄	<28 孕周或极低出生体重儿	28 ~ 30 孕周
0 ~ 3	70 ~ 85	60 ~ 65
3 ~ 4	60 ~ 75	50 ~ 55
4 ~ 14	50 ~ 65	40 ~ 45

注：85% 湿度可能发生滴水现象，此时可调至 80%；湿度最低限为 40%；当新生儿 > 14 日龄、体温稳定时湿度可设为 40%。

2. 维持有效呼吸　早产儿易发生缺氧和呼吸暂停。有缺氧症状者给予氧气吸入。吸入氧浓度和时间应根据缺氧程度及用氧方法而定，尽量使用空氧混合器，维持血氧饱和度（SpO_2）在 88% ~ 93%，避免发生视网膜病变，并根据 SpO_2 监测结果及时进行氧浓度的调整。呼吸暂停者给予弹足底、托背、吸氧、面罩球囊加压给氧处理，如果频繁呼吸暂停应考虑插管。同时应考虑有无感染的发生，及时更换抗生素。

3. 正确喂养不宜过迟，可防止低血糖及减轻黄疸程度　吸吮力差者，采用鼻饲或口饲喂养。尽量母乳喂养，以减少坏死性小肠结肠炎的发生，不能经肠道喂养者可采用静脉高营养。喂养应防止发生呛奶，因早产儿吸吮—呼吸—吞咽功能不协调，经常会发生吃奶时口周发绀、SpO_2 下降等。此时应及时停止喂养,待患儿充分呼吸、面色转红、SpO₂恢复后再继续喂养。喂养时和喂养后应将患儿置于侧卧位,或将患儿喂养后放置俯卧位防止胃食管反流。每次管饲喂养前应抽吸胃潴留物,胃潴留量 < 每顿奶量的25%时可继续喂养;胃潴留量 > 每顿奶量的25%但 < 每顿奶量的50%时,只需补足余量;胃潴留量 > 每顿奶量的50%时,可考虑停止喂养。

4. 预防感染 早产儿抵抗力低,对消毒隔离要求高。应加强口腔、皮肤及脐部的护理,发现微小病灶都应及时处理。经常更换体位以防发生肺炎。制定严密的消毒隔离制度,严禁非专室人员入内,严格控制参观和示教人数,超常人流量后应及时进行空气及有关用品消毒,确保空气及仪器物品洁净,防止交叉感染。发现患儿体温波动、呼吸暂停时应考虑是否发生感染,并及时检查血常规,抽取血培养送检,及时调整抗生素。感染的患儿应及时做好隔离,避免交叉感染。吸引器及吸氧装置等都应专人专用,不可混用。

5. 并发症 注意监测各种并发症的发生,如坏死性小肠结肠炎、颅内出血、视网膜病、败血症等。

（八）护理评价

1. 早产儿未发生颅内出血等。

2. 早产儿未发生低体温。

3. 早产儿未发生感染。

4. 早产儿未发生皮肤损伤。

5. 早产儿未发生体液失衡。

（包欢欢）

第二节 新生儿高胆红素血症护理

一、高非结合胆红素血症

（一）概述

新生儿高非结合胆红素血症较为常见,多发生在新生儿早期。由于胆红素生成过多、肝脏对胆红素摄取和结合能力低下、肝肠循环增加所致,为多种病因引起的高胆红素血症。临床表现皮肤、巩膜黄染,粪便色黄,尿色正常,血清非结合胆红素升高为特点,又称为高间接胆红素血症。

（二）病因与发病机制

1. 先天性非溶血性高非结合胆红素血症 胆红素 – 尿苷二磷酸葡萄糖醛酰转移酶（B–UGT）是存在于肝细胞内的一种催化酶,被肝摄取的非结合胆红素在此酶作用下形成结合胆红素。先天性 B–UGT 缺陷或活性低下均可影响结合胆红素的形成,导致非结合胆红素的升高。人类有 3 种先天性非溶血性高非结合胆红素血症,发病的遗传基础为位于染色体 2q37 位点上 UGT 发生突变。根据此酶缺乏程度和基因分析的不同,可分为 Gilbert 综合征和 Crigler–Najjar 综合征 I 型和 II 型。

2. 家族性暂时性高胆红素血症 即 Lucey–Driscoll 综合征,有明显家族史。原因是母亲妊娠中期和后期血清中存在一种尚未被证实的 UGT 抑制素,能通过胎盘到达胎儿体内,有抑制 UGT 的作用。该病新生儿出生后 48 小时内会发生严重的黄疸,血清胆红素（TSB）可达 342 μmol/L 或更高。如不及时换血治疗,可发生胆红素脑病。

3. 围产因素与高胆红素血症　主要包括母亲和新生儿两方面的因素。母亲方面主要包括妊娠期疾病导致新生儿缺氧而影响肝酶活性，导致高胆红素血症；应用的药物如催产素、麻醉剂等引起红细胞破坏增多导致黄疸；母亲的年龄越大，新生儿高胆红素血症发生率越高；分娩方式中产钳助产、胎头吸引、臀位助产等均可导致新生儿高胆红素血症的危险。胎儿和新生儿方面的因素包括胎盘和脐带异常、宫内发育迟缓、早产、第一胎、男性等，均可能引起高胆红素血症。

4. 母乳性黄疸　尚未明确原因，可能与母乳中含较高浓度的孕 – 3（α），20（β）二醇可抑制 UGT 有关，也可能是母乳中脂肪酶活性高，促进母乳中甘油三酯水解成游离脂肪酸，抑制 UGT 活性，引起高非结合胆红素血症，也可能是新生儿肝肠循环增加的原因。

（三）临床表现

主要为高非结合胆红素血症的症状，精神食欲稍差，皮肤黄染呈杏黄色，粪、尿色正常。黄疸特点为出现时间较早。实验室检查 TSB 增高，红细胞、网织红细胞及肝功能则因不同发病因素可有异常或正常。母乳性黄疸一旦停喂母乳或改配方乳 48 ~ 72 小时后，黄疸可以明显减轻。若再开始喂母乳，黄疸可重新出现，但程度会减轻。

（四）治疗要点

由于黄疸程度以轻度、中度占多数，主要采用光疗。重度黄疸者也可同时静脉输注白蛋白、血浆治疗，预防发生胆红素脑病。母乳性黄疸时，TSB < 256.5 μmol/L，可继续母乳喂养，加强监测。TSB > 342 μmol/L 时加用光疗。

二、高结合胆红素血症

（一）概述

新生儿高结合胆红素血症是由于多种病因导致肝细胞和（或）胆道对正常胆汁的分泌和（或）排泄功能障碍或缺损，伴有结合胆红素增高而引起的以阻塞性黄疸为主要表现的综合征，即皮肤、巩膜黄染，大便色泽变淡或陶土色，尿色深黄，肝脾肿大，肝功能损害等。

（二）病因与发病机制

从病因上分为肝胆道阻塞、遗传代谢紊乱、先天性持续性淤胆以及获得性肝内淤胆。按照解剖结构可分为肝细胞性（肝细胞排泄障碍及摄取、结合、排泄均障碍）、肝细胞排泄障碍（包括 Dubin-Johnson 综合征和 Roter 综合征）。肝细胞摄取、结合、排泄均障碍的包括新生儿肝炎、新生儿败血症、药物及中毒、遗传性代谢紊乱（碳水化合物代谢紊乱，如半乳糖血症、糖原累计病Ⅳ型、果糖不耐受；脂肪代谢紊乱及溶酶体贮积症，如尼曼 – 匹克病、Gaucher 病、Wolman 病、胆固醇脂累积症等；氨基酸代谢紊乱，如酪氨酸血症、高蛋氨酸血症等；其他如 α₁-抗胰蛋白酶缺乏症、新生儿垂体功能低下、囊性纤维性病、肝肾综合征、家族性肝脂肪变性、肝豆状核变性等）、染色体病及其他严重营养不良、慢性充血性心力衰竭等病因。胆道排泄障碍包括肝内梗阻，如病毒性肝炎及其他感染、肝内胆管缺如、药源性淤胆等；肝外梗阻如先天性胆管闭锁、先天性胆总管囊肿、胆总管结石等。

（三）临床表现

新生儿肝炎引起者，起病缓慢而隐匿，黄疸可出现在新生儿早期，持续不退或加剧，或新生儿后期，生理性黄疸消退后又再度出现黄疸，伴轻度呕吐、厌食、体重不增等，出生后可有正常颜色大便，以后逐渐转为淡黄色、灰白色或陶土色，尿色深黄，肝、脾增大不显著。也有一开始就表现严重者，如发热、黄疸日趋加剧，大便呈陶土色，肝增大质偏硬，脾增大，腹壁静脉怒张，腹水，会阴及下肢水肿，发展到肝性脑病、食管静脉曲张、消化道出血、颅内出血、脓毒败血症等并发症而死亡。胆管闭锁者黄疸出现在出生后不久或 1 个月内，呈进行性加重，极期呈黄绿色或灰绿色，同时巩膜发黄，泪液变黄，皮肤瘙痒而烦躁；粪色变浅呈淡黄色，甚至持续性白陶土色粪便，尿色深黄如红茶样；>3 个月的患儿，黄疸呈深黄色，巩膜呈深黄绿色，白陶土色粪便又转为淡黄色。到 5 ~ 6 个月时，患儿全身状态迅速恶化，因胆道完全梗阻、胆汁性肝硬化、脂肪吸收障碍，出现脂溶性维生素缺乏及出血倾向，易感染，低蛋白性水肿。

（四）治疗要点

根据不同的病因采取不同的治疗手段。对于肝炎患儿以预防为主，可进行疫苗的预防接种，针对病因进行抗感染治疗。对症治疗如保肝治疗、肾上腺皮质激素的使用，可以消除肝细胞肿胀、减轻黄疸、延迟肝组织的纤维化等，利胆药如熊去氧胆酸的应用。对于胆管闭锁的患儿可采用手术治疗。

三、混合性高胆红素血症

（一）概述

新生儿高非结合胆红素血症和高结合胆红素血症同时存在时称混合性高胆红素血症。

（二）病因与发病机制

感染是引起新生儿混合性高胆红素血症的重要原因，细菌和病毒感染都可使血胆红素升高而致黄疸。发病机制是多方面的，病原体可引起红细胞破坏，发生溶血或（和）影响肝葡萄糖醛酰转移酶的活性，使肝对胆红素的摄取和结合能力降低，使血液中的非结合胆红素升高；同时由于肝排泄功能障碍而致胆汁淤积，使结合胆红素也同时升高，表现为混合性高胆红素血症。

（三）临床表现

新生儿多表现体温不升，拒奶、呕吐、呼吸不规则、嗜睡或烦躁不安等非特异性症状。如感染伴有溶血，则可出现贫血。

（四）治疗要点

主要治疗原发病，积极控制感染，加强支持疗法。可采用大剂量丙种球蛋白静脉治疗。黄疸不宜光疗，可选用药物治疗。

附：新生儿换血疗法

换血是治疗高胆红素血症最迅速的方法。主要用于重症母婴血型不合的溶血病。溶血病换血可及时换出抗体和致敏红细胞，减轻溶血，降低血清胆红素浓度，防止核黄疸，同时纠正贫血，防止心力衰竭。换血偶有心脏停搏等危险，并有继发感染可能，所以必须严格掌握指征。

换血指征：①产前诊断基本明确而新生儿出生时脐带血血红蛋白 <120 g/L，伴水肿、肝脾大、心力衰竭者。②血清胆红素 >342 μmol/L，且主要是非结合胆红素者。③凡有早期核黄疸症状者，不论血清胆红素浓度的高低都应考虑换血。④早产儿及前一胎有死胎、全身水肿、严重贫血等病史者，此胎往往也会出现严重的高胆红素血症。出生后已 1 周以上，体重较大、情况良好、无核黄疸症状者，即使血清胆红素达 427.5 μmol/L，而其中直接胆红素 >85.5 μmol/L 者，也可先用其他方法治疗。⑤"光疗失败"是指光疗 4~6 小时后，血清胆红素仍上升 8.6 μmol/（L·h），可视为光疗失败，准备换血。

（五）护理评估

1. 现病史　了解患儿的反应、精神状态、吸吮力、肌张力等情况，监测体温、呼吸，患儿皮肤黄染的部位和范围，注意有无感染和抽搐等。

2. 健康史　了解患儿胎龄、分娩方式、Apgar 评分、母婴血型、体重、喂养及保暖情况，了解患儿体温变化及大便颜色、药物服用情况、有无诱发接触等。

3. 辅助检查　了解胆红素的监测结果，以及 B 超、MRI、肝穿刺检查、细菌学检测等。

4. 心理社会因素　了解患儿家长心理状况，针对本病病因、性质、护理、预后进行详细的讲解，使患儿家长充分理解。

（六）常见护理诊断

1. 潜在并发症　胆红素脑病。
2. 知识缺乏　缺乏黄疸护理的有关知识。
3. 潜在光疗相关并发症　与蓝光治疗有关。

（七）护理目标

1. 不发生胆红素脑病。
2. 家长了解黄疸护理的有关知识。
3. 不发生光疗相关并发症。

（八）护理措施

1. 密切观察病情　监测胆红素测定结果，预防胆红素脑病的发生。注意皮肤、巩膜、大小便的色泽变化和神经系统的表现，观察患儿是否出现拒奶、嗜睡、肌张力减退等胆红素脑病的早期表现，及时与医生联系，做好抢救准备。

2. 合理喂养　尽早开奶，通过刺激肠蠕动促进胎粪的排出，建立肠道正常菌群，减少胆红素的肝肠循环。

3. 注意保暖　维持体温 36.5~37.5 ℃，避免低体温时游离脂肪酸过高，与胆红素竞争白蛋白结合位点。

4. 做好蓝光疗法的护理　蓝光可促进非结合胆红素转化为水溶性异构体，经胆汁和尿液排出。对严重高胆红素血症需要换血的患儿，可减少换血的次数，提高疗效。

5. 做好换血的护理　针对严重高胆红素血症的患儿，护士做好换血物品、环境及药物的准备，按照换血操作流程进行操作；期间严密观察患儿血糖、血气、电解质等的检测结果。

6. 其他治疗　按照医嘱给予输入白蛋白和肝酶诱导剂，利于胆红素与白蛋白结合，减少胆红素脑病的发生。预防患儿发生低血糖、低体温、缺氧、酸中毒、感染等。

7. 健康指导　向家长解释患儿高胆红素血症的原因和患儿的病情，使家长能够配合治疗。红细胞 6-磷酸葡萄糖脱氢酶缺陷者，忌食蚕豆及其制品，避免接触樟脑。发生核黄疸者，应及早给予康复治疗和护理。

（九）护理评价

1. 未发生胆红素脑病。

2. 家长掌握了黄疸护理的有关知识。

3. 未发生光疗相关并发症。

（包欢欢）

第三节　新生儿呼吸窘迫综合征护理

新生儿呼吸窘迫综合征（neonatal respiratory distress syndrome，NRDS）是由于缺乏肺表面活性物质而使肺泡进行性不张，临床上表现为生后不久出现进行性加重的呼吸窘迫和呼吸衰竭。病理上以肺泡壁附有嗜伊红的透明膜和肺不张为特征，故又称新生儿肺透明膜病，多见于早产儿。

一、护理评估

（一）健康史

患儿发生本病前常有早产、宫内窘迫及宫内感染、母亲患糖尿病、产时窒息、分娩未发动前行剖宫产等病史。本病主要见于早产儿，或有围生期窒息、前置胎盘、胎盘早期剥离及宫内感染等病史。

肺表面活性物质（pulmonary surfactant，PS）主要成分为磷脂，孕35周后迅速由胎儿肺泡Ⅱ型上皮细胞合成。其可降低肺表面张力、防止呼气末肺泡萎陷，保持功能残气量，稳定肺泡内压，减少液体自毛细血管向肺泡渗出。当肺表面活性物质缺乏时，肺泡表面张力增加、呼气末功能残气量明显减少，肺泡逐渐萎缩、肺顺应性降低，潮气量和肺泡通气量减少，导致 CO_2 潴留；通气/血流值降低，引起缺氧，进而导致代谢性酸中毒。缺氧及混合性酸中毒，使肺毛细血管通透性增高，液体漏出、肺间质水肿和纤维蛋白沉着于肺泡内表面形成嗜伊红透明膜，致气体弥散障碍，加重缺氧、酸中毒，进而抑制肺表面活性物质合成，形成恶性循环。

（二）临床表现

多数患儿于生后2~6小时（不超过12小时）出现进行性呼吸困难和发绀，伴烦躁不安、鼻翼扇动、三凹征、呼气性呻吟，或以后出现呼吸不规则、呼吸暂停、面色青灰，肌张力低下，最后进入衰竭。早期胸部尚隆起，随肺不张加重而下陷，呼吸音低，可闻及细小湿啰音。心率快，心音由强变弱，甚至出现充血性心力衰竭。由于病情加重或使用呼吸机，患儿吸母乳困难，严重者可并发肺出血等。生后2~3天病情严重，72小时后明显好转。

（三）心理社会状况

家长对本病的治疗及预后知识缺乏，加上患儿病情较重，可出现焦虑、恐惧和内疚等心理变化，故应评估患儿家长对本病认识、焦虑程度、经济承受能力等。

（四）实验室及其他辅助检查

1. X线检查　①毛玻璃样改变，两肺呈普遍性透过度降低，可见弥漫性均匀一致的细颗粒状影。②支气管充气征，在弥漫性肺泡不张（白色）的背景下，可见清晰充气的树枝状支气管（黑色）影。③白肺，严重时双肺野均呈白色，肺肝界及肺心界均消失。

2. 泡沫试验　取胃液1 mL加95%乙醇1 mL，振荡15秒，静置15分钟后，若沿管壁有多层泡沫形成，则可排除 NRDS，若无泡沫，可考虑 NRDS。

（五）治疗要点

应立即给氧、辅助呼吸、保暖；尽早使用肺表面活性物质替代；维持酸碱平衡；支持治疗，供给所需营养和水分；控制肺部感染。

二、常见护理诊断

1. 自主呼吸受损　与缺乏肺泡表面活性物质导致肺不张、呼吸困难有关。
2. 营养失调：低于机体需要量　与摄入量不足有关。
3. 有感染的危险　与抵抗力降低有关。

三、护理措施

（一）改善呼吸功能

1. 保持呼吸道通畅　及时清除口、鼻、咽部分泌物，必要时于雾化吸入后吸痰，每 2 小时翻身 1 次，室内湿度保持在 55% 左右。

2. 供氧及辅助呼吸　根据病情及血气分析，选用导管、面罩或头罩吸氧，维持 PaO_2 6.7~9.3 kPa（50~70 mmHg）、SaO_2 维持在 87%~95% 之间。应防止氧中毒。①尽早应用鼻塞持续气道正压呼吸，增加功能残气量，防止肺泡萎陷和不张，改善通气和血流比例失衡，使 PaO_2 上升。②当持续气道正压呼吸无效，即 PaO_2 <6.7 kPa（50 mmHg）或 $PaCO_2$ >7.9 kPa（60 mmHg）时，或频发呼吸暂停时，行气管插管并采用间歇正压通气（IPPV）及呼气末正压通气（PEEP）。

3. 气管插管　协助医生尽早（生后 24 小时内）使用肺泡表面活性物质，可减轻症状及提高治愈率。滴入前彻底吸净气道内分泌物，随之经气管插管分别取仰卧位、右侧卧位、左侧卧位再仰卧位，使药物较均匀进入各肺叶。也可在滴入后，用复苏器加压给氧以助药液扩散。

4. 保暖　置患儿于适中环境温度中，使患儿皮肤温度保持在 36~36.5 ℃，以减少氧的消耗。

5. 严密观察病情　重症患儿应送入监护室，用监护仪监测体温、呼吸、心率、血压及血气等，并随时进行再评估，认真填写特别记录单。若有变化及时通知医生。

（二）保证营养供给

患儿因呼吸困难或各种导管的置入，常不能吸吮母乳，应按医嘱静脉补液，供给充足能量及水分，生后第 1~2 日时液量应控制在每日 60~80 mL/kg，以后逐渐增至每日 80~200 mL/kg，用生理维持液。若能量不足，应输血浆或清蛋白或静脉全营养液。已排胎粪并有肠鸣音者，可用鼻胃管喂养。病情缓解后及早恢复母乳喂养。

（三）预防感染

因该病多为早产儿，住院时间较长，抵抗力较差，极易发生院内感染，做好各项消毒隔离工作至关重要。

（四）健康教育

让家长了解该病的危险性、预后及治疗情况，安慰家长，使其理解和配合治疗；教会父母居家照顾的相关知识，为患儿出院后得到良好的照顾打下基础。

（包欢欢）

第四节 早产儿呼吸暂停护理

呼吸暂停是早产儿尤其是极低体重儿最常见的一种临床症状，由于早产儿呼吸中枢发育不成熟，呼吸暂停发病率很高，约 40% ~ 50% 的早产儿在新生儿期出现周期性呼吸（呼吸停止小于 20 秒又开始自动呼吸，不伴心动过缓），其中又有约半数发展为呼吸暂停，可造成早产儿呼吸衰竭、肺出血、颅内出血、缺氧缺血脑损伤、多脏器衰竭，甚至猝死等后果，严重危及患儿生命。

一、概述

早产儿呼吸暂停（apnea of prematurity，AOP）是指呼吸停止持续时间大于 20 秒，或 <20 秒且伴有心动过缓或发绀。呼吸暂停发病率随着早产儿的不成熟程度剧增，孕周越小则发生率越高。所有孕周 <28 周的早产儿都会发生呼吸暂停，极低出生体重儿 AOP 发生率约为 40%，胎龄 28 ~ 29 周早产儿可达 90%。根据吸气做功情况以及呼吸道阻塞情况可将呼吸暂停分为：①中枢型呼吸暂停，由于没有中枢神经系统传至呼吸肌的始动呼吸的信号，无膈肌活动造成的肺泡通气停止。早产儿脑干控制呼吸的中枢发育不完善，兼之周围迷走刺激反应低下所致呼吸暂停。②阻塞型呼吸暂停，由于早产儿气道发育的特点使得吸气时上气道塌陷阻断肺泡通气。③混合型呼吸暂停，上述两种情况并存，此类型约占 50%。

二、病因与发病机制

（一）呼吸中枢不成熟

大部分呼吸暂停发生于早产儿，呼吸暂停的发生可能与脑干细胞功能有关。随着孕周增加，听力诱发反应脑干传导时间缩短，呼吸暂停发生的频率降低。另外，新生儿的呼吸受睡眠状态的影响。新生儿快速动眼睡眠（rapid eye movement，REM）时潮气量和呼吸频率呈不规则。早产儿睡眠状态以 REM 为主，呼吸暂停在 REM 状态较安静深睡眠时发生更频繁。

（二）化学感受器反应

低氧导致早产儿对二氧化碳水平的升高不敏感，表明周围化学感受器不成熟有可能是导致呼吸暂停的病因。尽管大部分新生儿在发生呼吸暂停之前并没有发生低氧血症，但是低氧仍在呼吸暂停中起到重要作用。另外，早产儿中发生呼吸暂停者相比未发生呼吸暂停者对血液中二氧化碳增高时的通气反应降低，相比足月儿或成人，早产儿的通气反应降低，表明未成熟的中枢化学感受器可能与呼吸暂停的发生有关。

（三）反射

因刺激咽后壁、肺膨胀、喉部的液体或者胸壁变形引起的主动反射可能导致呼吸暂停。例如频繁吸痰刺激咽后壁或者喂奶时上呼吸道有液体存在可发生呼吸暂停。

（四）呼吸肌

通气不足可能与呼吸肌的协作无效有关，包括膈肌和肋间肌以及上呼吸道（咽和喉）的肌肉，呼吸道阻塞可能导致混合型和阻塞型呼吸暂停。阻塞的位置通常是上咽部。该部位较为薄弱，因为肌张力较弱，尤其是 REM 期间。颈部过于屈曲，面罩下边缘对下颌产生的压力（操作时可能存在的问题）阻塞呼吸道导致呼吸暂停。当早产儿处于颈部过于屈曲时更可能发生呼吸道阻塞。另外，鼻部的阻塞可能导致呼吸暂停。早产儿通常在鼻部阻塞后不能够自行转为经口呼吸。

（五）胃食管反流

胃食管反流在早产儿中很常见，然而没有证据表明早产儿呼吸暂停和胃食管反流之间的关系。

（六）抑制性神经递质

也有研究认为抑制性神经递质对呼吸暂停的发生起重要作用。

三、临床表现

（一）发生时间

呼吸暂停多发生于生后 1~2 天，如果生后 7 天内不发生呼吸暂停则以后发生呼吸暂停的概率较低。

（二）持续时间

呼吸暂停持续的时间不同，通常到孕 37 周时停止发生。孕周不满 28 周的早产儿呼吸暂停持续的时间通常要超过纠正胎龄 37 周后。一项研究发现，20% 的早产儿在出院前至少 5 天未发生呼吸暂停，但出院后仍会发生呼吸暂停直至纠正胎龄 43 周。

四、诊断检查

评估应根据病史和体格检查，监测动脉血气分析、血氧饱和度、全血常规、血糖、血钙和电解质水平。

呼吸暂停早产儿的胎龄多小于 34 周，以极低出生体重儿常见。早产儿呼吸暂停的主要症状表现为呼吸暂时停止，应用监测胸部运动和潮气末二氧化碳测定仪测不到呼吸，或者患儿的胸部运动阻抗记录增加，鼻部探测不到呼出气体中的二氧化碳等。

五、治疗

反复、持续的呼吸暂停或需要频繁面罩球囊加压通气时即应开始治疗。

（一）一般治疗

主要包括：①个体化治疗，根据潜在的问题进行针对性治疗。②给予氧气吸入使 SaO_2 维持理想范围。③避免经口喂养，进行咽部吸引应注意防止引起反流、呕吐等。④避免颈部过于屈曲的体位，防止气道发生阻塞。采用俯卧位可以减少呼吸暂停的发生。

（二）咖啡因或氨茶碱

咖啡因或氨茶碱可以明显减少呼吸暂停的发生，减少机械辅助通气的使用。减少呼吸暂停发生的机制为：①刺激呼吸中枢。②腺嘌呤核苷拮抗剂，腺嘌呤核苷是一种引起呼吸抑制的神经递质。③增强膈肌收缩功能，咖啡因负荷量 20 mg/kg，维持量 5 mg/kg。如果胎龄大于 37 周、体重达 1 800~2 000 g，或连续 5~7 天不发生呼吸暂停则可停止咖啡因治疗。氨茶碱负荷量 5 mg/kg，12 小时后给予维持量 2.5 mg/kg。注意监测血药浓度，氨茶碱药物血浓度为 5~15 μg/mL，血药浓度 >15~20 mg/L 时首先出现心动过速，以后出现激惹、腹胀、呕吐、喂养困难，血药浓度 >50 mg/L 可发生惊厥、心律失常。咖啡因有效血浓度为 8~20 mg/mL，每 3~4 天监测 1 次，若血药浓度 >50 mg/L 可出现心动过速、呕吐、腹胀等不良反应，需减量或停药。

（三）呼吸支持

若药物治疗无效，可以采用 CPAP 2~4 cmH₂O 或 1~2L/min 高流量鼻塞吸氧。若药物治疗和上述呼吸支持无效则予以低压力机械通气。

六、护理措施

（一）维持体温稳定

室温保持 24~26 ℃，相对湿度 55%~65%。加强体温监测，每天 2~4 次。体温的维持应从娩出后即开始，立即擦干身上的羊水，并用干燥、预热的毛毯包裹，尽快放置暖箱或远红外辐射床。

（二）维持有效呼吸

所有胎龄 <34 周的早产儿生后 1 周内都应进行 AOP 监测，直至不发生呼吸暂停 5 天方可停止。密切监测呼吸、心率、血氧饱和度，当监护仪报警时及时予以处置，观察患儿心率是否变慢、有无发绀及气道阻塞等。大部分早产儿的呼吸暂停对触觉刺激是有反应的，如果对触觉刺激无反应则立即进行面罩球囊加压给氧，氧浓度为呼吸暂停发生前患儿所吸入的氧浓度，避免过度提高氧分压。第 1 次呼吸暂停发生后应评估原因，如果有明确的原因应进行针对性治疗。有缺氧症状者给予氧气吸入，吸入氧浓度和时间根据缺氧程度及用氧方法而定，尽量使用空氧混合器，维持 SaO₂ 在 90%~95%，根据 SaO₂ 监测结果及时调整氧浓度。呼吸暂停者给予弹足底、托背、吸氧、面罩球囊加压给氧，如果频繁呼吸暂停应考虑插管，并应考虑有无感染发生，及时更换抗生素。有研究表明，采用振动式水床辅助治疗可减少呼吸暂停，相关机制可能为：振动式水床产生机械振动波，通过波动刺激早产儿，增加对前庭定位感受器的冲动，兴奋呼吸中枢的同时刺激呼吸肌达到托背式呼吸效果，使早产儿保持自主呼吸和减少呼吸暂停发作次数。

（三）合理喂养

开始喂养不宜过迟，可防止低血糖及减轻黄疸程度。吸吮无力者可采用鼻饲或口饲喂养。尽量采用母乳喂养，以减少坏死性小肠结肠炎的发生，不能经肠道喂养者可采用静脉高营养。因早产儿吸吮、呼吸、吞咽功能不协调，进食时容易出现呛奶、呼吸暂停、口周发绀、SaO₂ 下降等，此时应及时停止喂养，待患儿充分呼吸、面色转红、SaO₂ 恢复后再继续喂养。喂养时和喂养后应将患儿置于侧卧位，也可在喂养后将患儿放置俯卧位以防止胃食管反流。每次管饲喂养前应抽吸胃潴留物，胃潴留量小于每顿奶量的 25% 时可继续喂养，胃潴留量大于每顿奶量的 25% 但小于每顿奶量的 50% 时只需补足余量，若胃潴留量大于每顿奶量的 50% 时可考虑停止喂养。

（四）体位

支持早产儿俯卧位时可以改善动脉氧分压，改善肺的顺应性，增加呼吸潮气量，降低能量消耗，减少胸廓不协调运动。头抬高倾斜位、俯卧位时与水平位相比能明显减少心动过缓和/或低氧血症的发作，尤以减少单纯性低氧血症发作最显著。这可能是因为俯卧位时肺通气/血流比例适合，腹内压较低，膈肌活动较好，有利于改善动脉氧合。抬高头位后，较低的肺段也具有良好的通气，氧合情况进一步得到改善，从而预防呼吸暂停的发作。另外，俯卧位时，乳汁在胃内停留的时间缩短，减少腹胀、胃食管反流等的发生，从而有助于减少呼吸暂停的发生。俯卧位对预防早产儿呼吸暂停有诸多益处，但会增加发生婴儿猝死综合征（SIDS）的危险性，由于发生 SIDS 的婴儿中孕周在 40 周以内的比例较小，故对于早产儿应积极主动采用俯卧位。

（五）预防感染

早产儿抵抗力低，应加强口腔、皮肤及脐部的护理，发现微小病灶应及时处理。制订严密的消毒隔离制度，严禁非专室人员入内，严格控制参观和示教人数，超常人流量后应及时进行空气及有关用品消毒，确保空气及仪器物品洁净，防止交叉感染。发现体温波动、呼吸暂停时应考虑是否发生感染，并及时检查血常规、抽取血培养送检，及时调整抗生素。发现感染患儿应及时做好隔离，避免交叉感染。吸引器以及吸氧装置等都应专人专用，不可混用。

（六）观察并发症的发生

注意监测各种并发症的发生，例如坏死性小肠结肠炎、颅内出血、视网膜病、败血症等。

（包欢欢）

第五节 新生儿窒息护理

新生儿窒息（asphyxia of newborn）是胎儿因缺氧发生宫内窘迫或娩出过程中引起的呼吸、循环障碍，以致生后 1 分钟内无自主呼吸或未能建立规律性呼吸，而导致低氧血症和混合性酸中毒。本病是新生儿伤残和死亡的重要原因之一。国内发病率约 5% ~ 10%。

一、病因

凡能造成胎儿或新生儿缺氧的因素均可引起窒息。

1. 孕母因素　孕母患有全身性疾病如糖尿病、心脏病、严重贫血及肺部疾患等；孕母妊娠期有妊高征；孕母吸毒、吸烟；孕母年龄大于 35 岁或小于 16 岁等。

2. 胎盘和脐带因素　前置胎盘、胎盘早剥、胎盘老化等；脐带受压、打结、绕颈等。

3. 分娩因素　难产，手术产如高位产钳；产程中药物（镇静剂、麻醉剂、催产药）使用不当等。

4. 胎儿因素　早产儿、小于胎龄儿、巨大儿；先天畸形如呼吸道畸形；羊水或胎粪吸入气道；胎儿宫内感染所致神经系统受损等。

二、病理生理

1. 呼吸改变

（1）原发性呼吸暂停（primary apnea）：胎儿或新生儿窒息缺氧时，初起 1 ~ 2 分钟呼吸深快，如缺氧未及时纠正，旋即转为呼吸抑制和反射性心率减慢，此为原发性呼吸暂停。此时患儿肌张力存在，血管轻微收缩，血压升高，循环尚好，但有发绀，如及时给氧或予以适当刺激，有时甚至在无外界帮助下仍能恢复呼吸。

（2）继发性呼吸暂停（secondary apnea）：如缺氧持续存在，则出现喘息样呼吸，心率继续减慢，血压开始下降，肌张力消失，面色苍白，呼吸运动减弱，最终出现一次深度喘息而进入继发性呼吸暂停，如无外界正压呼吸帮助则无法恢复而死亡。

2. 各器官缺血缺氧改变　窒息开始时，由于低氧血症和酸中毒，引起体内血液重新分布，即各器官间血液分流，肺、肠、肾、肌肉、皮肤等处血管收缩，血流量减少，从而保证生命重要器官如心、脑、肾上腺等处的供血。如缺氧继续，无氧代谢使酸性产物极度增加，导致重度代谢性酸中毒。此时体内储存糖原耗尽，血流代偿机制丧失，心脏功能受损，心率和动脉压下降，重要器官供血减少，脑损伤发生；其他已处于缺血情况下的器官，则因血内含氧量的进一步下降而更易受到缺氧缺血的伤害。

3. 血液生化和代谢改变　缺氧导致血 $PaCO_2$ 升高，pH 和 PaO_2 值降低。在窒息应激状态时，儿茶酚胺及胰高糖素释放增加，使早期血糖正常或增高；当缺氧情况持续，糖原消耗增加、贮存空虚，遂出现低血糖。应激情况下，血游离脂肪酸增加，促进了钙离子与蛋白结合而致低钙血症。此外，窒息酸中毒尚可抑制胆红素与白蛋白的结合，降低肝内酶的活力而致高胆红素血症；亦能引致左心房心钠素分泌增加，造成低钠血症。

三、临床表现

1. 胎儿缺氧（宫内窒息）　早期有胎动增加，胎儿心率增快，≥160 次/分；晚期胎动减少甚至消失，胎心率变慢或不规则，＜100 次/分，羊水被胎粪污染呈黄绿或墨绿色。

2. Apgar 评分　是一种简易的临床上评价新生儿窒息程度的方法。内容包括心率、呼吸、对刺激的反应、肌张力和皮肤颜色等 5 项；每项 0～2 分，总共 10 分，8～10 分为正常，4～7 分为轻度窒息，0～3 分为重度窒息。生后 1 分钟评分可区别窒息程度，5 分钟及 10 分钟评分有助于判断复苏效果和预后。

3. 各器官受损表现　窒息、缺氧缺血造成多器官性损伤，但发生的频率和程度则常有差异。①心血管系统，轻症时有传导系统和心肌受损；严重者出现心源性休克和心力衰竭。②呼吸系统，易发生羊水或胎粪吸入综合征，肺出血和持续肺动脉高压，低体重儿常见肺透明膜病、呼吸暂停等。③泌尿系统，急性肾功能衰竭时有尿少、蛋白尿、血尿素氮及肌酐增高，肾静脉栓塞时肉眼可见血尿。④中枢神经系统，主要是缺氧缺血性脑病和颅内出血。⑤代谢方面，常见低血糖，电解质紊乱如低钠血症和低钙血症等。⑥消化系统，有应激性溃疡和坏死性小肠结肠炎等。缺氧还导致肝葡萄糖醛酸转移酶活力降低，酸中毒更可抑制胆红素与白蛋白结合而使黄疸加重。

四、辅助检查

血气分析可显示呼吸性酸中毒或代谢性酸中毒。当胎儿头皮血 pH≤7.25 时提示胎儿有严重缺氧，需准备各种抢救措施。出生后应多次监测 pH、$PaCO_2$ 和 PaO_2，作为应用碱性溶液和供氧的依据。根据病情需要还可选择性监测血糖、血电解质、血尿素氮及肌酐等生化指标。

五、治疗

1. 预防及积极治疗孕母疾病。

2. 早期预测　估计胎儿娩出后有窒息危险时，应充分做好准备工作，包括人员、仪器、物品等。

3. 及时复苏　按 ABCDE 复苏方案。A（air way）：清理呼吸道；B（breathing）：建立呼吸，增加通气；C（circulation）：维持正常循环，保证足够心搏出量；D（drug）：药物治疗；E（evaluation and environment）：评价和环境（保温）。其中 ABC 三步最为重要，A 是根本，B 是关键，评价和保温贯穿于整个复苏过程。

4. 复苏后处理　评估和监测呼吸、心率、血压、尿量、肤色、经皮氧饱和度及窒息所致的神经系统症状等，注意维持内环境稳定，控制惊厥，治疗脑水肿。

六、护理诊断

1. 自主呼吸障碍　与羊水、气道分泌物吸入导致低氧血症和高碳酸血症有关。

2. 体温过低　与缺氧以及抢救时暴露过分有关。

3. 焦虑（家长）　与病情危重及预后不良有关。

七、护理措施

1. 复苏　新生儿窒息的复苏应由产科及新生儿科医生、护士共同合作进行。

（1）复苏程序：严格按照 A→B→C→D 步骤进行，顺序不能颠倒。复苏过程中严密心电监护。

A. 通畅气道（要求在生后 15～20 秒钟内完成）：①新生儿娩出后即置于远红外或其他方法预热的保暖台上。②温热干毛巾揩干头部及全身，减少散热。③摆好体位，肩部以布卷垫高 2～2.5 cm，使颈部轻微伸仰。④立即吸净口、咽、鼻黏液，吸引时间不超过 10 秒，先吸口腔，再吸鼻腔黏液。

B. 建立呼吸：①触觉刺激，拍打足底和摩擦婴儿背部来促使呼吸出现。婴儿经触觉刺激后，如出现正常呼吸，心率 >100 次/分，肤色红润或仅手足青紫者可予观察。②正压通气，触觉刺激后如无自主呼吸建立或心率 <100 次/分，应立即用复苏器加压给氧；面罩应密闭遮盖下巴尖端、口鼻，但不盖住眼睛；通气频率为 40～60 次/分，吸呼比 1:2，压力以可见胸动和听诊呼吸音正常为宜。30 秒后再评估，如心率 >100 次/分，出现自主呼吸可予以观察；如无规律性呼吸，或心率 <100 次/分，须继续复苏器正压通气或进行气管插管正压通气。

C. 恢复循环：气管插管正压通气 30 秒后，心率 <60 次/分或心率在 60～80 次/分不再增加，应同时进行胸外心脏按压。可采用双拇指法：操作者双拇指并排或重叠于患儿胸骨体下 1/3 处，其他手指围绕胸廓托在后背；中示指法：操作者一手的中示指按压胸骨体下 1/3 处，另一只手或硬垫支撑患儿背部；按压频率为 90 次/分（每按压 3 次，正压通气 1 次，每个动作周期包括 3 次按压和 1 次人工呼吸，双人配合，耗时约 2 秒），压下深度为 1.5～2 cm，按压放松过程中，手指不离开胸壁；按压有效时可摸到股动脉搏动。胸外心脏按压 30 秒后评估心率恢复情况。

D. 药物治疗：①建立有效的静脉通路。②保证药物的应用，胸外心脏按压 30 秒不能恢复正常循环时，遵医嘱给予 1:10 000 肾上腺素 0.1～0.3 mL/kg，静脉或气管内注入；如心率仍 <100 次/分，可根据病情酌情用纠正酸中毒、扩容剂，有休克症状者可给多巴胺或多巴酚酊胺；对其母在婴儿出生前 6 小时内曾用过麻醉药者，可用纳洛酮静脉或气管内注入。

（2）复苏后监护：监护主要内容为体温、呼吸、心率、血压、尿量、肤色和窒息所导致的神经系统症状；注意酸碱失衡、电解质紊乱、大小便异常、感染和喂养等问题。认真观察并做好相关记录。

2. 保温　整个治疗护理过程中应注意患儿的保温，可将患儿置于远红外保暖床上，病情稳定后置暖箱中保暖或热水袋保暖，维持患儿肛温 36.5～37.5 ℃。

3. 家庭支持　耐心细致地解答病情，告诉家长患儿目前的情况和可能的预后，帮助家长树立信心，促进父母角色的转变。

（包欢欢）

第六节　新生儿缺氧缺血性脑病护理

新生儿缺氧缺血性脑病（hypoxic – ischemic encephalopathy，HIE）是由于各种围生期因素引起的缺氧和脑血流减少或暂停而导致胎儿和新生儿的脑损伤，是新生儿窒息后的严重并发症，病情重，病死率高，少数幸存者可产生永久性神经功能缺陷如智力障碍、癫痫、脑性瘫痪等。

一、病因

1. 缺氧　①围生期窒息。②反复呼吸暂停。③严重的呼吸系统疾病。④右向左分流型先天性心脏病等。其中围生期窒息是引起新生儿缺氧缺血性脑病的主要原因。

2. 缺血　①心跳停止或严重的心动过缓。②重度心力衰竭或周围循环衰竭。

二、发病机制

缺氧缺血性脑病的发病机制与下列因素有关：

1. 脑血流改变　当窒息缺氧为不完全性时，体内出现器官间血液重新分布，以保证脑组织血液供应；如缺氧继续存在，这种代偿机制失败，脑血流灌注下降，遂出现第 2 次血流重新分布，即供应大脑半球的血流减少，以保证丘脑、脑干和小脑的血灌注量（脑内血液分流），此时大脑皮质矢状旁区和其下面的白质（大脑前、中、后动脉灌注的边缘带）最易受损。缺氧及酸中毒还可导致脑血管自主调节功能障碍，形成压力被动性脑血流，当血压升高过大时，可造成脑室周围毛细血管破裂出血；而低血压时脑血流量减少，又可引起缺血性损伤。

2. 脑组织生化代谢改变　脑所需的能量来源于葡萄糖的氧化过程，缺氧时无氧糖酵解增加、乳酸堆积，导致低血糖和代谢性酸中毒；ATP 产生减少，细胞膜钠泵、钙泵功能不足，使钠钙离子进入细胞内，激活某些受其调节的酶，从而进一步破坏脑细胞膜的完整性。

3. 神经病理学改变　足月儿常见的神经病理学改变是皮质梗死及深部灰质核坏死；早产儿则脑室周围出血和脑室内出血多见，其次是白质病变，包括白质脂类沉着、星形细胞反应性增生和脑室周围白质营养不良，后者发展为囊性改变。

三、临床表现

主要表现为意识改变及肌张力变化，严重者可伴有脑干功能障碍。根据病情不同可分为轻、中、重 3 度。

1. 轻度　主要表现为兴奋、激惹，肢体及下颏可出现颤动，吸吮反射正常，拥抱反射活跃，肌张力正常，呼吸平稳，前囟平，一般不出现惊厥。上述症状一般在生后 24 小时内明显，3 天内逐渐消失。预后良好。

2. 中度　表现为嗜睡、反应迟钝，肌张力减低，肢体自发动作减少，可出现惊厥。前囟张力正常或稍高，拥抱反射和吸吮反射减弱，瞳孔缩小，对光反应迟钝。足月儿上肢肌张力减退较下肢重，表明病变累及矢状窦旁区；早产儿表现为下肢肌张力减退比上肢重，则是因脑室周围白质软化所致。症状在生后 72 小时内明显，病情恶化者嗜睡程度加深甚至昏迷，反复抽搐，可留有后遗症。脑电图检查可见癫痫样波或电压改变，诊断常发现异常。

3. 重度　意识不清，常处于昏迷状态，肌张力低下，肢体自发动作消失，惊厥频繁，反复呼吸暂停，前囟张力高，拥抱反射、吸吮反射消失，瞳孔不等大或瞳孔放大，对光反应差，心率减慢。脑电图及影像学诊断明显异常。脑干诱发电位也异常。重度患儿死亡率高，存活者多数留有后遗症。

四、治疗

1. 支持方法　①供氧，选择适当的给氧方法，保持 $PaO_2 > 50 \sim 70$ mmHg（$6.7 \sim 9.3$ kPa）、$PaCO_2 < 40$ mmHg（5.32 kPa），但要防止 PaO_2 过高和 $PaCO_2$ 过低。②纠正酸中毒，应改善通气以纠正呼吸性酸中毒，在此基础上使用碳酸氢钠纠正代谢性酸中毒。③维持血压，保证各脏器的血液灌注，可用多巴胺和多巴酚丁胺。④维持血糖在正常高值，但应注意防止高血糖，因为缺氧脑组织血糖过高所造成的组织酸中毒的危害甚至比低血糖更为严重。⑤补液，每日液量控制在 $60 \sim 80$ mL/kg。

2. 控制惊厥　首选苯巴比妥钠，负荷量为 20 mg/kg，$15 \sim 30$ 分钟静脉滴注，若不能控制惊厥，1 小时后可加用 10 mg/kg；每日维持量为 $3 \sim 5$ mg/kg。地西泮（安定）的作用时间短，疗效快，在上述药物疗效不明显时可加用，剂量为 $0.1 \sim 0.3$ mg/kg，静脉滴注，两药合用时应注意抑制呼吸的可能性。

3. 治疗脑水肿　出现颅内高压症状可先用呋塞米 1 mg/kg，静脉推注；也可用甘露醇，首剂 $0.5 \sim 0.75$ g/kg 静脉推注，以后可用 $0.25 \sim 0.5$ g/kg，每 $4 \sim 6$ 小时 1 次。

4. 亚低温治疗　采用人工诱导方法将体温下降 $2 \sim 4$ ℃，减少脑组织的基础代谢，保护神经细胞。降温的方式可以采用全身性或选择性头部降温，前者能迅速、稳定地将脑部温度降到预期的温度，但易出现新生儿硬肿症，而后者能避免其缺点，又能发挥脑保护作用。目前亚低温治疗新生儿缺氧缺血性脑病，仅适用于足月儿，对早产儿尚不宜采用。

五、护理诊断

1. 低效性呼吸型态　与缺氧、缺血致呼吸中枢损害有关。
2. 潜在并发症：颅内压升高、呼吸衰竭。
3. 有废用综合征的危险　与缺氧、缺血导致的后遗症有关。

六、护理措施

1. 给氧　及时清除呼吸道分泌物，保持呼吸道通畅。选择合适的给氧方式，根据患儿缺氧情况，可给予鼻导管吸氧或头罩吸氧，如缺氧严重，可考虑气管插管及机械辅助通气。

2. 监护　严密监护患儿的呼吸、血压、心率、血氧饱和度等，注意观察患儿的神志、瞳孔、前囟张力及抽搐等症状，观察药物反应。

3. 亚低温治疗的护理

（1）降温：亚低温治疗时采用循环水冷却法进行选择性头部降温，起始水温保持 $10 \sim 15$ ℃，直至体温降至 35.5 ℃时开启体部保暖，头部采用覆盖铝箔的塑料板反射热量。脑温下降至 34 ℃时间应控制在 $30 \sim 90$ 分钟，否则将影响效果。

（2）维持：亚低温治疗是使头颅温度维持在 $34 \sim 35$ ℃，由于头部的降温，体温亦会相应地下降，易引起新生儿硬肿症等并发症，因此在亚低温治疗的同时必须注意保暖，可给予远红外或热水袋保暖。远红外保暖时，肤温控制设定在 $35 \sim 35.5$ ℃，肤温探头放置于腹部。在保暖的同时要保证亚低温的温度要求。给予持续的肛温监测，以了解患儿体温波动情况，维持肛温在 35.5 ℃左右。

（3）复温：亚低温治疗结束后，必须给予复温。复温宜缓慢，时间＞5小时，保证体温上升速度不高于0.5℃/h，避免快速复温引起的低血压，因此复温的过程中仍须肛温监测。体温恢复正常后，须每4小时测体温1次。

（4）监测：在进行亚低温治疗的过程中，给予持续的动态心电监护、肛温监测、SpO_2监测、呼吸监测及每小时测量血压，同时观察患儿的面色、反应、末梢循环情况，总结24小时的出入液量，并做好详细记录。在护理过程中应注意心率的变化，如出现心率过缓或心律失常，及时与医生联系是否停止亚低温的治疗。

4. 早期康复干预 对疑有功能障碍者，将其肢体固定于功能位。早期给予患儿动作训练和感知刺激的干预措施，促进脑功能的恢复。向患儿家长耐心细致地解答病情，以取得理解；恢复期指导家长掌握康复干预的措施，以得到家长最佳的配合并坚持定期随访。

（刘　娟）

第七节　新生儿颅内出血护理

新生儿颅内出血（intracranial hemorrhage of the newborn）主要因缺氧或产伤引起，早产儿发病率较高，是新生儿早期的重要疾病与死亡原因。预后较差。

一、病因与发病机制

1. 产伤性颅内出血 分娩过程中胎头所受压力过大、局部压力不均或头颅在短时间内变形过速者均可导致大脑镰、小脑幕撕裂而致硬脑膜下出血；脑表面静脉撕裂常伴蛛网膜下腔出血。

2. 缺氧缺血性颅内出血 ①缺氧和酸中毒直接损伤毛细血管内皮细胞，使其通透性增加或破裂出血。②缺氧和酸中毒损伤脑血管自主调节功能，形成压力被动性脑血流，当体循环压力升高时，脑血流量增加而致毛细血管破裂。相反，在血压下降时，脑血流量减少而致缺血性改变，缺血坏死区内可有出血灶。③≤32周早产儿在大脑侧脑室和第四脑室周围的室管膜下以及小脑软脑膜下的外颗粒层均留存有胚胎生发层基质，该组织是一个未成熟的毛细血管网，其血管壁仅有一层内皮细胞，缺乏胶原组织支撑，小毛细管脆弱，当动脉压突然升高时即可导致毛细管破裂出血，室管膜下血液向内可穿破室管膜引起脑室内出血，脑室周围纤溶系统活跃，故向外可扩散到白质致脑实质出血。

3. 其他 不适当地输注高渗液体、频繁吸引和气胸等均可使血压急剧上升引致脑血流变化而造成颅内出血。新生儿肝功能不成熟，凝血因子不足，也是引起出血的一个原因。此外，一些出血性疾病也可引起新生儿颅内出血。

二、临床表现

（一）常见症状

颅内出血的症状和体征与出血部位及出血量有关。一般生后1~2天内出现。常见症状：

1. 意识形态改变 如激惹、过度兴奋或表情淡漠、嗜睡、昏迷等。

2. 眼症状 如凝视、斜视、眼球上转困难、眼震颤等。

3. 颅内压增高表现 如脑性尖叫、前囟隆起、惊厥等。

4. 呼吸改变 出现增快、减慢、不规则或暂停等。

— 206 —

5. 肌张力改变　早期增高以后减低。

6. 瞳孔　不对称，对光反应差。

7. 其他　黄疸和贫血。

（二）各类型颅内出血的特点

1. 硬脑膜下出血（subdural hemorrhage，SDH）　多数为产伤所致，天幕、大脑镰撕裂和大脑表浅静脉破裂所造成的急性大量出血，在数分钟或几小时内神经系统症状恶化、呼吸停止而死亡；亚急性者，在出生24小时后出现症状，以惊厥为主，有局灶性脑征，如偏瘫、眼斜向瘫痪侧等；亦有在新生儿期症状不明显，而在出生数月后产生慢性硬脑膜下积液，有惊厥发作、发育迟缓和贫血等症状。

2. 原发性蛛网膜下隙出血（primary subarachnoid Hemorrhage，SAH）　出血起源于蛛网膜下隙内的桥静脉，典型症状是在生后第2天发作惊厥，发作间歇情况良好，大多数预后良好，个别病例可因粘连而出现脑积水后遗症。少量出血者可无症状；大量出血者常于短期内死亡。

3. 脑室周围-脑室内出血（periventricular-intraventricular hemorrhage，PVH-IVH）　多见于早产儿。根据头颅CT图像分为4级：Ⅰ级：脑室管膜下出血；Ⅱ级：脑室内出血，无脑室扩大；Ⅲ级：脑室内出血伴脑室扩大；Ⅳ级：脑室内出血伴脑实质出血。大部分在出生3天内发病，最常见症状为拥抱反射消失、肌张力低下、淡漠及呼吸暂停。小量Ⅰ、Ⅱ级出血可无症状，预后较好；Ⅲ、Ⅳ级出血则神经系统症状进展快，在数分钟到数小时内意识状态从迟钝转为昏迷，瞳孔固定，对光反应消失，惊厥及去大脑强直状态，血压下降，心动过缓，呼吸停止而死亡。部分患儿在病程中有好转间隙，有的患儿病情不再加重。有的经过稳定期后，出现新的症状，存活者常留有脑积水和其他神经系统后遗症。

4. 小脑出血（ICH）　多发生在胎龄＜32周的早产儿，常并发肺透明膜病、肺出血，临床症状不典型，大多数有频繁呼吸暂停、心动过缓，最后因呼吸衰竭而死亡。

三、辅助检查

脑脊液检查、影像学检查、CT和B超等有助于诊断和判断预后。

四、治疗

1. 止血　可选择使用维生素K₁、酚磺乙胺（止血敏）、卡巴克络（安络血）和巴曲酶（立止血）等。

2. 镇静、止惊　选用地西泮、苯巴比妥等。

3. 降低颅内压　有颅内高压者可选用呋塞米。如有瞳孔不等大、呼吸节律不整、叹息样呼吸或双吸气等，可使用甘露醇，剂量根据病情决定。

4. 应用脑代谢激活剂　出血停止后，可给予胞磷胆碱、脑活素静脉滴注，10~14天为1疗程。恢复期可给吡拉西坦。

5. 外科处理　足月儿有症状的硬脑膜下出血，可用腰穿针从前囟边缘进针吸出积血。脑积水早期有症状者可行侧脑室穿刺引流，进行性加重者行脑室-腹腔分流。

五、常见护理诊断

1. 潜在并发症：颅内压升高

2. 低效性呼吸型态　与呼吸中枢受损有关。

3. 有窒息的危险　与惊厥、昏迷有关。

4. 体温调节无效　与体温调节中枢受损有关。

六、护理措施

1. 密切观察病情，降低颅内压

（1）严密观察病情，注意生命体征、神态、瞳孔变化。密切观察呼吸型态，及时清除呼吸道分泌物，并避免外界因素阻碍患儿气道的通畅。仔细耐心观察惊厥发生的时间、性质。及时记录阳性体征并与医生取得联系。

（2）保持绝对静卧，抬高头部，减少噪声，一切必要的治疗、护理操作要轻、稳、准，尽量减少对患儿移动和刺激、减少反复穿刺，防止加重颅内出血。

2. 合理用氧　根据缺氧程度予用氧，注意用氧的方式和浓度，足月儿血氧饱和度维持在85%～95%，早产儿维持在88%～93%，防止氧浓度过高或用氧时间过长导致的氧中毒症状。呼吸衰竭或严重的呼吸暂停时需气管插管、机械通气并做好相关护理。

3. 维持体温稳定　体温过高时应予物理降温，体温过低时用远红外床、暖箱或热水袋保暖。

4. 喂养护理　出血早期禁止直接哺乳，防止因吸奶用力或呕吐而加重出血。可用奶瓶喂养，当患儿出现恶心、呕吐则提示颅内压增高。注意观察患儿的吃奶情况。因患儿常有呕吐及拒食，甚至吸吮反射、吞咽反射消失，故应观察患儿热量及液体摄入情况，以保证机体生理需要。脱水治疗时应密切观察患儿精神状态、囟门、皮肤弹性、尿量及颜色变化，以防脱水过度导致水电解质平衡失调。

5. 健康教育　住院期间向家长讲解颅内出血的严重性以及可能会出现的后遗症。解答病情，给予安慰，减轻紧张情绪；如有后遗症，鼓励坚持治疗和随访，教会家长给患儿功能训练的技术，增强其战胜疾病的信心。

（刘　娟）

第八节　新生儿胎粪吸入综合征护理

胎粪吸入综合征（meconium aspiration syndrome，MAS）是指胎儿在宫内或娩出过程中吸入被胎粪污染的羊水，导致呼吸道和肺泡机械性阻塞和化学性炎症，由于胎儿缺氧，出生后常伴缺氧缺血性脑病、颅内出血等多系统损害。足月儿和过期产儿多见。

一、病因与发病机制

胎儿在宫内或分娩过程中发生窒息和急性或慢性低氧血症时，血流重新分布，肠道与皮肤血流量减少，致使肠壁缺血痉挛、肛门括约肌松弛而排出胎粪。活产儿中胎粪污染羊水的发生率约为12%～21.9%。缺氧对胎儿呼吸中枢的刺激使呼吸运动由不规则而逐渐发生强有力的喘息，将胎粪吸入鼻咽及气管内；而胎儿娩出后的有效呼吸，更使上呼吸道内的胎粪吸入肺内。气道内的黏稠胎粪造成机械性梗阻，引起阻塞性肺气肿和肺不张，导致肺泡通气－血流灌注平衡失调；小气道内的活瓣性阻塞更易导致气胸、间质性肺气肿或纵隔气肿，加重通气障碍，产生急性呼吸衰竭。胎粪内胆酸、胆盐、胆绿素、胰酶、肠酸等的刺激作用，以及随后的继发感染均可引起肺组织化学性、感染性炎症反应，产生低氧血症和酸中毒。重症病例由于严重缺氧和酸中毒可导致新生儿持续肺动脉高压。

二、临床表现

患儿病情轻重差异很大。羊水吸入较少者出生时可无症状或症状较轻；胎粪大量吸入者可致死胎或生后不久死亡。分娩时可见羊水中混有胎粪。多数患儿在生后数小时出现呼吸急促（呼吸频率 >60 次/分）、呼吸困难、鼻翼扇动、呻吟、三凹征、胸廓饱满、发绀。两肺先有鼾音、粗湿啰音，以后出现中、细湿啰音。如临床症状突然恶化则应怀疑气胸的发生，胸部摄片可确诊。严重胎粪吸入和急性缺氧患儿常有意识障碍、颅压增高、惊厥等中枢神经系统症状以及红细胞增多症、低血糖、低钙血症和肺出血等表现。

长期低氧血症和混合性酸中毒使肺动脉阻力增高，右心压力增加，导致卵圆孔水平的右向左分流；同时又可使处于功能性关闭或未闭的动脉导管重新或保持开放，导致动脉导管水平的右向左分流。使低氧血症和混合性酸中毒进一步加重，形成恶性循环，即新生儿持续肺动脉高压。持续性肺动脉高压因有大量右向左分流，除引起严重青紫外，还可出现心脏扩大、肝大等心力衰竭表现。

三、治疗

1. 尽快清除吸入物，保持呼吸道通畅　胎儿娩出立即用喉镜进行气管内插管，并通过气管内导管进行吸引。

2. 对症治疗

（1）给氧：维持 PaO_2 在 60~80 mmHg（7.9~10.6 kPa）。根据缺氧程度选择鼻导管、面罩或机械通气。

（2）纠正酸中毒，维持正常循环：用 $NaHCO_3$ 纠正酸中毒，保持动脉血 pH >7.4，特别是并发肺动脉高压的新生儿。维持正常血糖与血钙水平。如患儿出现低血压或灌注不良，应予以扩容并静脉点滴多巴胺。对并发脑水肿、肺水肿或心力衰竭者，应限制液体入量。

（3）抗生素使用：有继发细菌感染者，根据血、气管内吸引物细菌培养及药敏结果应用抗生素，不主张预防性应用抗生素。

（4）气胸治疗：并发气胸时作胸腔闭式引流，紧急状态下直接穿刺抽吸。

（5）NO 吸入治疗：对于持续性肺动脉高压患儿可选择 NO 吸入治疗。NO 是一种选择性的肺血管扩张剂，能够降低肺动脉高压，同时在不影响全身血压的情况下增加氧合。

四、护理诊断

1. 清理呼吸道无效　与胎粪吸入有关。
2. 气体交换受损　与气道阻塞、通气障碍有关。

五、护理措施

1. 清理呼吸道　患儿入院后必须首先彻底清理呼吸道。先吸尽口鼻腔的污染羊水和黏液，然后经口气管插管，吸出气管内的污染羊水，再通过气管插管从气管内注入 37 ℃无菌生理盐水 0.5~1 mL，加压给氧 30 秒，变换体位进行背部叩击振动肺部，用吸引器吸出冲洗液，如此反复至冲洗干净。如果尚未清除呼吸道，尽量不予气道加压通气，因为胎粪吸入后先停留在大气道，如果先予正压通气，胎粪会进入小气道，引起气道阻塞及肺内化学性炎症。

2. NO 吸入的护理　NO 本身为一种自由基，大剂量吸入对肺有直接损伤作用。故 NO 吸入时应持续监测 NO 浓度，并设置高限及低限报警值。由于 NO 吸入时半衰期短，仅数秒钟，故使用时应保持持续吸入。在进行 NO 吸入治疗时，护士应该正确连接呼吸机管路，吸入期间严密监测患儿的心率、心律、呼吸、动脉血压以及血氧饱和度。积极评价 NO 吸入对患儿氧合作用的影响，及时发现 NO 吸入潜在并发症。

3. 机械通气过程的气道护理　掌握正确的翻身、叩背、吸痰方法。翻身、叩背、吸痰时 2 人同时进行操作配合，注意各管道连接，防止出现导管脱管、移位、打折、堵塞等现象。翻身时动作轻柔，保持患儿头、颈和肩在一条直线上活动，使气道通畅。吸痰前先叩背 2~5 分钟，叩背时用软面罩叩击，叩背同时一手固定患儿头颈部，以减少头部晃动，对于早产儿尽量避免叩背，防止颅内出血等发生。吸痰可采用密闭式吸痰法，此法可以有效地稳定患儿的血氧饱和度，改善缺氧状态，增加患儿对吸痰的耐受性，吸痰时按照"由浅至深，先口后鼻"的原则。吸痰管管径要小于气管插管内径的 1/2，吸痰时间不超过 15 秒/次，吸引负压不应超过 100 mmHg。注意翻身、叩背及吸痰前后提高氧浓度 10%~15%，吸入 30~60 秒，观察患儿面色及 SaO_2，防止发生缺氧。吸痰后安抚患儿至安静。

4. 病情观察　使用多功能心电监护仪，监测患儿心率、呼吸、血压、SaO_2 变化。密切观察患儿呼吸频率、节律、深浅度、胸廓起伏状态，自主呼吸与呼吸机是否同步。胎粪吸入并发持续性肺动脉高压患儿由于严重缺氧、酸中毒和正压通气等综合因素使心肌功能受损，易发生低血压甚至休克，因此，除每小时监测生命体征外，需密切观察足背动脉搏动、四肢末梢灌注、尿量等循环系统症状。注意保暖，将患儿放置辐射床上，使体温稳定于 36.5~37.5 ℃，防止体温波动过大，加重心血管功能紊乱。如患儿出现烦躁不安、心率加快、呼吸急促、肝脏在短时间内迅速增大时，提示可能并发心力衰竭，应立即吸氧，遵医嘱给予强心、利尿药物，控制补液量和补液速度；如患儿突然出现气促、呼吸困难、青紫加重时，有并发气胸或纵隔气肿的可能，应立即做好胸腔穿刺及胸腔闭式引流准备。

5. 健康教育　向家长讲述疾病的有关知识和护理要点，及时让家长了解患儿的病情，做好家长的心理护理。

（刘　娟）

第九节　新生儿黄疸护理

新生儿黄疸（neonatal jaundice）是胆红素（大部分为未结合胆红素）在体内积聚而引起，其原因很多，有生理性和病理性之分；重者可致中枢神经系统受损，产生胆红素脑病，引起死亡或严重后遗症，故应加强对新生儿黄疸的临床观察，尽快找出原因，及时治疗，加强护理。

一、新生儿胆红素代谢特点

1. 胆红素生成较多　新生儿每日生成胆红素约 8.8 mg/kg，而成人仅为 3.8 mg/kg。其原因是：①胎儿期处于氧分压偏低的环境，故生成的红细胞数较多，出生后环境氧分压提高，红细胞相对过多、破坏亦多。②胎儿血红蛋白半衰期短，新生儿红细胞寿命比成人短 20~40 天，形成胆红素的周期缩短。③其他来源的胆红素生成较多，如来自肝脏等器官的血红素蛋白（过氧化氢酶、细胞色素 P450 等）和骨髓中无效造血（红细胞成熟过程中有少量被破坏）的胆红素前体较多。

2. 运转胆红素的能力不足　刚娩出的新生儿常有不同程度的酸中毒，影响血中胆红素与白蛋白的联结，早产儿白蛋白的数量较足月儿为低，均使运送胆红素的能力不足。

3. 肝功能发育未完善 ①新生儿肝细胞内摄取胆红素必需的 Y、Z 蛋白含量低，5～10 天后才达到成人水平。②形成结合胆红素的功能差，即肝细胞内脲苷二磷酸葡萄糖醛酸基转移酶（UDPGT）的含量低且活力不足（仅为正常的 0～30%），不能有效地将脂溶性未结合胆红素（间接胆红素）与葡萄糖醛酸结合成水溶性结合胆红素（直接胆红素）；此酶活性在 1 周后逐渐正常。③排泄结合胆红素的能力差，易致胆汁淤积。

4. 肠肝循环的特性 初生婴儿的肠道内细菌量少，不能将肠道内的胆红素还原成粪胆原、尿胆原；肠腔内葡萄糖醛酸酶活性较高，能将结合胆红素水解成葡萄糖醛酸及未结合胆红素，后者又被肠吸收经门脉而达肝脏。

由于上述特点，新生儿摄取、结合、排泄胆红素的能力仅为成人的 1%～2%，因此极易出现黄疸，尤其当新生儿处于饥饿、缺氧、胎粪排出延迟、脱水、酸中毒、头颅血肿或颅内出血等状态时黄疸加重。

二、新生儿黄疸的分类

（一）生理性黄疸

其特点为：①一般情况良好。②足月儿生后 2～3 天出现黄疸，4～5 天达高峰，5～7 天消退，最迟不超过 2 周；早产儿黄疸多于生后 3～5 天出现，5～7 天达高峰，7～9 天消退，最长可延到 3～4 周。③每日血清胆红素升高 <85 μmol/L（5 mg/dL）或每小时 <0.85 μmol/L（0.5 mg/dL）。

生理性黄疸始终是排除性诊断，判定其是"生理"，还是"病理"的血清胆红素最高界值，由于受个体差异、种族、地区、遗传及喂养方式等影响，迄今尚不存在统一标准。通常认为，足月儿 <221 μmol/L（12.9 mg/dL），早产儿 <256 μmol/L（15 mg/dL）是生理性的，但临床发现，即使早产儿的血清胆红素水平低于此值，也可发生胆红素脑病。因此，采用日龄或小时龄胆红素值进行评估，目前已被多数学者所接受，同时也根据不同胎龄和生后小时龄，以及是否存在高危因素来评估和判断。

（二）病理性黄疸

常有以下特点：①黄疸在出生后 24 小时内出现。②黄疸程度重，血清胆红素 >205.2～256.5 μmol/L（12～15 mg/dL），或每日上升超过 85 μmol/L（5 mg/dL）。③黄疸持续时间长（足月儿 >2 周，早产儿 >4 周）。④黄疸退而复现。⑤血清结合胆红素 >34 μmol/L（2 mg/dL）。对病理性黄疸应积极查找病因，引起病理性黄疸的主要原因有：

1. 感染性

（1）新生儿肝炎，大多为胎儿在宫内由病毒感染所致，以巨细胞病毒最常见，其他为乙型肝炎、风疹、单纯疱疹、梅毒螺旋体、弓形体等。感染可经胎盘传给胎儿或在通过产道分娩时被感染。常在生后 1～3 周或更晚出现黄疸，病重时粪便色浅或灰白，尿色深黄，患儿可有厌食、呕吐、肝轻至中度增大。

（2）新生儿败血症及其他感染，由于细菌毒素的侵入加快红细胞破坏、损坏干细胞所致。

2. 非感染性

（1）新生儿溶血症。

（2）胆管闭锁：目前已证实本症多数是由于宫内病毒感染所导致的生后进行性胆管炎、胆管纤维化和胆管闭锁。多在出生后2周始显黄疸并呈进行性加重；粪色由浅黄转为白色，肝进行性增大，边缘硬而光滑；肝功改变以结合胆红素增高为主。3个月后可逐渐发展为肝硬化。

（3）母乳性黄疸：大约1%母乳喂养的婴儿可发生母乳性黄疸，其特点是非溶血性未结合胆红素增高，常与生理性黄疸重叠且持续不退，血清胆红素可高达342 μmol/L（20 mg/dL），婴儿一般状态良好，黄疸于4~12周后下降，无引起黄疸的其他病因可发现。停止母乳喂养后3天，如黄疸下降即可确定诊断。目前认为是因为此种母乳内β-葡萄糖醛酸酶活性过高，使胆红素在肠道内重吸收增加而引起黄疸；也有学者认为是此种母乳喂养患儿肠道内能使胆红素转变为尿、粪胆原的细菌过少所造成。

（4）遗传性疾病：红细胞6-磷酸葡萄糖脱氢酶（G6PD）缺陷在我国南方多见，核黄疸发生率较高；其他如红细胞丙酮酸激酶缺陷病、球形红细胞增多症、半乳糖血症、α_1-抗胰蛋白酶缺乏症、囊性纤维病等。

（5）药物性黄疸：如由维生素K_3、维生素K_4、新生霉素等药物引起者。

三、治疗

1. 找出引起病理性黄疸的原因，采取相应的措施，治疗基础疾病。
2. 降低血清胆红素，给予蓝光疗法；早期喂养，诱导正常菌群的建立，减少肠肝循环；保持大便通畅，减少肠壁对胆红素的再吸收。
3. 保护肝脏，不用对肝脏有损害及可能引起溶血、黄疸的药物。
4. 控制感染、注意保暖、供给营养、及时纠正酸中毒和缺氧。
5. 适当用酶诱导剂、输血浆和白蛋白，降低游离胆红素。

四、护理评估

1. 健康史　了解患儿胎龄、分娩方式、Apgar评分、母婴血型、体重、喂养及保暖情况；询问患儿体温变化及大便颜色、药物服用情况、有无诱发物接触等。
2. 身体状况　观察患儿的反应、精神状态、吸吮力、肌张力等情况，监测体温、呼吸、患儿皮肤黄染的部位和范围，注意有无感染灶，有无抽搐等。了解胆红素变化。
3. 心理-社会状况　了解患儿家长心理状况，对本病病因、性质、护理、预后的认识程度，尤其是胆红素脑病患儿家长的心理状况和有无焦虑情绪。

五、护理诊断

1. 潜在并发症：胆红素脑病
2. 知识缺乏（家长）　缺乏黄疸护理的有关知识。

六、预期目标

1. 患儿胆红素脑病的早期征象得到及时发现、及时处理。
2. 患儿家长能根据黄疸的原因，出院后给予正确的护理。

七、护理措施

1. 观察病情，做好相关护理

（1）密切观察病情：注意皮肤黏膜、巩膜的色泽，根据患儿皮肤黄染的部位和范围，估计血清胆红素的近似值，评价进展情况。注意神经系统的表现，如患儿出现拒食嗜睡、肌张力减退等胆红素脑病的早期表现，立即通知医生，做好抢救准备。观察大小便次数、量及性质，如存在胎粪延迟排出，应予灌肠处理，促进粪便及胆红素排出。

（2）喂养：黄疸期间常表现为吸吮无力、食欲缺乏，应耐心喂养，按需调整喂养方式如少量多次、间歇喂养等，保证奶量摄入。

2. 针对病因的护理，预防核黄疸的发生

（1）实施光照疗法和换血疗法，并做好相应护理。

（2）遵医嘱给予白蛋白和酶诱导剂。纠正酸中毒，以利于胆红素和白蛋白的结合，减少胆红素脑病的发生。

（3）合理安排补液计划，根据不同补液内容调节相应的速度，切忌快速输入高渗性药物，以免血脑屏障暂时开放，使已与白蛋白联结的胆红素进入脑组织。

3. 健康教育　使家长了解病情，取得家长的配合；若为母乳性黄疸，嘱可继续母乳喂养，如吃母乳后仍出现黄疸，可改为隔次母乳喂养逐步过渡到正常母乳喂养。若黄疸严重，患儿一般情况差，可考虑暂停母乳喂养，黄疸消退后再恢复母乳喂养。若为红细胞 G6PD 缺陷者，需忌食蚕豆及其制品，患儿衣物保管时勿放樟脑丸，并注意药物的选用，以免诱发溶血。发生胆红素脑病者，注意后遗症的出现，给予康复治疗和护理。

八、护理评价

评价患儿黄疸是否消退；患儿家长能否给予患儿正确的照护。

（刘　娟）

第十节　新生儿溶血病护理

新生儿溶血病（hemolytic disease of the newborn）是指母婴血型不合，母血中血型抗体通过胎盘进入胎儿循环，发生同种免疫反应导致胎儿、新生儿红细胞破坏而引起的溶血。

一、病因与发病机制

目前已知血型抗原有 160 多种，但新生儿溶血病以 ABO 血型系统不合最为多见，其次是 Rh 血型系统不合。主要是由于母体存在着与胎儿血型不相容的血型抗体（IgG），这种 IgG 血型抗体可经胎盘进入胎儿循环后，引起胎儿红细胞破坏，出现溶血。

1. ABO 血型不合　多为母亲 O 型，婴儿 A 型或 B 型。如母为 AB 型或婴儿为 O 型则均不会发生溶血。由于自然界中广泛存在 A、B 血型物质，因此，O 型血妇女通常在孕前已接触过 A、B 血型物质的抗原物质刺激，其血清中产生了相应的抗 A、抗 B 的 IgG，妊娠时经胎盘进入胎儿血循环引起溶血，故 ABO 血型不合者约 50% 在第一胎即可发病。

2. Rh 血型不合　Rh 血型有 6 种抗原（C、c；D、d；E、e），其中 D 抗原最早被发现且抗原性最强，临床上把凡具 D 抗原者称 Rh 阳性，反之为阴性。我国汉族人大多为 Rh 阳性，仅 0.34% 为 Rh 阴性。当胎儿红细胞的 Rh 血型和母亲不合时，若胎儿红细胞所具有的抗原为母体所缺少，一旦胎儿红细胞经胎盘进入母体循环，母体产生相应的血型抗体，由于初次致敏，免疫反应发展缓慢且产生的是不能通过胎盘的 IgM 弱抗体，到以后产生 IgG 时胎儿已经娩出，因此 Rh 溶血病一般不会在第一胎发生。再次怀孕时，即使经胎盘进入母体的胎儿血量很少（0.01 ~ 0.1 mL），亦能很快地发生次发免疫反应，产生大量 IgG，通过胎盘进入胎儿体内引起溶血。因此 Rh 溶血病症状随胎次增多而越来越严重。极少数未输过血的母亲，其第一胎发生 Rh 溶血病，这可能与产妇是 Rh 阴性而产妇的母亲为 Rh 阳性有关。

Rh 血型不合溶血病主要发生在 Rh 阴性孕妇和 Rh 阳性胎儿，但也可发生在母婴均为阳性时，这主要是由抗 E，抗 C 或抗 e、c 等引起。其中以抗 E 较多见。

二、临床表现

症状的轻重和母亲产生的 IgG 抗体量、抗体与胎儿红细胞结合程度及胎儿代偿能力有关。Rh 溶血症常比 ABO 溶血者严重。

1. 黄疸　Rh 溶血者大多在 24 小时内出现黄疸并迅速加重，而 ABO 溶血大多在出生后 2 ~ 3 天出现，血清胆红素以未结合型为主。

2. 贫血　Rh 溶血者一般贫血出现早且重；ABO 溶血者贫血少，一般到新生儿后期才出现。重症贫血者出生时全身水肿，皮肤苍白，常有胸、腹腔积液，肝脾肿大及贫血性心力衰竭。

3. 肝脾肿大　Rh 溶血病患儿多有不同程度的肝脾肿大，由于髓外造血活跃所致。ABO 溶血病患儿则不明显。

4. 胎儿水肿　当胎儿血红蛋白下降至 40 g/L 以下时，由于严重缺氧、充血性心力衰竭、肾脏重吸收水盐增加、继发于肝功能损害的低蛋白血症等，可致胎儿水肿。

5. 胆红素脑病（bilirubin encephalopathy）（核黄疸）　一般发生在生后 2 ~ 7 天，早产儿尤易发生。典型临床表现包括警告期、痉挛期、恢复期及后遗症期。

三、辅助检查

血型检测可见母子血型不合；红细胞、血红蛋白降低及网织红细胞、有核红细胞增多；血清胆红素增高，三项试验（①改良直接抗人球蛋白试验，即改良 Coombs test。②患儿红细胞抗体释放试验。③患儿血清中游离抗体试验）阳性。

四、治疗

1. 产前治疗　可采用孕妇血浆置换术、宫内输血。

2. 新生儿治疗　包括换血疗法、光照疗法、纠正贫血及对症治疗（可输血浆、白蛋白，纠正酸中毒、缺氧，加强保暖，避免快速输入高渗性药物）。

五、护理措施

1. 疾病的评估　严重的胎儿溶血可能会出现胎儿水肿，生后出现全身水肿、苍白、皮肤瘀斑、胸腔积液、腹腔积液、心力衰竭和呼吸窘迫。迅速评估后护士应该积极参与复苏抢救，保证有效通气，抽腹腔积液或胸腔积液，尽快换血。

2. 黄疸的监测及评估 每4~6小时监测血清胆红素，判断其发展速度。观察患儿有无胆红素脑病的早期表现。

3. 保证充足的营养供给 耐心喂养患儿，黄疸期间患儿容易发生吸吮无力、食欲缺乏，护理人员应按需调整喂养方式，保证奶量的摄入。静脉补充液体时要合理安排补液计划，切忌快速输入高渗性药物，以免血脑屏障暂时开放，使已与白蛋白联结的胆红素进入脑组织。

4. 光疗的护理 光疗时注意保护患儿安全。光疗前给患儿佩戴合适的眼罩，避免光疗对患儿视网膜产生毒性作用。注意观察患儿的全身情况，有无抽搐、呼吸暂停等现象的发生；观察患儿的皮肤情况，如出现大面积的光疗皮疹或青铜症，应通知医生考虑暂停光疗。光疗分解物经肠道排出时刺激肠壁引起肠道蠕动增加，因此光疗患儿大便次数增加，应做好臀部护理，预防红臀的发生。

5. 换血的护理 严格按照新生儿换血指征进行新生儿换血。术前核对换血知情同意书，并有家长签字。选择合适的血源。术前停奶一次，并抽出胃内容物以防止呕吐。选择合适的动静脉通路。换血过程中计算换血量，保证输入量和输出量的一致，注意观察患儿有无抽搐、呼吸暂停、呼吸急促等表现。换血后进行血生化的监测，观察黄疸程度和黄疸症状。

（刘 娟）

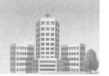

第十章 肿瘤科护理

第一节 肿瘤放疗患者的护理

一、肿瘤放疗的护理

（一）放疗前的护理

护士应首先了解该患者的治疗时间和疗程、射线种类、照射部位、患者的生理情况及放疗的预期效果等，并要掌握患者的思想动态，有的放矢做好准备工作。

1. 心理护理　多数患者对放疗缺乏正确的认识而产生焦虑及恐惧的心理，治疗前应向患者及家属介绍有关放疗的知识、治疗中可能出现的不良反应及需要配合的事项。健康宣教可采用多种形式如宣传栏、小手册及面对面宣教。必要时在开始治疗前，陪同患者熟悉放疗科环境，说明放疗时工作人员不能留在室内的原因，使患者消除恐惧、紧张心理，积极配合治疗。

2. 了解患者的身体情况及营养状况，给予高蛋白、高维生素饮食　清淡易消化的食物有鱼、虾、鸡蛋、豆制品等，多食新鲜的水果蔬菜，多饮水。照射前后 30 分钟不宜进食，避免烟、酒及其他刺激性的食物。一般情况较差者给予调整，如纠正贫血、脱水以及水、电解质紊乱等。

3. 检查血常规　若白细胞下降至 $3 \times 10^9/L$，暂停放疗，给予升白细胞药物支持，如口服利血生、鲨肝醇、维生素 B_6 等，皮下注射沙格司亭、非格司亭、吉粒芬等；若白细胞低于 $1 \times 10^9/L$ 应采取保护性隔离措施。待恢复后再进行放疗，并应做肝、肾功能各项检查。

4. 头颈部病变　特别是照射野通过口腔时，应保持口腔清洁，如洁齿、用复方硼砂溶液漱口等，并应先拔除龋齿，对牙周炎或牙龈炎者也应采取相应治疗后再进行放射治疗。

5. 切口　应在接受照射前，将切口妥善处理，尤其是接近软骨及骨组织的切口，必须在其愈合后方可进行放疗。其他部位切除非特殊急需外，一般也应待切口愈合后再行放疗为宜，如全身或局部有感染情况，须先控制感染后再行放疗。

6. 放射治疗室　不能带入金属物品如手表、手机、钢笔等。

（二）放疗期间的护理

1. 全身或局部反应　给患者带来很大痛苦，严重的反应使患者的身体状态一般情况急剧下降以至中断放疗。因此，护士应加强护理，减轻全身或局部反应的发生。

2. 营养和饮食护理　放疗在杀伤肿瘤细胞的同时，对正常组织也有不同程度的损害，加强营养对促进组织的修复、提高治疗效果、减轻不良反应有重要作用。近年来，国外有"超食疗法"的报道，即在放疗间歇期间，给予浓缩优质蛋白质及其他必需的营养素，例如牛奶中可加奶粉、鲜橘汁加糖，以迅速补充患者放疗期间的营养消耗。要素饮食和完全胃肠外营养应用于临床，可使一些严重放疗反应的患者坚持治疗，顺利完成疗程。对全腹或盆腔放疗引起的腹泻，宜进少渣、低纤维饮食，避免吃产气的食物如糖、豆类、洋白菜、碳酸类饮料。严重腹泻时，需暂停治疗，给要素膳或完全胃肠外营养。放疗期间鼓励患者多饮水，每日 3 000 mL，增加尿量，使因放疗所致肿瘤细胞大量破裂、死亡而释放出的毒素排出体外，减轻全身放疗反应。

3. 定期检查血常规变化　放疗期间患者常有白细胞下降、血小板减少。因此应密切观察血常规变化并注意患者有无发热现象，一般体温超过 38 ℃应暂停治疗，并给予相应处理，防继发性感染发生。常规每周检查血常规 1 或 2 次，如果发现白细胞及血小板有降低情况或出现血常规骤降，应及时通知医生。

（三）放疗后护理

1. 放疗结束后，应进行全面体格检查及肝、肾功能检查。
2. 照射野皮肤仍须继续按要求做好保护措施，至少 1 个月以上。
3. 随时观察患者局部及全身反应消退情况，出现异常及时与医生联系。
4. 告知患者停止照射后，局部或全身仍可能出现后期的放射反应。
5. 强调复查的重要性，给患者制定好复查计划。

二、放疗的不良反应观察及处理

（一）全身反应及护理

患者在进行放疗时，会产生一些全身性的不良反应，如乏力、食欲缺乏、消瘦等。反应一般较轻，无须特殊处理。若反应较重，则给予适当支持对症处理，嘱咐患者加强营养和休息，均能得到缓解。

1. 消化道反应　表现为食欲缺乏、恶心、呕吐，有时出现腹泻。宜进食高营养、低脂肪、易消化的清淡食物，并注意补充水分和维生素。无腹泻者可试用多潘立酮（吗丁啉）、维生素 B_6、甲地孕酮等，这些药物均有一定的促进肠胃蠕动、增加食欲的功能。尤其应用甲地孕酮，对改善癌症患者食欲的有效率可高达70%。必要时可静脉补充营养物质。

2. 造血功能抑制　早期为白细胞和血小板减少，后期（3~4 个月）可出现贫血。白细胞如低于 $2.5 \times 10^9/L$ 和（或）血小板低于 $70 \times 10^9/L$ 应停止放疗。轻度全血抑制或单项血细胞抑制，可试用利血生、鲨肝醇和养血饮等中药调理；严重者可针对具体血细胞成分缺乏分别采用吉丽芬、非格司亭、红细胞生成因子（EPO）和血小板生成因子皮下注射。

3. 皮肤变态反应　表现为皮肤瘙痒、荨麻疹、丘疹等。可采用抗过敏药物和镇静药治疗。局部可外涂止痒药膏。

4. 免疫功能下降　主要表现为 T 细胞免疫功能下降，可试用免疫调节药物。但免疫功能下降是一个复杂的病理生理过程，并不是通过某种药物或一组药物就可恢复。

（二）局部反应及处理

1. 皮肤反应　照射野皮肤的放疗过程中，不同放射源、照射面积及部位可出现不同程度的皮肤反应。照射前应向患者说明保护照射野皮肤对预防皮肤反应的重要作用。应避免摩擦，保持干燥。选用宽大柔软的全棉内衣，头颈部皮肤用柔软光滑的丝绸巾保护。照射野皮肤可用温水和柔软毛巾轻轻沾洗，局部禁用肥皂和粗糙的毛巾擦洗或热水浸浴，局部皮肤禁用碘酒、酒精等刺激性消毒剂和油膏，避免冷热刺激如热敷，禁用热水袋、冰袋等；照射区皮肤禁止剃毛发，宜用电动剃须刀，防止损伤皮肤、造成感染，照射区皮肤禁做注射点；外出时防止日光直接照晒，应予遮挡；局部皮肤不要搔抓，皮肤脱屑切忌用手撕剥，防止干性脱皮转变为湿性脱皮。多汗区皮肤如腋窝、腹股沟、外阴等处保持清洁干燥。

一般将放疗引起的皮肤反应分为三度。Ⅰ度：干性反应（也称干性皮炎），表现为照射区内的皮肤红斑，色素沉着、局部烧灼感、刺痒、毛囊扩张、脱屑（干性脱皮）等。一般无须特殊处理，给予保护性措施，用无刺激性软膏如维生素A、维生素D或羊毛脂涂擦，休息7天左右可恢复。Ⅱ度：湿性反应（也称湿性皮炎），表现为照射区内的皮肤充血、水肿、水疱形成，表面皮肤脱落、渗出，局部烧灼样感，轻微疼痛。应停止放疗，局部皮肤暴露，保持干燥、清洁，外涂1%甲紫、康复新液或抗生素软膏（如莫可罗星）等，一般10天左右可恢复。Ⅲ度：放射性溃疡，表现为溃疡加深，累及皮下及深层组织，伴有疼痛，经久不愈，往往需外科切除溃疡，植皮修复。目前随着高能射线的广泛使用，皮肤表面剂量显著降低，因此皮肤反应也相应减轻，但对于表浅肿瘤以及深部肿瘤对放疗不敏感的肿瘤的治疗，不得不采用大剂量的浅层射线，或采用高能射线的超分割照射或"冲击性"的大剂量照射，都会使表面剂量过大，此时皮肤反应也会增大。为了减轻皮肤反应的严重程度，护士应在治疗开始时就强调皮肤护理的预防性措施，而且应随时进行皮肤检查及倾听患者的主诉感觉如干燥、瘙痒、疼痛等，并向患者讲解有关皮肤保护的一些知识。

2. 头颈部放疗反应　头颈部肿瘤包括自颅底到锁骨上，颈椎以前这一解剖范围内的肿瘤，常见的有口腔癌、鼻咽癌、喉癌等。由于头颈部解剖关系复杂、重要器官密集，在进行局部放疗时，不可避免地累及其邻近的正常组织和器官，引起相应的放射反应和损伤。及时、合理的护理措施能够有效地减轻和预防各种不良反应，保证治疗顺利进行。

（1）口腔黏膜反应的护理：随着放射剂量的增加可出现以下不同程度的口咽黏膜放射反应。

轻度：患者口腔黏膜稍有红、肿、红斑、充血、唾液分泌减少、口干稍痛、进食略少。中度：口咽部明显充血、水肿、斑点状白膜、溃疡形成，有明显疼痛及吞咽痛，进食困难。重度：口咽黏膜极度充血、糜烂、出血、融合成片状白膜，溃疡加重并有脓性分泌物，剧痛不能进食、水，并偶有发热。

护理措施如下：

1）放疗时尽量减少口腔组织的不必要照射，可用铅块遮挡、含小瓶压舌等方法。

2）放疗中保持口腔清洁，患者每次饭后用软毛刷刷牙。护士应根据患者口腔pH选择适宜的漱口液，含漱2分钟，8～10次/天。

3）勿用硬物刺激口腔黏膜，以免放疗后黏膜脆性增加、受损出血。

4）忌辛辣刺激性食物，适宜进软食，勿食过冷、过硬、过热食物，戒烟酒。

5）口腔喷药常用药物有桂林西瓜霜、双料喉风散、金黄散、溃疡涂膜等，保护口咽黏膜、消炎止痛、促进溃疡愈合。

6）患者疼痛时，给予口腔黏膜保护剂口腔涂抹，以减少食物对创面的刺激，在进食前可用2%利多卡因喷雾或含漱进行止痛处理，解决由于疼痛影响进食水的问题。重度黏膜反应时，应暂停放疗。

7）观察溃疡变化情况，防止真菌的感染，必要时静脉滴注抗生素，补充高营养液。

8）每天做张口练习动作，使口腔黏膜皱襞处与空气充分进行气体交换，抑制厌氧菌的生长，防止口腔继发感染。

（2）鼻黏膜的护理

1）每日用生理盐水或含漱剂做鼻腔冲洗 3 次。晨起、放疗前、睡前各 1 次。目的是清除鼻腔黏膜的分泌物，减轻放疗的反应，增加癌细胞对放射线的敏感度。方法：将 100 mL 冲洗液装入鼻腔冲洗器内后，向两侧鼻腔交替缓慢注冲洗液并由口腔吐出。冲洗后不可用力擤鼻，以防止鼻咽腔内压力增大，引起其他部位感染。

2）若鼻腔干燥，可滴以无菌液状石蜡、鱼肝油、复方薄荷油滴鼻剂每天 3 或 4 次，使鼻咽黏膜保持湿润；鼻塞可滴用麻黄碱；眼睑不能闭合时应用湿纱布遮盖，以防尘土落入。保持室内一定的温、湿度。

3）鼻咽癌患者应加强颞颌关节功能锻炼，做张口练习运动（如口含小圆形的塑料瓶或光滑的小圆木等），并按摩颞颌关节。

4）喉癌患者由于反射功能降低，有痰液及脱落的坏死组织尽量吐出，预防误吸引起肺部并发症。密切观察病情变化，注意呼吸节律及幅度，及时发现呼吸困难并报告医师，如因肿瘤压迫或放疗后喉头水肿引起呼吸不畅甚至窒息，需随时备好气管切开包、吸痰器、氧气以应急需。

3. 胸部放疗反应　胸部以照射食管、肺及纵隔为主。纵隔的耐受量最差，其次为肺，胸部照射时可出现肺水肿、肺炎、胸骨骨髓炎等，表现为咳嗽、咳白色泡沫痰、呼吸急促、胸痛、咯血等。

（1）放射性食管炎：放射性气管炎可因气管及支气管上皮肿胀、表面纤毛脱落、腺体分泌抑制等引起干咳，应采取对症治疗，可应用抗生素、肾上腺皮质激素雾化吸入，中医中药等以养阴清肺为主。患者可出现胸骨后烧灼感、吞咽困难、不敢进食等症状，随放疗剂量的增加而加重。放射性食管炎按 WHO 标准可分为 5 级。1、2 级为轻度放射性食管炎；3 级以上为重度放射性食管炎，吞咽时明显疼痛，有时出现食管坏死、穿孔和瘘管形成。治疗原则以收敛、消炎，保护食管黏膜的修复为主。

（2）放射性肺炎：表现为干咳或咳泡沫痰，偶见咯血、不规则低热、呼吸困难。一般在放疗开始后的 1~3 个月内出现症状，也有较少数患者症状出现得更早些。一旦发生放射性肺炎应停止放疗，给大剂量抗生素加激素联合应用，保持呼吸道通畅，必要时给予氧气吸入，缓解胸闷、气急症状；给予雾化吸入、稀释痰液；卧床休息，注意保暖。

4. 腹部放疗反应　腹部照射以及腹腔淋巴肉瘤、精原细胞瘤等大面积或大剂量的照射会造成胃、肠功能紊乱、肠黏膜水肿及渗出，常表现为食欲缺乏、恶心、呕吐、腹痛、腹胀、腹泻等，严重者亦会造成肠穿孔或大出血。反应轻者对症给予流质或半流质清淡饮食，补充维生素，多食新鲜水果。严重者要及时输液，纠正水、电解质紊乱，酌情减少照射剂量或暂停治疗。

5. 泌尿系统反应　主要为盆腔及肾照射所引起，常见膀胱黏膜充血、水肿、溃疡出血。患者出现尿频、尿急、排尿困难或血尿。放射性膀胱炎表现为尿频、尿急，腰背部酸痛，严重者伴血尿。盆腔照射前应保持膀胱充盈，减少全膀胱受到照射。膀胱照射期间，易出现细菌、真菌感染，可口服诺氟沙星等抗生素预防性治疗，适当多饮水。严重者必须停止放疗。

6. 其他　睾丸、卵巢、骨髓、基底细胞、角膜等皆对放射线特别敏感，应加以保护，肝、胆、胰、骨髓、中枢神经等组织，于常规治疗剂量放射时均可出现明显的功能障碍，须注意观察。

（王玲珑）

第二节　肿瘤化疗患者的护理

一、静脉化疗的护理

静脉给药是肿瘤化疗中最基本的途径，大多数抗肿瘤药物通过静脉途径给药，化疗药物对血管的刺激性明显，因而化疗患者的静脉护理十分重要。

（一）静脉化疗的类型（表10－1）

表 10 - 1　静脉化疗的类型

类型	适应证	操作要点
静脉推注	刺激性药物，如 VCR（长春新碱）、NVB（长春瑞滨）	先输入生理盐水或葡萄糖液，再将稀释化疗药推入，随即再冲入生理盐水或葡萄糖液 2～3 分钟，拔针后压迫针眼 2～3 分钟
静脉滴注	一般性药物，如 CTX	将药物稀释后加入输液瓶中静脉滴注，一般滴注 4～8 小时
持续静脉滴注	抗代谢药物，如 5 - FU	通过输液泵静脉持续给药

（二）静脉选择的基本要求

根据患者的治疗计划、药物的理化性质及患者自身的因素选择合适的血管进行穿刺。

1. 外周血管难以穿刺及发疱性、刺激性药物，可行中心静脉插管或皮下埋置静脉泵给药。从外周给药不宜选手、足背小血管，可先经肘窝静脉注入使药物快速进入血液循环，减少药物与血管壁接触时间，防止发生血栓性静脉炎。

2. 在使用刺激性强的药物时，应避开肌腱、神经、关节部位，防止渗漏后引起肌腱挛缩和神经功能障碍。

3. 由于各种原因如接受了乳房切除术和（或）腋窝淋巴结广泛清扫、上肢骨折等使上肢血液循环受到破坏，则应避免选用患肢。如所用上肢存在感染而又必须使用时，必须严格掌握无菌操作，防止感染加重或扩散，并且在对患者进行输液置管前，必须咨询医生并依据医嘱执行。

4. 理论上应按前臂、手背、手腕、肘窝次序选择注射部位。不主张使用肘静脉的原因是：前臂活动受限；皮下组织丰富，不易判断可能发生的药物外渗；如果发生化学性静脉炎，其回流静脉不宜再接受化疗。

5. 下肢血管由于静脉瓣丰富，血液回流缓慢，应用抗癌药物会加重对血管壁的刺激，增加静脉栓塞和血栓性静脉炎的危险。一般不宜采用下肢静脉注药，但在上腔静脉阻塞综合征的患者化疗要选择下肢。

6. 如果局部血管暴露不清，可采用局部拍击、热敷等手段以使血管暴露清楚，尤其是注射刺激性强的抗癌药物时。

7. 对长期化疗的患者，应建立系统的静脉使用计划，注意保护大静脉，常规采血和非化疗药物的注射选用小静脉。非化疗药物一般应由细小静脉到大静脉，由远心端到近心端，并采用交替注射法，如左右上肢静脉交替使用，使损伤的静脉得以修复。

（三）静脉炎的护理

静脉炎是由化疗药物对血管的直接刺激而引起的无菌性炎症反应，与化疗药物的种类、稀释浓度、用药时间及护理人员对静脉化疗专业技术掌握程度等因素有关。

1. 静脉炎的分级（表 10 - 2）

表 10 - 2 静脉炎分级

级别	临床标准
0	没有症状
1	输液部位发红有或不伴有疼痛
2	输液部位疼痛伴有发红和（或）水肿
3	输液部位疼痛伴有发红和（或）水肿
	条索样物形成，可触摸到条索样的静脉
4	输液部位疼痛伴有发红和（或）水肿
	条索样物形成，可触及的静脉条索状物长度 >2.5 cm，有脓液流出

2. 预防及护理

（1）化疗药稀释浓度不宜过高，给药速度不宜过快，20 mL 药液推注时间一般不应少于 3 分钟，避免将化疗药直接注射，使静脉在短时间内受到强烈刺激，从而出现损害。

（2）化疗药使用前后用等渗液（0.9% 盐水或 5% 葡萄糖）快速冲洗，使滞留在外周血管内的化疗药快速进入中心静脉，并得到稀释。

（3）选择合适的血管：严格按照血管的选择原则进行操作，如静脉过细不宜穿刺或对血管强刺激性的药物 NVB 等可从深静脉输注。

（4）调整温度速度：当天气寒冷时，可将液体加温至 30 ℃，温度过低会使血管产生刺激性疼痛。必要时对穿刺部位向心走向的静脉进行局部热敷，减少体液外渗的可能性。

（5）选用外周静脉滴注化疗药时，要建立系统的静脉使用计划，注意经常更换给药静脉，以利于损伤静脉的修复。

（6）对一些刺激性强的化疗药如达卡巴嗪（氮烯咪胺），可预防性用药，即在所用静脉上方用 50% 硫酸镁湿敷，化疗药物注入后可给予地塞米松静推，以减轻静脉损伤。

（7）出现静脉炎症状后，要及时更换静脉，抬高患肢，局部可涂用类肝素（喜疗妥），也可敷如意金黄散、六神丸、芦荟片等改善患处血液循环，消炎止痛。对局部疼痛明显者，可用超短波治疗。

（四）经外周穿刺的中心静脉导管（PICC）的护理

1. PICC 的适应证

（1）可提供经外周静脉至中心静脉进行短期（至少 30 天）和长期（多于 30 天）静脉治疗或取血的通路。

（2）如果用于采血，建议使用 4F 或以上的导管。

2. PICC 的禁忌证

（1）确诊或疑似导管相关性感染、菌血症、败血症。

（2）患者的体形不能适应预置入的器材。

（3）确诊患者或疑似对器材的材质过敏。

（4）预置管位置有放射治疗史、血栓形成史、血管外科手术史。

（5）患者预置管部位不能完成穿刺或固定。

（6）上腔静脉压迫综合征。

3. PICC 的维护及使用中常见问题和处理

（1）更换敷料：初次更换敷料是在穿刺后 24 小时内；以后每 7 天更换 1 次或在敷料潮湿、松动时及时更换。在更换敷料的过程中，应评估导管在体外的长度，以判断导管是否发生位移。24 小时后，使用无菌技术观察及评估穿刺点及上肢状况。

间歇性确认导管的留置、开放性、包扎的牢固性。如果导管位移发生 1~2 cm，应再次摄 X 线片确认导管末端位置。

（2）冲管：使用 10 mL 或以上注射器进行冲管以避免导管断裂。冲管时应使用脉冲方式以产生湍流将导管壁冲洗得更干净。为避免血液反流于导管末端，应在正压封管的瞬间关闭导管锁。

冲管应保证将整个导管壁冲刷干净，并冲走药物的残留部分。经导管取血后对导管的冲洗应更彻底。如果有需要使用肝素盐水封管时，应该严格遵循有关规定及技术。

（3）更换肝素帽：肝素帽因各种原因松动或受损时要及时更换；通过肝素帽取血后要及时更换。正常情况肝素帽应该每 7 天更换 1 次。不管何原因肝素帽取下后都应及时更换。

（4）撤管：下述情况应及时撤管。①由于患者的条件和诊断的原因。②疗程和类型发生变化。③导管发生移位，不能作为 PICC 使用。④确诊的导管相关性感染。⑤治疗结束。

撤管前先用生理盐水冲管。撤管时，抓住导管靠近穿刺点的部位撤出导管。如需做导管培养，于撤管前将穿刺点及周围皮肤做好消毒工作。

（5）导管堵塞：发生导管堵塞时，应检查是何原因所致。嘱患者活动一下，检查改变体位后导管是否通畅。如仍不通畅，应拆除缝线，行 X 线胸片或造影检查，确认导管是否位于上腔静脉。同时尝试将血块吸出，使用尿激酶或其他溶栓剂清除堵塞。可以用固定翼来固定导管。

（6）导管破损：为预防导管破裂，当必须夹闭导管时，应使用边缘光滑、无损伤的导管夹，使用 10 mL 及以上的注射器冲管、给药。若发生导管破裂，应积极查找损坏点，确定导管种类和规格。更换连接器，修复导管。

（五）锁骨下静脉穿刺的护理

1. 适应证

（1）长期不能进食或大量丢失液体。

（2）四肢血管塌陷，血管较脆不易刺入或反复滑出者。

（3）需长时间连续输液者，输入刺激性较强药物或溶液。

2. 禁忌证

（1）出血性疾病。

（2）肺气肿、胸廓畸形及极度衰竭者。

3. 穿刺后的护理

（1）观察患者脉搏、呼吸，穿刺点有无出血、皮下气肿或气胸。

（2）每周更换敷贴 1 次，观察局部皮肤有无红、肿、热、痛等感染现象。

（3）每天输液前用生理盐水 2~4 mL 冲管，输液完毕后再以生理盐水或肝素生理盐水（100U/mL）封管，用无菌纱布将肝素帽包好。

4. 并发症的护理

（1）硅胶管堵塞：①每次输液完毕后必须使用封闭液体封管。②输液不畅时观察硅胶管是否打折、受压、弯曲或位置不合适，并及时纠正。③长期保留硅胶管而近期不输液者，可每周用生理盐水 10 mL 冲管 2 次，并按要求封管。

（2）空气栓塞：①严格检查输液装置及硅胶管有无损坏或脱落。②输液时密切观察接头是否接牢，严防液体走空。

（3）感染：①严格执行无菌操作，穿刺局部换药 1 或 2 次/周。②连续输液者每 24 小时更换输液装置 1 套。

（六）外周静脉套管针留置术的护理

1. 穿刺前　选择粗、直、富有弹性的血管，避开静脉瓣、关节处。

2. 穿刺后　如静脉滴注化疗药，不宜留置套管针，因容易发生静脉炎。如静脉滴注一般液体则采用正压封管，以免发生堵管或血栓性静脉炎。严密观察穿刺部位，保持局部清洁干燥，套管针可留置 72~96 小时。

（七）抗肿瘤药静脉外渗的护理

静脉滴注或静脉推注化疗药物时，如果使用不当，可使药物外渗到皮下组织，轻者引起红肿、疼痛和炎症，严重时可致组织坏死和溃疡，若较长时间不愈合，将给患者带来痛苦。

1. 外渗药物的分类　根据外渗后对组织的损伤程度，可分为 3 类。

（1）发疱性：外渗后可引起组织坏死的药物。如多柔比星、表柔比星、柔红霉素、放线菌素 D、丝裂霉素、普卡霉素、氮芥、长春新碱、长春碱、长春地辛等。

（2）刺激性：外渗后可引起灼伤或轻度炎症而无坏死的药物。如卡莫司汀、达卡巴嗪、依托泊苷，替尼泊苷、链佐星等。

（3）非发疱性：无明显发疱或刺激作用的药物。如环磷酰胺、博来霉素、氟尿嘧啶、顺铂、米托蒽醌、门冬酰胺霉等。

凡不能肌内、皮下注射的化疗药物及抗生素类、植物碱类抗肿瘤药物在临床使用中，都要引起重视。

2. 药物外渗的原因

（1）解剖因素：年老体弱患者由于血管硬化等原因，血管通透性增大、管腔变小导致血流减慢。如果将药物注入这些静脉，会对局部的刺激增强，甚至发生外渗。

（2）生理因素：由于疾病的原因使得静脉压升高，如上腔静脉压迫综合征或静脉回流受阻，以及腋窝手术后上肢水肿。如果将药物经患肢静脉注入，会增加药物外渗的危险性。

（3）药理学因素：与药物的 pH、渗透压、药物浓度及药物对细胞代谢功能的影响有关，高浓度药物易引起损伤，为减低局部药物浓度，应给予缓慢静注。但延长注射时间又使药物与组织接触时间延长。因此，必须根据患者的静脉情况，选择合适的药物浓度，并在最短时间内注入。

（4）注射部位：这是一种可以由医护人员控制的因素，应避免在肘窝处注射，因该处发生药物外渗不易发现。手腕和手背上的神经和肌腱较多，选择该处的静脉注射药物，可能损伤神经和肌腱。理论上，最佳注射部位是前臂，该处静脉表浅，有足够的软组织，可防止损伤神经和肌腱。

（5）医源性因素：少数医务人员缺乏注射抗肿瘤药物的经验或发生药物外渗后没有采取适当的措施。另外，医务人员熟练的静脉穿刺技术至关重要，应避免在同一部位多次穿刺。

3. 外渗引起局部反应的机制　药物与组织细胞的 DNA、RNA 结合，引起细胞、组织坏死。蒽环类药物渗出后嵌在 DNA 双链中，引起的反应是慢性的，往往会在外渗后 7～10 天才出现红斑、发热和疼痛，易发展成溃疡，愈合很慢。因为正常细胞吞噬含有药物的坏死细胞碎片后，又发生坏死，形成链性反应。另外化疗药抑制炎性细胞的生成，引起成纤维细胞受损。因此，外渗后引起的创面愈合较慢。

4. 临床分期　根据化疗药物的种类、渗漏量出现不同程度的临床症状和体征，一般分为 3 期。

Ⅰ期：局部组织炎性反应期，见于渗漏早期，局部肿胀、红斑、持续刺痛、剧痛、烧灼样痛。

Ⅱ期：静脉炎性反应期，见于渗漏后 2～3 天，沿静脉走向出现条索状发红、肿胀，同侧腋窝或腹股沟淋巴结肿大，可伴有发热。

Ⅲ期：组织坏死期，浅层组织坏死，溃疡形成，侵入真皮下层和肌层，深者可侵蚀达骨骼。

5. 化疗药物渗漏的预防

（1）合理选择血管。

（2）提高专业技术：负责化疗输注的护士须经专业训练，有高度的责任心，掌握各个化疗药物的特性，化疗前应识别是发疱剂还是非发疱剂，对一些新药，必须详细阅读说明书。为避免操作中机械性损伤，要熟练穿刺技术，力求一针见血，提高静脉穿刺的一次成功率，如穿刺失败，不能使用同一静脉的远端。穿刺成功后正确固定针头，避免滑脱和刺破血管壁。拔针后准确按压针眼 2～5 分钟（有出血倾向者增加按压时间）。在注入发疱剂前，要对使用血管进行正确判断（血管部位、回血情况、静脉是否通畅等）。

（3）合理使用药物：掌握正确的化疗药物给药方法。不能用有化疗药液的针头直接穿刺血管或拔针，应先注入生理盐水确认有回血，无渗漏后再注入化疗药，输注期间应密切观察回血情况，局部有无疼痛等，注入后用等渗液冲洗，使输液管中的残余药液全部注入。联合用药时，应先了解药物刺激性的大小，原则上应先注入非发疱剂，如均为发疱剂，应先注入低浓度的，两种化疗药之间用等渗液（生理盐水或 5% 葡萄糖液）快速冲洗。在外周血管输注发疱剂时可用三通装置，一路注入发疱剂，一路快速注入等渗液，护士必须在床边密切监护直至药物安全输入体内。

（4）取得患者配合：化疗前对患者进行针对性的宣教，特别是初次用药时护理人员应做好解释，消除其恐惧感。发疱剂滴注时，患者减少活动，化疗时如有异常感觉，如局部疼痛、肿胀等及时报告护士。

二、介入化疗的护理

肿瘤的介入治疗是指在 X 线、CT、B 超等影像技术的引导下，将特制的导管经皮穿刺在导丝引导下选择性地插入病变器官或病变区域。通过导管将化疗药物灌注或局部注射栓塞剂或经穿刺针直接注射药物达治疗部位，以达到治疗肿瘤或缓解症状的一种方法。

（一）介入治疗的途径

1. 经动脉灌注抗肿瘤药物　由动脉灌注抗肿瘤药物，使肿瘤内药物浓度达到 100%，结果是疗效明显提高，而全身不良反应却减轻。对于外科手术不能切除的肿瘤患者和对肿瘤切除术后预防复发的患者均可用此法治疗，也可以通过此法使肿瘤缩小，再行外科手术切除。动脉灌注常用的穿刺动脉是股动脉。动脉灌注抗肿瘤药的基本原则是尽可能使导管头接近肿瘤供血区域，以提高疗效，同时减少不良反应和并发症。动脉内灌注抗肿瘤药物常用于治疗肝癌、肺癌，也用于治疗头颈部肿瘤、胃癌、胆管肿瘤、胰腺癌、盆腔肿瘤及四肢恶性肿瘤。

2. 动脉栓塞疗法 将某种物质通过导管注入血管内，并使血管发生阻塞，选择性地阻断肿瘤组织局部的动脉供应，达到姑息治疗的目的。目前栓塞疗法在肝、肾肿瘤的治疗中应用最多，还可用于肿瘤所致的出血紧急治疗。栓塞治疗的目的可分为如下2种：①手术前栓塞，在手术前栓塞肿瘤供血动脉和肿瘤血管，以阻断肿瘤血供，使肿瘤缩小，减少手术时出血，还可使肿瘤邻近组织分界清楚，有利于手术彻底切除。②姑息治疗，对不能手术切除的肿瘤，为缓解症状，减少痛苦，可用栓塞治疗。

3. 经导管减压术 主要用于缓解肿瘤对胆管或泌尿道的压迫所造成的梗阻症状。这种方法比外科手术创伤小，尤其适用于年老体弱者。如经皮穿刺和肝胆管减压引流术，此法可治疗肿瘤引起的梗阻性黄疸，也可作为术前胆管减压，为外科手术做准备。经皮穿刺肾造瘘减压术，此方法常用于肾盂输尿管交界处肿瘤所致的压迫、严重肾盂积水或积脓、腹膜后肿瘤压迫、肿瘤放化疗或术后所致的输尿管狭窄。

（二）护理措施

1. 治疗前

（1）心理护理：将此技术的优点、方法、适应证介绍给患者，减轻患者的心理负担，从而积极配合治疗、护理。

（2）评估全身情况：测量体温、脉搏、呼吸、血压，观察足背动脉搏动情况。

（3）术后生活适应训练：术前3天练习床上排便。

（4）饮食准备：术前1~2天进食易消化少渣食物，以防术后便秘而用力排便导致穿刺部位出血；术前4~6小时禁食、禁水，以防术中呕吐。

（5）术前排空膀胱。

（6）皮肤准备：会阴部备皮，用肥皂水擦洗干净。

（7）术前做泛影葡胺过敏试验和青霉素、普鲁卡因过敏试验。

2. 治疗后

（1）卧床休息：绝对卧床休息12~24小时，穿刺侧肢体制动，不能弯曲。

（2）局部压迫止血：沙袋压迫穿刺部位6~8小时，观察穿刺点有无渗血、渗液，穿刺点皮肤有无皮下淤血，每小时观察1次穿刺部位下肢足背动脉搏动情况。

（3）生命体征及尿量观察：测量血压、脉搏、呼吸，每小时测量1次，3次平稳后改为2小时1次，4次平稳后停测。记录24小时尿量，保持每小时尿量达到200 mL以上，按医嘱静脉输液，多饮水加速尿量的排泄，以减轻药物对肾脏的毒性损害。

（4）注意不良反应的观察：①胃肠道反应，鼓励患者进食，且少量多餐，以清淡易消化、高蛋白、高维生素饮食为主。②发热，注意室内空气流通，注意保暖，保持皮肤清洁干燥，鼓励患者多饮水。③有无异位栓塞和出血，介入治疗靶部位以外器官有无明显的疼痛、触痛、肢体感觉有无异常。

（王玲珑）

第三节 晚期癌症患者疼痛的护理

疼痛是临床最常见的症状之一，也是癌症患者最常见和最难以忍受的症状之一。据世界卫生组织（WHO）推测，接受抗癌治疗的患者约30%以上存在中度到重度疼痛，末期癌症患者中度疼痛发生率高达60%以上。受癌痛折磨的患者数量如此之大，因而癌痛的治疗成为医学界的焦点问题，WHO更是提出了"到21世纪让全世界的癌症患者不痛"这样的目标。摆脱疼痛是患者的基本权利，是医护人员的神圣职责。

一、疼痛程度的评估

疼痛是一种与组织损伤或潜在的组织损伤相关的不愉快的主观感觉和情感体验，既是一种生理感觉又是对这一感觉的一种情感反应。而癌性疼痛是与癌症本身有关或在诊断治疗过程中所引发的疼痛。疼痛是一种主观感觉，因此，医护人员进行疼痛评估时应更多地考虑患者的感受，对疼痛程度、部位、性质、止痛效果进行正确评估。

目前临床上最常用的疼痛程度定量方法有WHO 4级疼痛分级法、视觉模拟评分法、语言描述评分法、数字评分法、行为等级测定法等，同时对疼痛部位以及性质的评估是确定诊断和治疗方式的重要依据。

疼痛的分级：对疼痛进行分级比较困难，主要是通过患者对疼痛体验的主观描述，常带有一定的主观性。目前对疼痛的分级主要有以下几种方法。

（一）WHO 4级疼痛分级法

WHO将疼痛分为4级。

0级。无痛。

1级（轻度疼痛）。有疼痛但不严重，尚可忍受，睡眠不受影响。

2级（中度疼痛）。疼痛明显，不能忍受，睡眠受干扰，要求用镇痛剂。

3级（重度疼痛）。疼痛剧烈，不能忍受，睡眠严重受干扰，需要用镇痛剂。

（二）其他评分法测量

1. 语言描述评分法（Verbal descriptors scale，VDS） 具体做法：把一条直线分成5等份，0 = 无痛，1 = 微痛，2 = 中度疼痛，3 = 重度疼痛，4 = 剧痛，患者按照自身的疼痛程度选择合适的描述。

2. 数字评分法（Numerical rating scale，NRS） 具体做法：用数字代替文字表示疼痛的程度。在一条直线上分段，按0～10分次序评估疼痛程度，0分表示无痛，10分表示剧痛，让患者自己评分。适用于疼痛治疗前后效果测定对比。

3. 视觉模拟评分法（Visual analogue scale，VAS） 具体做法：画一条长10 cm直线，两端分别表示无痛和剧痛，让患者根据自我感觉画线记录，护士根据画线位置判定。0表示无痛，轻度疼痛平均值2.57 ± 1.04，中度疼痛平均值5.18 ± 1.41，重度疼痛平均值8.41 ± 1.35。此量表比上述两个量表更敏感，因为它可使患者完全自由地表达疼痛的严重程度。

4. Wong - Banker面部表情量表法 适用于任何年龄，没有特定的文化背景要求及性别要求，急性疼痛的患者、老人、小儿以及表达能力丧失者。该法最初是为了评估儿童疼痛而设计的，它由6个卡通脸谱组成，从微笑（代表不痛）到最后痛苦地哭泣（代表无法忍受的疼痛），此法尤其适用于3岁左右的儿童。

二、疼痛的治疗及护理

癌症疼痛的治疗方法很多，但多年来国内外临床经验认为，药物治疗是癌症疼痛治疗的主要依靠，也采取局部麻醉、神经封闭、痛点注射等麻醉和神经外科措施，另外还应用一些辅助手段，如按摩、冷热疗、暗示催眠疗法、转移注意力等。肿瘤疼痛的护理是晚期肿瘤患者的一个重要问题，可分为药物镇痛的护理和非药物镇痛的护理两个方面。

（一）药物镇痛及护理

关于镇痛药的使用目前国内外均主张应及时足量。对于晚期肿瘤患者，为了消除其剧烈的疼痛，药物成瘾之虑则放在次要地位。给药最好按规定的时间，这比在患者疼痛时才给药的效果好，剂量也可减少。

WHO 推荐的三阶梯止痛方案，可根据具体情况用于疼痛患者。

1. WHO 三阶梯镇痛给药的原则

（1）根据药效强弱依阶梯方式顺序使用。

（2）口服给药。

（3）按时给药，以维持血药浓度。

（4）用药剂量个体化。

三阶梯止痛法是指在止痛药选用过程中由弱到强，按阶梯逐级增加。一级止痛应用非阿片类药物，其代表药是阿司匹林、对乙酰氨基酚等；二级止痛是在使用非阿片类药物不能解除疼痛时加入弱阿片类药物，其代表药是可待因、右旋丙氧芬等；三级止痛是以联合用药仍不能解除疼痛时可使用强阿片类药物，如吗啡、哌替啶等。每一阶梯均可根据患者的情况加用辅助药物，辅助药物可改善患者症状，与止痛药物联合使用可取得更好的止痛效果。

为了取得最佳镇痛效果，近几年出现了许多有关给药法的新观点。例如，改变传统的按需要给药而根据药物的半衰期按时给药，使血药浓度维持一定水平以持续镇痛；提倡口服给药；药物剂量个体化；应用 PCA 装置（又称患者自控镇痛法，Patient-controlled analgesia），即采用数字电子技术，通过编制一定的程序和输液泵来控制止痛剂的用量。它可由患者自行控制，通过缩短给药间隔和小剂量给药来减少药物的不良反应；硬膜外注射法是将吗啡或芬太尼等药物注入椎管内，提高脑脊液中止痛剂的浓度，以获得药物的持久作用。这种方法是有效治疗剧烈疼痛的方法，目前已广泛应用于临床。

2. 给药方式　给予镇痛药的途径有口服，舌下含服，肌肉、皮下、静脉、硬膜外、蛛网膜下隙注射外周神经封闭、灌肠等方式。无论哪一途径均需正确掌握药物的种类、剂量、给药途径和给药时间。止痛药物应有规律地按时给予，由小剂量逐渐增加，直到能控制疼痛为止，下一次给药应在前一剂量药物消失之前给予，才可连续不断地解除疼痛。

镇痛药最佳给药时间是在疼痛发生之前，一般先用口服镇痛药，以阿司匹林为好。由于索米痛片含非那西丁，对骨髓有抑制作用，特别是放疗和化疗的患者不宜长期使用。癌症晚期疼痛加重，可待因和阿司匹林同时服用有较好的止痛效果，疼痛剧烈需用哌替啶、布桂嗪等吗啡代用品止痛。由于持续疼痛可使痛阈降低，而且疼痛本身对止痛剂有相当的对抗作用，所以要尽可能做到于患者未痛或开始疼痛时给药。

另外中医中药在止痛方面也有独到之处，在使用成瘾性止痛药之前应尽量考虑中药及针灸等进行止痛。配合中医中药进行止痛往往可以降低吗啡类强镇痛药的剂量。

（二）非药物镇痛的护理

肿瘤患者精神上的过度紧张和焦虑常会使疼痛加重，因此在给予镇痛药的同时还要特别注意非药物镇痛的护理。

1. 针灸止痛　根据疼痛的部位，采用不同的穴位行针法或灸法，使人体经脉疏通、气血调和来达到止痛目的。

2. 物理止痛　应用冷热疗法可较好地减轻局部的疼痛，推拿、按摩和理疗（电疗、光疗、超声波治疗、磁疗等方法）也是常用的物理止痛措施。

3. 采取认知行为疗法

（1）松弛术：松弛是身心解除紧张或应激的一种状态。成功的松弛可带来许多生理和行为的改变，如血压下降、脉搏和呼吸减慢、氧耗减少、肌肉紧张度减轻、代谢率降低、感觉平静和安宁等。冥想、瑜伽、念禅和渐进性放松运动等都是松弛技术，这些技术可应用于非急性不适的健康或疾病任何阶段。

（2）引导想象：是利用对某一令人愉快的情景或经历的想象的正向效果来逐渐降低患者对疼痛的意识。例如，护士可描述一个绿草茵茵、溪水潺潺、花香馥郁的情景，使患者对此投以更多的注意，从而减少对疼痛的关注。

（3）分散注意力：网状激动系统在接受充足的或过度的感觉输入时可阻断疼痛刺激的传导。因此，通过向患者提供愉快的刺激，可以使患者的注意力转向其他事物，从而减轻对疼痛的意识，甚至增加对疼痛的耐受性。这种方法最适用于持续几分钟的短促剧烈的疼痛。唱歌、大声地描述照片或图片、听音乐、愉快地交谈、下棋和做游戏等都是分散注意力的方法。

（4）音乐疗法：音乐是一种有效的分散注意力的方法。通常应根据患者喜好进行选择，如古典音乐或流行音乐。患者至少要听 15 分钟才有治疗作用。研究显示音乐对减轻患者疼痛效果很好。

（5）生物反馈：生物反馈是一种行为治疗方法。操作时，告诉患者有关生理反应的信息和对这些反应进行自主控制的训练方法以产生深部松弛的效应。此方法对肌肉紧张和偏头痛尤其有效，但学习使用这种方法可能需要几个星期的时间。

4. 促进舒适　通过护理活动促进舒适是减轻和解除疼痛的重要措施。如帮助患者取合适的体位、提供舒适整洁的病床单位、保证良好的采光和通风、调节适宜的室内温度和湿度等都是通过促进患者舒适，满足患者对舒适的需要来减轻或解除疼痛。

5. 健康教育　根据患者的具体情况，选择相应的健康教育内容。一般应包括疼痛的机制、疼痛的原因、如何面对疼痛、减轻或解除疼痛的自理技巧等。

（三）护理评价

对疼痛患者的护理评价主要从以下几个方面进行。

（1）患者在接受护理措施后能否重新参与正常的日常生活，与他人正常交往。

（2）患者疼痛感觉是否减轻，身体状态和功能是否改善，自我感觉是否舒适。

（3）患者的焦虑情绪是否减轻，休息睡眠质量是否良好。

（4）一些疼痛的征象是否减轻或消失。

（5）经过护理后，患者对疼痛的适应能力是否增强。

（王玲珑）

参考文献

［1］潘瑞红.专科护理技术操作规范［M］.武汉：华中科技大学出版社，2016.

［2］孟共林，李兵，金立军.内科护理学［M］.北京：北京大学医学出版社，2016.

［3］赵艳伟.北京协和医院呼吸内科护理工作指南［M］.北京：人民卫生出版社，2016.

［4］沈翠珍.内科护理［M］.北京：中国中医药出版社，2016.

［5］黄金月，夏海鸥.高级护理实践［M］.北京：人民卫生出版社，2018.

［6］张秀平.妇产科护理学［M］.北京：人民卫生出版社，2018.

［7］叶文琴，王筱慧，李建萍.临床内科护理学［M］.北京：科学出版社，2018.

［8］黄人健，李秀华.内科护理学高级教程［M］.北京：科学出版社，2018.

［9］王兰.肾脏内科护理工作指南［M］.北京：人民卫生出版社，2015.

［10］李亚敏.急危救治护士临床工作手册［M］.北京：人民卫生出版社，2018.

［11］李艳梅.北京协和医院神经内科护理工作指南［M］.北京：人民卫生出版社，2016.

［12］吴惠平，付方雪.现代临床护理常规［M］.北京：人民卫生出版社，2018.

［13］唐英姿，左右清.外科护理［M］.上海：上海第二军医大学出版社，2016.

［14］郎红娟，侯芳.神经外科专科护士实用手册［M］.北京：化学工业出版社.2016.

［15］刘梦清，余尚昆.外科护理学［M］.北京：科学出版社，2016.

［16］张静芬，周琦.儿科护理学［M］.北京：科学出版社，2016.

［17］王建英，王福安.急危重症护理学［M］.郑州：郑州大学出版社，2018.

［18］聂敏，李春雨.肛肠外科护理［M］.北京：人民卫生出版社，2018.

［19］陈玉瑛.儿科护理学［M］.北京：科学出版社，2018.